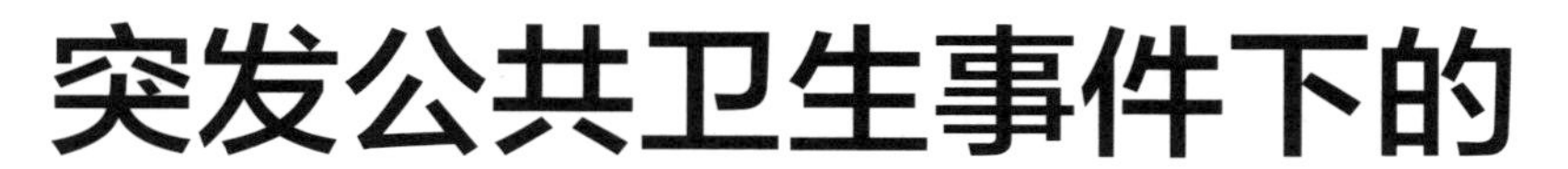

突发公共卫生事件下的物流与供应链管理

何明珂　赵　琨　等著

首都经济贸易大学出版社
Capital University of Economics and Business Press
·北京·

图书在版编目（CIP）数据

突发公共卫生事件下的物流与供应链管理／何明珂，赵琨等著. -- 北京：首都经济贸易大学出版社，2020. 6

ISBN 978-7-5638-3108-1

Ⅰ. ①突… Ⅱ. ①何… ②赵… Ⅲ. ①公共卫生-突发事件-物流管理-研究-中国 ②公共卫生-突发事件-供应链管理-研究-中国 Ⅳ. ①R199. 2 ②F259. 22

中国版本图书馆 CIP 数据核字（2020）第 133694 号

突发公共卫生事件下的物流与供应链管理
Tufa Gonggong Weisheng Shijianxia De
Wuliu Yu Gongyinglian Guanli
何明珂 赵 琨 等著

责任编辑 陈雪莲 胡 兰 彭 芳
封面设计 风得信·阿东 FondesyDesign
出版发行 首都经济贸易大学出版社
地　　址 北京市朝阳区红庙（邮编 100026）
电　　话 （010）65976483 65065761 65071505（传真）
网　　址 http：//www. sjmcb. com
E- mail publish@cueb. edu. cn
经　　销 全国新华书店
照　　排 北京砚祥志远激光照排技术有限公司
印　　刷 北京炫彩印刷有限责任公司
开　　本 710 毫米×1000 毫米 1/16
字　　数 448 千字
印　　张 25. 5
版　　次 2020 年 6 月第 1 版 2020 年 6 月第 1 次印刷
书　　号 ISBN 978-7-5638-3108-1
定　　价 125. 00 元

序

2020年年初，我国发生了严重的新型冠状病毒肺炎疫情，经过全国人民近六个月的艰苦努力，取得了抗击疫情的决定性胜利，国家经济社会恢复正常运行。为了抗击此次疫情，我国付出了重大代价。

疫情袭来，北京物资学院积极响应党和国家号召，动员和组织广大师生围绕疫情防控的重大需求，发挥学校物流和供应链管理的办学优势，发现疫情防控中的物流与供应链管理问题，研究问题并提出解决问题的建议，把论文写在抗击疫情的第一线。

我校副校长何明珂教授和物流学院赵琨副教授，利用为研究生讲授“物流系统论”这一课程的机会，组织近200名研究生，围绕抗击疫情过程中物流与供应链管理相关问题展开了三个半月的系统研究，体现了物资学院师生的责任担当。在三个半月的时间里，两位老师不辞辛劳对学生进行了悉心的指导，整个研究体系设计合理，研究内容反映了抗击疫情的重大关切，研究过程严谨，研究工作量大，研究成果具有实际指导意义。

本研究成果分为两部分。第一部分为《突发公共卫生事件下的物流与供应链管理》，选择29个热点问题并分两个专题进行研究：应急物资供应链管理、应急物流管理。第二部分为《突发公共卫生事件下的新技术应用与应急管理》，选择14个热点问题并分两个专题进行研究：新技术在突发公共卫生事件中的应用、国内外应急管理体系。本专著为本研究第一部分的成果——《突发公共卫生事件下的物流与供应链管理》。

本专著展现了北京物资学院在物流与供应链管理方面的人才培养成果，同时也反映了北京物资学院师生对完善我国公共卫生应急管理体系中的物流与供应链管理的思考。希望本书的出版能为我国应对突发公共卫生事件提供有益借鉴。

北京物资学院党委书记、教授、博士生导师
中国物流与采购联合会副会长
教育部国际经济与贸易类本科教学指导委员会副主任委员

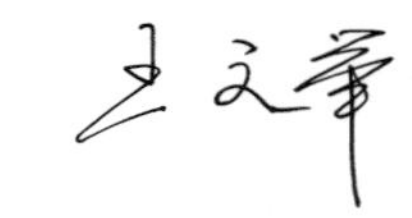

2020 年 6 月 6 日

前　言

起初，没有人在意这一场灾难，这不过是一场山火、一次旱灾、一个物种的灭绝、一座城市的消失，直到这场灾难和每个人息息相关……

——《流浪地球》

这是一场人类拯救自己的战争。

2020 年是庚子鼠年。新年伊始，本是举国欢庆、阖家团圆的美好时节，一场突如其来的新型冠状病毒肺炎（简称“新冠肺炎”）疫情从武汉扩散至全国。2020 年 1 月 23 日武汉封城，随后全国各地将公共卫生应急防控等级升为最高级，抗击疫情成为全国的头等大事。

在抗疫前线，国家火速新建雷神山医院和火神山医院，改建方舱医院；全国各地医护人员携医疗物资驰援武汉，医护人员与死神赛跑，抢救病患。在全国后方，为了防止疫情扩散，政府采取了前所未有的严格措施：城乡居民居家隔离，交通阻断，在经济发展的许多方面不惜按下“暂停键”。在全民抗疫大军中，有一支特殊的力量，他们被隔离在祖国的大江南北，但他们把大学课堂搬到互联网上，把科研论文写在抗疫现场，用智慧与激情为抗疫的最后胜利贡献力量。他们就是高校的学子们！

2020 年 6 月 6 日，全国所有地区的风险级别都降为低风险，至此，历经近半年的抗击新冠肺炎疫情的战斗进入尾声。在紧张的疫情防控斗争中，无论是在武汉前线，还是在全国后方，人员隔离、交通阻断，导致物资供应紧张、人员流动困难，在物流与供应链中出现过不少问题，我国及时采取了许多从未采取过的措施，克服了困难，解决了问题。但这些困难是否还会遇到？这些措施是否可以持续采用？这些问题是否得到根本解决？应该如何完善我国公共应急体系的物流与供应链管理？2020 年 2 月 16 日，北京物资学院成立了“突发公共卫生事件下的物流与供应链管理”项目研究小组，由研究物流与供应链管理的教授领衔，组织近 200 名研究生，围绕物流与供应链管理主题，确定 100 个跟踪观测点，两人一组重点负责一个跟踪观测点，历时三个半月，每日跟踪产生的问题，记录采取的措施，关注重大事件发展动态，并从完善我国公共应急体系中的物流与供应链管理的角度提出完善体系和提高能力的系统性措施与办法，部分成果汇集于专著《突发公共卫生事件下的物流与供应链管理》和专著《突发公共卫生事件下的新技术应用与应急管理》之中。

本专著为研究成果之一——《突发公共卫生事件下的物流与供应链管理》，分两个专题进行研究：应急物资供应链管理、应急物流管理。

专题一：应急物资供应链管理。此次疫情防控，凸显了供应链管理的重要性。本项目从三个视角重点研究了疫情防控中的三条供应链。

第一条供应链是医疗物资供应链。新冠肺炎疫情暴发后，项目研究小组及时跟踪医疗防护物资供应问题，发现医疗物资供应链矛盾突出，比如，存在医疗物资短缺、物资配送能力不足、医疗物资供求信息不对称、医疗机构超负荷运转导致医疗物资超常规消耗、医疗器械供应链不完备、医疗物资分配机制不明确等问题，结合一些重大事件的跟踪，研究了疫情下应急物资供应、疫情下医疗防护物资供应、疫情下医疗器械的调配、针对三类患者的医疗物资分配、医疗物资应急保障调运体系、疫情下物品交收传递管理、疫情期间物资清关保障、临时医院的应急准备、临时医院应急物资供应、临时医院闭院后的物资处置等问题。

第二条供应链是医疗废弃物供应链。疫情暴发之后，逆向物流的最主要问题是生活垃圾储运问题，这意味着三个供应链层面的问题亟待解决。一是医疗废弃物的收运问题。在疫情区，尤其在疫情中心区，医疗废弃物是重大传染源，其储存和运输非常危险，作业难度大。二是口罩等医疗废弃物的处理问题。使用后被丢弃的大量口罩、湿纸巾等医疗废弃物的处理压力极大。三是医疗废弃物处理基础设施建设问题。随着疫情的快速暴发，湖北省内医疗废弃物处理能力显得十分有限，医疗废弃物短期内大量汇集等待处理，疫情传播加剧的风险巨大。针对以上几个问题，项目组跟踪重大新闻事件，追踪疫情防控期间的医疗废弃物处理流程，从医疗废弃物处理基础设施建设、医疗废弃物安全回收体系构建等方面，分析研究我国医疗废弃物处理现状，结合国外废弃物处理的相关经验和办法，提出医疗废弃物处理的有效建议。

第三条供应链是捐赠物资供应链。自 2020 年 1 月 23 日武汉封城，武汉疫情进入大暴发阶段，捐款捐物成为人们为武汉加油的主要方式，大批爱心物资从全国各地甚至世界各地涌向武汉。物资种类各异、来源各异，有整车运送的成批医疗物资，也有快递分散运送的一盒盒口罩。国际捐赠链条中，防疫捐献物资进关存在流程烦琐、受赠人响应周期较长、没有配套的捐赠物资物流服务等问题。在国内，一开始，捐赠物资主要由湖北或武汉的红十字会、中华慈善总会等慈善机构负责接收。但随着捐赠物资越来越多，各个慈善机构都力不从心，人员短缺、仓库不够、运力不足、调配方案不合理、分配权利不明确、分配原则不清晰等问题接踵而至。项目组每日跟踪新闻媒体报道的重大事件，围绕疫情下捐赠物资调运、疫情下慈善机构的运作、慈善机构的物资管理、慈善机构接收的捐赠物资的调配等重点问题进行研究，分析产生问题的根本原因，提出合理的改进建议。

专题二：应急物流管理。在举国上下共同抗击新冠肺炎疫情过程中，物流扮演着关键角色，其不仅要保障抗疫一线所需医疗物资供应，还要保障非疫情区居民生活物资供应。物流的响应速度反映了国家的救援速度，物流的运营能力反映了国家的救援能力。但为了控制疫情蔓延，各地纷纷采取严格的交通管制措施，这就大大增加了防疫物资和居民生活所需物资运输和配送的难度，物流的响应速度和能力发挥严重受阻。本项目跟踪武汉封城以来全国各地采取的交通运输防控措施，结合涉及物流的“一关了之，一堵了之，一断了之，一律劝返”等新闻热点，重点研究疫情下交通运输管理、非疫情区的交通运输管理、疫情中心区生活必需品供应、疫情下禽肉水产品流通、疫情下电商平台的运作、疫情下物流企业的应急响应、疫情下社区物流管理、特殊群体的应急保障体系、感染患者转运机制、疫情下特殊群体住宿安排等问题，总结了我国此次应急物流管理的经验，提出了更好地解决问题的建议。

本专著选择29个热点问题进行研究，反映了北京物资学院项目组师生对相关问题的跟踪、分析、思考和建议。由于研究者理论水平有限，所以对问题的认识还不深刻，分析、思考和建议多有不足；但这份凝聚近200人的研究团队三个半月心血的研究成果，反映了我国抗击疫情全过程中的鲜活事实，提供的资料和提出的建议有重要参考价值。我们期望本研究成果能对今后防控类似的重大公共卫生事件起到启示和借鉴作用，有助于更好地进行物流与供应链管理，更好地应用新技术，更好地进行应急管理，能够完善我国的重大公共卫生事件应急管理体系。

本专著可以作为高校物流管理、物流工程、供应链管理、采购管理、应急管理、健康服务与管理、医疗产品管理、公共事业管理、电子商务、大数据、人工智能、物联网工程等相关本科专业学生、教师，管理科学与工程、工程管理、公共管理、公共卫生等相关学科或专硕点研究生、教师，以及相关研究人员的教学及研究参考资料，可供相关企业、事业和政府管理部门人员决策参考。

北京物资学院副院长、教授、博士生导师
教育部高等学校物流管理与工程类专业教学指导委员会副主任委员

北京物资学院物流学院副教授

2020年6月6日

目　　录

专题一　应急物资供应链管理

专题二 应急物流管理

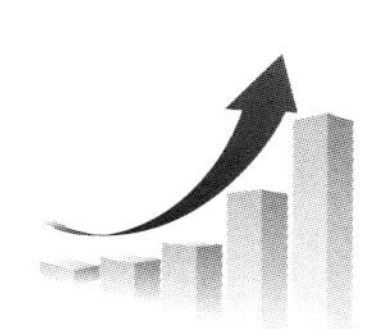

专题一

应急物资供应链管理

1　疫情下应急物资供应

2020 年 2 月 3 日，习近平在中央政治局常委会会议研究应对新型冠状病毒肺炎（简称“新冠肺炎”）疫情工作时的讲话中提出，应全力维护正常经济社会秩序。要在做好疫情防控的同时，保持生产和生活平稳有序，避免因确诊病例增多、生活物资供应紧张等引发群众恐慌，带来次生“灾害”。要确保主副食品生产、流通、供应，确保蔬菜、肉蛋奶、粮食等居民生活必需品供应。但是疫情暴发时期，正逢春节假期，地方政府管控经验不足以及政府人员休假，没有针对应急物资供应问题采取措施。2020 年 1 月底，为贯彻落实习近平关于疫情防控工作的重要指示精神，我国中央政府及时召开会议，要求商务部、交通运输部以及国家发展改革委从各个方面制定相应的文件来保障供应。由此可见，在抗疫和应对其他各类突发事件的过程中，解决应急供应问题是十分重要的。在这次抗击疫情的过程中，我国中央及地方政府在应对应急物资供应不足的问题上提出了一些措施，但也从中反映出了我国在公共卫生事件突发时物资供应的问题。

1.1　疫情物资供应问题概述

1.1.1　疫情物资供应难实现原因分析

1.1.1.1　疫情物资需求消耗量大于供应量

作为此次疫情的重要物资，医用口罩、防护服、护目镜等的日常消耗量巨大，同时，因正值春节期间，医疗物资生产企业也处于低速运转的状态，供应不足的问题凸显。

消耗量巨大但是供应不足的还有日常必需品。受疫情影响，居民开始大批量采购米面粮油、蔬菜肉类等物资，意在囤货，导致日常必需品脱销，物资供应不足问题凸显。

1.1.1.2　疫情物资运输受阻

随着新冠肺炎疫情的发展，运输车辆的正常通行成为保证供应的必要环节，但是为了避免疫情扩散，供应车辆也要经过重重关卡。各地的主要交通干道上均设检查站和路障，层层筛查和设阻，导致供应迟滞。

经过检查站的车辆和人员必须停留测量体温，并登记个人信息和行程信息。然而不是所有的检查站和路障都设计得合理合法。一时间，因“一刀砍”的封锁道路措施引出的问题层出不穷，无论是外来人员，还是一线物资供应车辆，不管紧急不紧急，一律禁止通过。对于承担供应任务的车辆来说，时间就是生命，频繁停车检查和长时间的等待就成了一个严重影响供应的问题。

1.1.1.3　经济落后地区难以保障

在煤电油气的物资供应问题上，各地区均优先保障重点地区。由于此类地区承担着经济运转的重担，因此要千方百计保障该地区的生产建设。但是经济欠发达地区资源紧张且集中利用，导致人员和设备供应不足，煤电油气等物资供应紧张的现象频频发生。

1.1.2　疫情物资供应存在的问题

1.1.2.1　医药类必备用品紧缺

这里我们以云南省为例来阐述医药类必备用品紧缺问题。自2020年1月下旬云南省打响新冠肺炎疫情防御保卫战以来，政府高度重视，内控外防，多措并举，积极应对。随着疫情持续发酵，医药用品的供应出现短缺，包括检测防护类的口罩、温度计、酒精、消毒液（消毒粉），以及常用预防类的抗病毒颗粒、连花清瘟等药品。

市民需求最大的口罩和酒精，全省多地药店均无售卖，群众反响强烈，公共出行必须佩戴口罩的要求落实困难，一次性使用的口罩均会反复使用多天，连一线工作人员的口罩供应都保障不了。消毒液及其相关替代品供不应求，妨碍了深入开展卫生消毒，大多数情况下只能用石灰代替。常用预防药品抗病毒颗粒、连花清瘟等药品，大多数药店都已断货。

1.1.2.2　部分生活品类短缺

基本生活物资，如大米、食用油等短缺，一则因为大部分商店、超市因春节假期和疫情形势而未开门，开门的已断货；二则为避免多次到人员密集区，消费者一次性采购量大，造成供应短缺。

根据媒体报道，武汉市的蔬菜销量相较于往年同期暴涨了4~5倍，多个超

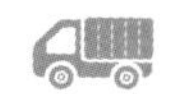

市出现蔬菜、肉类供不应求的现象，武汉市已经向周边省份和全国发出信息，增加相关产品货源储备。

1.1.2.3　煤电油气供应不足

据了解，进入2020年1月以来，全国使用煤电油气的形势一度相当严重。从1月18日起，河南省电网开始限电；省内3家主力电厂存煤量均在警戒线以下，承担新区供热任务的豫能阳光因缺煤停机两天；天然气运输受阻，库存量大幅下降，自1月21日起，某地连续4天天然气供应不足；成品油供应量虽有保障，但因交通不便而不能送至部分偏远地区。

南阳市发展改革委坚持春节期间不休息，迅速行动，精心组织，采取多种措施积极做好南阳市疫情防控期间煤电油气等重要物资的保障供应工作，认真了解企业生产情况，研判下一步需求趋势，有针对性地解决相关问题，对南阳市疫情防控期间保障重要物资供应起到了积极作用。

1.1.3　造成的影响

此次新冠肺炎疫情为突发公共卫生事件，影响范围广，所以全国多个地区均出现了物资供应不足的现象，与病毒防控相关的医疗防护物资尤为短缺。随着日均使用量的大幅增加，各地医院医疗防护物资供应持续紧缺。同时受疫情影响，许多市民为了提前做好与病毒进行持久战的准备，集中大批量采购生活必需品，导致原本正常需求采购量下供应充足的物资，一时间成为紧俏物资。供应不足的现象也导致市民产生紧张情绪。在各地竭力保障的煤电油气等物资的供应上，也由于波及范围广，发生了供应不足甚至断供的现象。

1.1.3.1　医疗防护物资重复使用、超期使用

由于疫情突发，医疗防护物资的储备量难以满足瞬时暴涨的需求，因此在此次疫情防控初期，医药防备物资凸显出严重短缺的态势。根据湖北省及周边疫情严重的省市的新闻报道，医疗防护物资的短缺导致一线医护工作者无法有效使用，甚至出现了重复使用、超期使用等诸多问题。

医药防备物资的供应不足造成了严重的影响。由于防护不到位，出现越来越多的新冠肺炎病毒感染者。尽管市民积极响应政府“隔离在家”的举措，但是缺乏防疫物资难免会造成大批量的感染。由于防疫物资不足，因此只能重复使用、超期使用相关医疗用品，而医疗用品其实是存在严格的使用寿命的，超期使用会造成防护能力下降甚至丧失。

1.1.3.2 人民生活物资大幅度涨价

此次疫情暴发时间为冬季，人民日常生活所需的米、面、粮、油、肉、蛋、奶都处于价格的高点，此次疫情更是使价格居高不下。疫情暴发初期，湖北省作为重灾区，实施了封城政策，周边的重灾省份也相应实施了封路、封村等措施，导致交通不畅，相关物资运输不到位。受疫情影响，许多市民开始囤积生活物资，导致一些生活物资在超市刚上架就被抢购一空，甚至出现了报复性大批量采购的现象。这些情况都导致人民生活物资大幅度涨价。

1.1.3.3 企业复产复工缺乏基础保障

煤电油气作为社会运转的基础保障，在此次疫情中受到了广泛的关注。煤电油气不仅用在人民的日常生活当中，更是全国大大小小企业实现基础运营的保障。本次疫情暴发后，党中央和国务院高度关注煤电油气行业的稳定控制，对于春节期间人民所需的煤电油气的使用做出了重要指示，保障了人民的正常使用。

对于春节过后企业的复产复工，煤电油气更是命脉和关键。此次疫情使煤电油气供应紧张，为优先满足人民日常生活所需而导致企业使用困难。甚至在经济欠发达的地区，出现了对企业煤电油气断供的现象。追根溯源后发现，煤电油气供应链的上游生产企业没有减产的现象，说明是末端的供应短缺和人手分配不足等原因导致煤电油气供应困难，致使企业复产复工困难。

1.2 应急物资供应保障举措

1.2.1 各省（自治区、直辖市）协作保障疫区物资供应

2020年1月23日，湖北省武汉市为控制疫情扩散采取了“关闭离汉通道”措施。为保障湖北省武汉市生活必需品的供应，商务部连夜协调周边数个省（自治区、直辖市）商务主管部门，与湖北省商务厅和武汉市商务局搭建起九省联保联供协作机制平台，及时了解一线情况，开通机制微信群，开展生活必需品货源对接。通过采取九省联保联供机制，来自四面八方的生活必需品及时供应到了湖北，进入超市摆上货架，解决了广大市民对生活必需品的需求问题。

商务部同时启动了生活必需品市场日报监测制度、应急商品数据库日报制度、31个省（自治区、直辖市）商务主管部门生活必需品市场异常情况零报告制度和8种生活必需品供应情况报送制度。商务部派专业人员每天进行信息汇总，为准确掌握武汉市场状况，商务部组成了专门小组奔赴武汉一线，协助处理

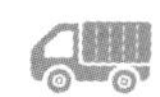

武汉地区保供工作面临的问题。

据统计，2020 年 3 月底，全国各地向湖北运送防疫物资和生活物资超过 83 万吨，运送电煤、燃油等生产物资 140 多万吨，生活物资供应充足，满足了疫情期间的需求。

1.2.2 政府部门推动企业复工复产

口罩供应不足，很大程度上是因为企业放假导致产能不足。针对口罩供应问题，国家发展改革委全力以赴指导增产扩能。

首先，组织相关企业恢复生产。大量生产的前提是对企业的产能、日产量等有充分的了解，为了第一时间组织口罩生产企业恢复生产，政府向相关企业及其上下游企业派驻协调员，协助企业解决在生产口罩过程中出现的问题。截至 2 月中旬，全国口罩产能利用率已经达到 73%，其中医用口罩产能利用率已达 87%。

其次，鼓励口罩生产企业扩能改造，支持企业进行技术改造，扩大生产，争取早日具备新增产能。

最后，对医疗用品生产企业开放绿色通道。为促进医疗用品的供应，国家大力支持医疗用品生产企业扩大医疗应急物资的产能，相关部门加速对特别紧急医药及医疗器械的审批审核，加快潜在治疗新冠肺炎药物应急临床科研攻关和创新应用，免收疫情防控药械注册和检验费用。

1.2.3 全力保障交通网络畅通

在疫情防控期间，部分地区为了控制疫情蔓延，采取了车辆劝返和封锁道路等措施，给应急物资运输以及相关医疗用品生产企业人员复工带来了麻烦，因此，交通部运输服务司司长徐亚华表示，杜绝类似极端的行为，一定要保证交通网络恢复如常，“严禁擅自封闭高速公路出入口，严禁阻断各省干线公路，严禁硬隔离或者挖断农村公路，严禁阻碍应急运输车辆通行，严禁擅自在高速公路服务区、收费站、省界和各省干线公路设置疫情防控检疫点或者检测站。指导省级交通运输主管部门积极协调其他有关部门，做好已经封闭的高速公路开通工作”。

交通部保障了交通网络畅通，打通了被阻断的道路，在供给方与需求方之间建了一座“大桥”，保证了应急物资能够及时供应到疫情区。

1.2.4 鼓励多渠道进口

随着疫情的暴发，国内的医疗物资供应已经满足不了需求，因此国家为了加大采购力度，联合相关部门推行了捐赠进口口罩免征关税等政策，同时为了做好外国友人和国际组织捐赠口罩入境以后的转运工作，也支持相应企业使用货运包机的方式将进口口罩运至国内。2020 年 2 月中旬，浙江海关紧急办理了企业进口口罩机的通关手续，为了更好地满足供应需求和抗击疫情，海关为进口疫情医疗设备生产线开辟了绿色通道，协助口岸地海关，全力保证疫情所需物资能够快速通关。

1.2.5 企业发挥供应链优势保障供应

在疫情期间，京东不仅充分发挥自己在技术和物流方面的优势为抗疫前线送去大量医疗物资，更是坚持“春节也送货”，通过强大的供应链和基础设施保障生活必需品供应。

1.2.5.1 企业携手全力保障供应

疫情暴发后，京东零售消费品事业部迅速与各大品牌供应商联络，以保持春节期间价格的稳定，保障全国人民在这个艰难时期的物资供应。春节期间，京东向十月稻田集团发出订单，十月稻田集团在接到订单后，紧急协同工厂提前开工。春节假期结束后，十月稻田集团还加紧补货入仓，短短 4 天就向京东发运产品共计 50 万袋。疫情发生后，十月稻田品牌大米和杂粮入京东库 190 万袋，重量共计约 1 万吨。

1.2.5.2 保障防疫用品供货稳定

疫情期间，京东依靠的是品牌商多年来形成的默契来保证产品供应。疫情期间正值春节假期，很多供应商无法直接将货物配送至京东库房。以威露士品牌产品为例，各平台每日“滚动抢货”，京东采销及采控利用京东物流的供应链优势安排“抢货”，为京东“抢”到了首批 37.5 万瓶消毒液和洗手液的现货，及时满足了消费者的需求。此后，京东又将京东物流上门自提的快速响应及春节期间不休息的作业模式，应用到与舒肤佳、庄臣及狮王等相关品牌的合作中。

1.2.5.3 保障生活必需品供应充足

中粮集团自疫情暴发后，积极组织货源，协调运输，确保将应急物资运送到疫区。为了稳定市场价格，中粮集团在市场投放了大量米面等生活必需品，积极与湖北供需对接，保证湖北地区及全国各地在疫情期间的应急物资供应，通过疏通物流配送渠道来满足人们的需求。

中粮集团党组织分析了市场的供需形势，主动出击，成立了疫情应急小组，要求集团下属湖北周边工厂和中转仓保持优良米面等食品的供应充足，建立值班制度，随时发现市场可能出现的生活物资供应短缺问题；与此同时，集团保障供

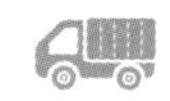

应部门和湖北区域平台加强与武汉市有关部门的沟通，申请开通副食产品的绿色供应通道。疫情发生后，中粮集团每天发往武汉市场的大米超过 200 吨，面粉、面条合计约 50 吨，食用油约 300 吨。

1.2.6　协助红十字会进行物资管理

武汉市物资分配出现问题，舆论矛头直指武汉红十字会，红十字会面临重大危机，所以武汉市政府委托九州通医药公司协助红十字会完成物资分配供应。九州通医药公司负责商品的出入库、分类堆码等物流管理活动，派出 30 人轮岗，每天 24 点进行轧账，对当天收发货的商品进行盘点核算。九州通医药公司接管红十字会之后，紧急的医疗物资从到货到分配只需要 2 个小时。

九州通医药公司运用自主研发的九州云仓管理软件对应急物资进行货位管理，将应急物资进行分类，药品类物资由武汉市卫健委负责接收，而非药品物资交给武汉市发展改革委处理。

1.3　国外应急物资供应举措

1.3.1　美国应急物资供应保障

1.3.1.1　政府部门密切合作保障供应

美国联邦救灾物资的供应保障依靠的是联邦政府各部门间的紧密合作。美国联邦应急管理署（Federal Emergency Management Agency，FEMA）与美国总务管理局（General Services Administration，GSA）、军队及其他联邦政府部门之间建立了紧密的合作关系，根据需要灵活运用任务指派、部门协议等手段，充分发挥其他联邦机构高效的产品采购渠道优势，能够及时准确地获得相应的资源。在 FEMA 的统一协调下，各个部门执行统一的应急物资供应计划，既避免出现供应过程中物资的遗漏问题，又杜绝了不必要的重复采购，而且整个采购过程是在透明的环境下进行的，只有在政府有需求的时候才采取相应的措施，避免因为过度反应而产生不必要的支出。同时，FEMA 在分配任务的时候，要给其他部门提供相应的资金。

1.3.1.2　政企合作供应应急物资

美国联邦政府以公开招标的方式采购所有的应急物资，企业和社会组织被政府的优惠政策所吸引而参与招标，帮助政府解决救灾物资保障的问题。依靠效率高的市场供应体系，政府应急物资采购部门不仅能迅速向受灾地区运送急需的救灾物资，而且能够降低支出。通过企业间不断的比较，一些优秀的企业脱颖而出，与政府签订长期协议。为了获取更多的利润，这些企业不断提高自身处理问题的能力，逐渐成长为政府应急救灾的左膀右臂。同时，美国联邦政府为了提高企业的救灾能力，会不定期地组织一些企业参与救灾演练，并且参与救灾的企业会得到政府的补助。

1.3.1.3　设立统一采购平台

从采购方面来说，美国政府专门设立了独立的采购平台，采购平台将应对策略分为正常情况下的和紧急情况下的，普通的灾害由地方政府解决，如果灾害的危害程度超出了地方政府的承受极限，那么就要及时上报灾害的实时情况，由更上一级的联邦政府集中应对和处理。《美国联邦政府采购条例》规定，由 FEMA 统一采购所有机构所需的小额货物，FEMA 收集各个机构所需物品的信息后，制订相应的采购计划并公开征集供应商，考虑各个供应商的服务水平和价格，选取最优的供应商，合同价格要低于市场价格，几家供应商服务于一个采购项目。FEMA 在政府平台公示协议信息，各个下级机构都可以通过代码定位到产品，也可以将自己的要求全部输入采购平台系统，由系统自动生成符合条件的采购合同。供应商在接到合同的同时，以最快速度生产和供应产品。

一旦发生灾害，各个机构可以进入政府采购平台自行定义应急物资的采购合同，这样可以迅速完成采购，避免灾害发生地区因货源信息缺失而延误物品运输。

1.3.2　日本应急物资供应保障

日本的应急物资供应是分阶段进行的，其救灾物资的供应工作分三个阶段进行，第一阶段由政府负责，第二阶段由物流公司负责（根据政府要求采取较主动的方式进行供应），第三阶段仍由物流公司负责（根据灾区需求采取较为被动的方式，即依据订单进行供应），如图 1.1 所示。

由图 1.1 可知，第一阶段政府负责所有工作，包括应急物资的筹措、储存和配送，配送中心全天待命。

第二阶段选择车站等作为物流节点，委托物流公司进行专业运输和储存管理；各个配送中心的配送频率控制在每天不超过 50 辆次；选择 2 个地点作为储备性仓库。

第三阶段委托物流公司进行专业配送，配送中心的配送频率控制在每天 2 车次。

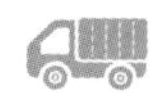

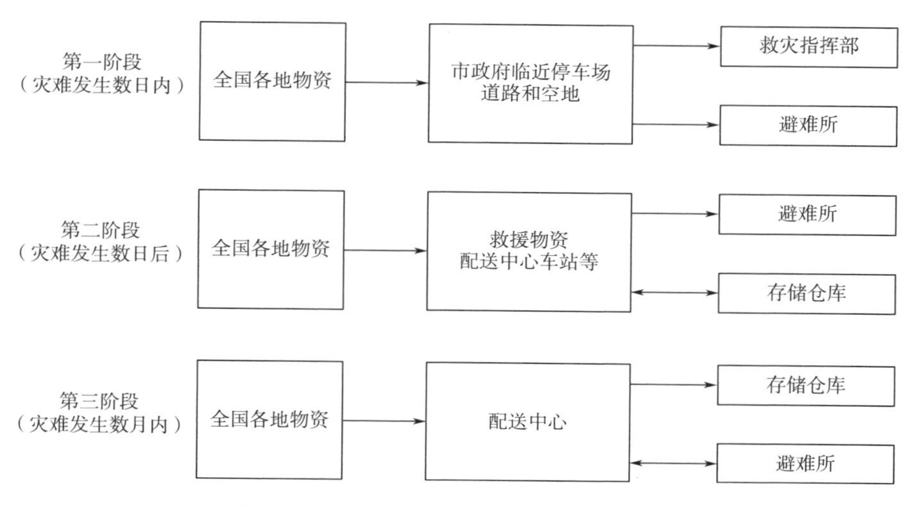

图 1.1　日本应急物资供应保障阶段流程

1.4　应急物资供应优化及建议

1.4.1　利用我国制度优势建立健全各项措施

1.4.1.1　各部门发挥优势并各司其职

美国注重政府各部门之间的统筹协调，用专业的人干专业的事，各司其职。在了解受灾民众的物资需求后，由一个部门制订总体的战略计划，其余各部门充分发挥自己的优势，当核心部门下达命令时，其余各个部门能够快速反应。美国的这方面经验恰是我国应急供应工作需要借鉴的。

我国的救灾物资供应要形成科学的顶层框架设计，建立多部门协同、全面保障受灾群众需求的综合供给体系，积极发挥相关职能部门的专业优势。例如，我国虽然通过中央储备和地方储备解决了部分应急物资的供应问题，但是各地灾情不同，武汉市政府的物资储备就出现了供小于求的状况，这说明单个部门力量是薄弱的，在应对紧急状况的时候，各个部门应该各司其职，设置物资保障、市场监管、运输等小组，由相应部门承担相应职能，相关部门集中办公，专门做好调运、配送、储备等相关工作。

1.4.1.2　政府与供应商建立紧密联系

美国经验表明，只靠政府是不足以应对疫情的，只有充分发挥社会和市场的供应能力才能解决问题。首先，要建立稳定的供货渠道，通过公平的竞争机制来挑选出有足够供应能力的企业，像美国 GSA 建立拥有大量供应商信息的数据库就值得我们借鉴。其次，要设立专门机构管理救灾资金，确保资金支出的效率和安全，转变政府在救灾工作中的角色，使政府从直接提供者变为协调者，运用市场解决供应不足的问题。

1.4.1.3　利用商业物流提升供应效率

国外在进行应急物资供应的时候，其核心组织主要是物流企业。我国应急物资主要借助军方的力量运往灾区，没有充分运用商业物流。而我国的商业物流企业已经发展得非常成熟，完全可以利用其专业物流装备和物流体系，整合应急物资，优化整个物流流程，从而及时将应急物资运送到灾区。在此次抗击新冠肺炎疫情的应急物资管理过程中，九州通医药公司负责捐赠物资的入库、仓储、分类和信息录入，可以确保紧急医药物资在两小时内完成从到货到分配的全过程，在提高应急物流效率方面发挥了重要作用。

1.4.2　完善应急物资供应的相关制度举措

1.4.2.1　因地制宜进行物资供应

我国应该因地制宜地采取物资供应政策。我国地域辽阔，各个地区的经济水平、文化，以及当地政府的能力都有一定的差距，应该根据各地的实际选择合适的救灾物资供应模式。一般来说，东部地区经济比较发达，可以采取应急市场采购的方式，西部地区应当做好提前存储以解决供应不足的问题，而中部地区差异大，选择同一模式比较困难。

1.4.2.2　健全社会参与机制

在我国，关于防范风险、应急处理的社会教育工作很不到位，广大居民社会危机意识薄弱，自救知识和能力欠缺，主动参与程度不高。这次疫情中进行的募捐几乎都是自发性的，对大量参与救援的志愿者也存在着管理混乱、缺乏后勤保障等问题。

1.4.3　优化应急物资供应流程

此次疫情正式暴发之时正值中国春节假期，全国都处于一年中难得的松懈状态，大部分工厂都已停工，各行各业的从业人员结束了一年的工作后正在返乡的途中。从整体表现来看，我国政府应对疫情的种种举措均取得了显著的成效。

但是在面对疫情的最艰难的时刻，不难发现在应急物资供应流程的末端，即

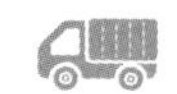

配送环节，相关部门存在着较为严重的准备不足和缺乏专业性等问题。在应急医疗物资运抵红十字会的仓库后，仓库工作人员不能及时将其分发至有需要的部门和医疗团队手中，导致在仓库现场发生了大量医生排队领取物资，而物资却又迟迟难以分发的现象。

1.4.3.1 信息技术应用提升供应效率

根据相关报道，仓库内部缺少高效的现代化信息系统，这说明在应急医疗物资的供应链中，瓶颈出现在末端。医疗物资区别于基础的民生性物资，有其自身的特殊性，如果不能及时分发到专业的医疗团队手中，极易影响患者治疗。

针对这一问题，本研究建议优化医疗物资在该瓶颈点上的全部流程，同时引入现代化的技术手段和先进的管理模式，确保医疗物资在整个供应链上的高效流转和应用。

首先，在医疗物资抵达仓库时，严格进行清点和入库。仓库管理人员应当清楚明了地知道仓库中现有物资的储备情况，同时针对现有医疗物资的消耗情况进行预测，根据以往的经验或是供应商的承诺向上游供应商报备采购计划，充分给予上游供应商订货周期，降低全链条的压力。

其次，在出库方面也要严格按照出库流程为每一位客户提供所需的医疗物资。出库的物资要及时录入系统，实时监测相关医疗物资的库存情况，严防由于各类其他原因造成医疗物资的丢失和遗漏。

1.4.3.2 管理模式应用提升供应效率

除了基础的规范操作之外，目前高度信息化的企业已经能够做到信息互联互通，管理方式上也出现了 VMI 的高效模式，其实对于医疗物资的管理也可以引入相关的管理模式和现代化的技术。目前大多数具备处理突发事件能力的医院均已具备高度信息化和电子化的系统，能够实时监测医疗物资消耗情况和储备情况，能够根据当前的物资消耗水平预测库存维持情况，根据安全库存的要求做到提前向末端配送中心发出订货需求；配送中心根据收到的相关反馈信息及时备品备件，也就避免了集中扎堆领取医疗物资的情况。

对于常见的应急物资供应，我们均可以采用这种模式。目前我国的经济实力较强，生产水平较高，物流宏观体系的建设非常健全，但是处理这种重大的突发事件还存在着经验不足和细节优化不足的问题，往往整个链条上的某一个环节出现问题，就会导致末端发生严重的后果。我们相信，引入这种模式后，在处理应急突发事件方面，能够更加高效。

参考文献

［1］佟家栋，盛斌，蒋殿春，等．新冠肺炎疫情冲击下的全球经济与对中国的挑战［J］．国际经济评论，2020（03）：9-28.

［2］刘志彪．新冠肺炎疫情下经济全球化的新趋势与全球产业链集群重构［J］．江苏社会科学，2020（06）：1-8.

［3］张苑秋，田军，冯耕中．基于网络层次分析法的应急物资供应能力评价模型［J］．管理学报，2015，12（12）：1853-1859.

［4］唐伟勤，张敏，张隐．大规模突发事件应急物资调度的过程模型［J］．中国安全科学学报，2009，19（01）：33-37.

［5］刘长石，寇纲，刘导波．震后应急物资多方式供应的模糊动态 LRP［J］．管理科学学报，2016，19（10）：61-72.

2 疫情下医疗防护物资供应

2.1 研究背景

2020 年春节期间新冠肺炎疫情暴发，口罩、防护服、护目镜等防护物资需求增长。国内防护物资储备有限，加之春节假期企业开工不足，导致供不应求。抗击疫情的一线医院防护物资供应频频告急，给救治工作带来巨大压力。武汉各大医院先后发出公告，向社会各界征集 N95 口罩、医用外科口罩、护目镜、防护服、医用帽等医疗物资。同时，民用防护物资短缺问题也亟待解决，电商平台的口罩纷纷售空，不利于疫情的防控。2 月，国家推动企业扩产、转产，国内防护物资产能快速攀升。自 5 月 2 日起，31 个省（自治区、直辖市）均解除一级响应，疫情暴发期间涌入的近 5 万家防护物资生产企业面临产能过剩问题。本章从供应链视角出发研究防护物资的供应问题，对企业疫情期间采取的措施进行总结，分析经验教训并提出优化建议，相信这对我国解决突发事件下防护物资供应问题、提高突发事件应对能力、完善防护物资供应体系具有重要意义。

2.2 防护物资供应问题

2.2.1 前期防护物资供不应求

疫情突发之时正值春节假期，很多企业已经放假，务工人员大多返乡，防护物资的产能正处于低谷。中国作为全球最大的口罩制造国和出口国，2019 年口罩日产量约 2 000 万只，全年口罩产量 50 亿只。但在疫情来临时，面对全国 14 亿人口的防护需要，防护口罩暴露出严重的供不应求问题。我国防护服产量在 2019 年仅 420 余万套，医用防护服在总产量中居多数，达到 360 余万套。疫情暴发后，疫情防控最前线的防护服出现很大缺口，湖北每天大致需要 10 万件医用防护服，但是只有 40 家企业符合标准产能许可要求，供需关系紧张。我国第二、第三产业从业人员有 5.3 亿人，即便仅仅第二产业（医疗和交通运输业）复工，每天也需要 2.38 亿个口罩。防护物资的需求基数大，而且伴随着复工复产逐渐加大。

2.2.2 产业链上下游矛盾凸显

防护物资的生产涉及整个产业链，需要多个环节和多家企业良好的配合。以口罩产业链为例，整个链条大致分为三部分：上游、中游和下游。上游是石化企业，从原油中提炼出化工产品聚丙烯，中上游企业主要承担滤材熔喷布的生产，中下游的口罩生产商负责进一步加工原材料制成口罩，然后静置解析后传递到下游的医院、商超、便利店和药房。国家发展改革委鼓励转产、扩产，以提高产能，许多企业跨界转入中下游口罩生产。但是由于熔喷布生产线在资金、技术、设备厂房上的跨界门槛较高，企业不敢轻易增加投资，加上一些口罩生产商和中间商囤积、倒卖熔喷布，使得本来产量就不高的熔喷布更加紧缺。国务院防控物资对接平台公布的需求中有一半指向熔喷布，熔喷布紧缺一度成为口罩扩产的瓶颈。市场中熔喷布的价格也暴涨，继 2 月底突破 50 万元/吨的大关后，4 月中下旬再度暴涨，创下近 60 万元/吨的天价，而疫情前每吨仅 2 万元左右。除此之外，口罩机的短缺也成为制约下游生产的瓶颈。疫情前期，一台口罩机的价格从 25 万元涨到 120 万元。

2.2.3 防护物资调拨难度升级

疫情暴发后，无论是人员密集型的快递企业，还是资金密集型的合同物流企业，都面临着不同程度的人员返岗率低、车辆运力不足、场站复工难等问题，难以满足防护物资调拨需求，影响了全国整体的防疫效果。卫健委、疾控中心等缺乏对医用防护物资供应链的整体协调能力，致使防护物资调拨效率受到影响，因而医院绕开这些管理机构直接向社会求助。红十字会等机构因缺乏专业规范而工作效率低下，导致大量防护物资堆积在仓库，没有发往真正有需求的医院。政府统一调配防护物资，面向民众的需求产品出现脱销。伴随着防护物资的产能不断恢复，电商、物流企业需要配合政府的统一调配将口罩分配给民众。

2.2.4 后期国内产能过剩

经过不到 30 天，我国口罩日产量从不足 1 000 万只提升到了 2 月 29 日的 1.16 亿只，总体提升约 12 倍。2 月底，国内防护物资供需紧张局面已得到缓解，同时产能还在不断增加。3 月中下旬，随着国内新冠肺炎疫情形势趋缓，国内防

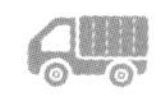

护物资需求也相应减少。进入4月，国内疫情已经得到控制，复工复产也都在有序进行，口罩荒也得到很大程度缓解，熔喷布价格大幅下降，5月上旬民用熔喷布已降到40万元/吨，医用熔喷布降到55万元/吨，呈回落趋势。各大电商平台的商家已经不限购口罩，口罩价格慢慢回落。疫情期间全国新增的近5万家医疗防护物资生产企业，在国内需求回落后面临着产能过剩问题。然而与此同时，国外疫情全面暴发，截至5月上旬，国外已有200个国家和地区累计确诊400多万例。随着确诊人数的增加，国外疫区的医疗防护物资供应也呈紧张态势，在3月底时已有100多个国家和国际组织向中方提出医用口罩、防护服、护目镜等防护物资需求，中国过剩的防护物资可以输送国外。

2.2.5 供应链中出现不良竞争行为

疫情前期主要应对国内医护和人民防护需求暴增，疫情后期国内转向康复期，在警惕输入病例的同时，要应对国外订单的剧增，口罩等防护物资产业链上下游持续受到刺激。在利润驱使下，一部分企业采取不良竞争手段，破坏防护物资供应链秩序。一部分企业使用囤积居奇、投机涨价、买空卖空等手段牟取暴利，甚至造假，这样的行为影响了国内产能的有效释放，不合格的产品不仅会影响健康，出口国外还会损害中国制造的国际形象。2月下旬，熔喷布一度十分紧缺，扬中市一跃成为“熔喷布之乡”，日产量远超中石化。疫情期间，扬中市新注册或者变更经营范围的有生产、销售熔喷布资质的企业有860多家。生产熔喷布的大多是生产环境不过关的小型作坊，它们利用小型熔喷布生产机违规生产，生产线只要两三天就可以组装完成，但实际上在无菌控制、洁净程度等方面都达不到生产医疗防护物资的要求。它们采用的加工原料是不符合熔喷布生产要求的普通聚丙烯纤维料，生产出来的山寨熔喷布看起来像真正的熔喷布，但其实过滤效果非常差。

2.3 应对措施和方法

2.3.1 供不应求状态的应对措施

2.3.1.1 防护物资国际采购

疫情暴发初期，防护物资需求急剧增多，而该类物资储备少，加上员工不足、原材料紧张，所以国内生产能力跟不上，开展防护物资国际采购以增加供给不失为较好的策略。据海关统计，截至2月底，全国海关验货放行的防护物资达到19.7

亿件，其中，验放口罩 16.3 亿只，验放防护服 1 860 余万件，验放护目镜 350 余万副。商务部公布的数据显示，国内跨境电商平台和企业在 2 月底之前，通过各种渠道累计进口的口罩有 5 000 余万只，进口的防护服近 100 万套，是进口防护物资的重要力量。以中国医药集团、复星国际、卓尔控股等为代表的国内企业发挥自身优势开展全球采购。以苏宁国际、阿里巴巴等为代表的跨境电商平台充分发挥自身海外渠道丰富、信息面广、联动速度快的优势，开拓防护物资采购国际渠道，增加口罩、防护服等防护物资的进口，缓解国内物资短缺压力。

2.3.1.2　原有防护物资生产企业复工扩产

习近平在统筹推进新冠肺炎疫情防控和经济社会发展工作部署会议上的讲话中指出：采取积极措施，支持医用防护服、口罩等疫情防控急需医疗物资的生产企业迅速复工达产、多种方式扩大产能和增加产量。因为新冠肺炎疫情在春节前夕暴发，所以只能在春节期间紧急协调推动生产企业克服用工困难，尽快抓紧生产，全力增加市场供应。医疗防护物资生产企业为尽快恢复正常产能，给予员工 3~5 倍工资补贴，鼓励员工复工生产。针对复工人员隔离 14 天再投产影响产能恢复的问题，企业联合政府推出点对点、一站式的返程复工方式，对于返岗员工进行包车集中护送，精准管控下员工无须隔离即可投入工作。面对需求暴增状况，原有的医疗防护物资生产企业开始扩产。例如，圣光医用制品股份有限公司 3 月初的口罩日产能已经从疫情前的 8 万个提升到 50 万个，防护服日产能从 1 000多套提升到 3 万套。公司将政府调拨及银行借贷的 3 000 万元资金全部用于防护物资扩产。疫情期间诸如此类的企业还有很多，这些企业在国家政策指引下积极投产，充分发挥了我国制造业的优势。

2.3.1.3　企业纷纷转产扩能

在国家推动转产和提高防护物资产能政策影响下，汽车、服装、纸尿裤等生产企业纷纷加入口罩、防护服和护目镜等医疗防护物资的生产中，缓解防护物资供应不足的状况，部分转产企业产能如表 2.1 所示。天眼查信息显示，截至 4 月 19 日，国内 48 097 家企业的经营范围内新增了口罩、防护服、医疗器械等医疗防护物资的关键词。新增医用口罩的企业达 37 023 家，新增防护服、护目镜的企业有 11 074 家。平均每天约有 340 家企业跨界生产防护物资。一些具备生产条件的服装纺织企业转向防护服生产，如报喜鸟、红豆股份、三枪、鄂尔多斯、水星家纺、如意和利郎等企业。工商登记资料数据显示，中国石化、富士康、上汽通用五菱、比亚迪、长盈精密、OPPO 和 vivo 等不同行业的企业新增了口罩生产业务。广东邦宝益智玩具股份有限公司（简称“广东邦宝”）、华域视觉科技有

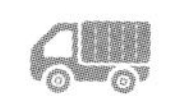

限公司、安徽昊方机电股份有限公司（简称“安徽昊方机电”）、陕西汽车集团有限责任公司（简称“陕汽控股”）等纷纷加入跨界生产护目镜企业行列。

表 2.1　部分转产企业防护物资产能

防护物资种类	企业名称	产　　能
医用口罩	爹地宝贝	3 月初日产 200 万~250 万只
	红火鸟鞋业	4 月初日产 50 万只
	湖南保灵生物药业	4 月初日产 50 万~60 万只
	中国石化	3 月初日产 100 万只
	上汽通用五菱	3 月初日产 500 万只
	富士康	3 月初日产 200 万只
	比亚迪	4 月末日产 5 000 万只
医用防护服	红豆股份	3 月初日产 6 万套以上
	新兴际华集团	3 月初日产 14 万套
	水星家纺	2 月初日产 2 000 套
医用护目镜	陕汽控股	3 月初日产 3 000 只以上
	广东邦宝	3 月初日产 1.3 万只
	盈昌眼镜	4 月初日产 10 万只
	安徽昊方机电	3 月初日产 1 万只以上

2.3.2　加强产业链内部统筹

为解决口罩产业链内部熔喷布短缺问题，政府及国内企业都采取了有力措施。市场监管总局部署 8 个省市开展专项调查，优先处理熔喷布价格投诉问题，会同公安部门深挖线索、多方摸排进行价格核查，对于哄抬熔喷布价格现象严加整治。已有熔喷布生产企业充分挖掘产能，以中石化、中石油为代表的央企新建熔喷布生产线增加产能。与此同时，企业加大科研投入力度，研发熔喷布替代品。浙江省一家研发公司研制出可替代熔喷布的纳米级覆膜过滤材料，实现了熔喷布替代材料的产业化。中国化工所属中昊晨光院研发的膨化聚四氟乙烯微滤膜也可替代熔喷布，并在口罩生产中成功应用。由于口罩机短缺，赢合科技等上市公司跨界生产口罩机。中国航空工业集团采用数字化制造技术研制口罩机，生产出 24 台口罩机，从接到任务到首台口罩机下线只用了 16 天。广州兴世机械制造在广州市相关部门的帮助下进行设备研发，成功生产出超高速全自动化口罩机。

2 月上旬，医用防护服的生产进入“战时模式”，中国纺织科学研究院一方面联系多家防护服面料生产企业，保证防护服面料持续稳定生产；另一方面整合北京、福建等地成衣加工企业，开足马力生产防护服。此外，在防护服生产过程中，通过不断改进技术来提高生产效率，降低生产的时长。原来的防护服灭菌需要一周至两周的时长，而辐照灭菌的时间以小时为单位，灭菌时间可以控制在 1 天以内，加快了防护服灭菌进度。国内两大核电集团所属的中国同辐股份有限公司、中广核核技术发展股份有限公司旗下的辐照企业为抗疫紧缺医疗防护物资的生产开通绿色通道。

原有的医疗护目镜本是一次性使用的，但由于物资紧缺，医院采取消毒措施重复使用护目镜。为保证消毒后护目镜的物理性能不下降，会通新材料股份有限公司应用新技术研发护目镜专用料。研发的护目镜 PC 专用料具有透明效果好、抗冲击能力强、不易破碎的好处，而且加强了产品材料对于酒精、蒸汽、清洗剂等的承受能力。

2.3.3 防护物资分配

2.3.3.1 建立分配原则

2 月 3 日，在中央政治局常委会会议上，习近平强调要重点抓好防治力量的区域统筹，坚决把救治资源和防护资源集中到抗击疫情第一线，优先满足一线医护人员和救治病人的需要。制定防护物资分配原则，有限的防护物资应该全力支援疫情最为严重的地区，保障一线医护工作者的防护需求。分配给各区级指挥部和管委会的医疗物资，由各区级指挥部和管委会根据辖区内区属医院、各区卫生服务中心发热门诊、疑似病人隔离点等一线单位的疫情防控需要进行二次分发。对于民众需求的防护物资，采取透明化预约购买方式，限制数量以保证防疫普遍性，避免恐慌囤积。例如，上海指定药店配合政府进行预约登记式出售口罩，预约登记需凭有效身份证件，核实后将发放购买凭证，该凭证包含预约号码、指定药店地址等信息。每一户即同一居住地址仅可购买 5 只口罩，且仅限预约购买一次。在疫情蔓延到世界诸多国家后，外交部通过各国大使馆向留学生发放健康包，第一批次的健康包已经在 4 月中旬前发往全球 20 多个国家，包括日本、美国、英国等国家。健康包具体发放由大使馆负责，保证了海外留学生的防护需求。

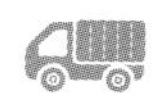

2.3.3.2 安全分配物资

线上线下结合式的无接触配送防护物资，在有效分配物资的同时降低了交叉感染的可能性。中国石化在北京 50 座加油站销售一次性防护口罩，采用线上在“易捷加油” App 上购买并支付，再到加油站无接触提货的方式，无车的用户也可通过以上步骤购买。此外，疫情期间依靠科技与大数据发展无接触智慧物流，为疫区防护物资递送的“最后一公里”做出贡献。京东物流在武汉应用无人配送车，保障了一线医护人员防护物资的供应，同时降低了高危环境下配送人员感染的风险。此外，京东快递充分发挥智能与多元生态的优势，通过自提柜、便民服务点等开展无接触快递服务。顺丰无人机也加入武汉防护物资配送工作，不受地面限行等限制，缩短了配送时间。

2.3.4 防护物资出口

随着国内疫情逐渐好转，产能富裕的企业开始对外出口医疗防护用品。据海关统计，3 月到 4 月，全国海关验放出口口罩 278 亿只，防护服 1.3 亿件，护目镜 4 363 万副。防护物资出口有助于消解我国防护物资的富余产能。国外采购我国防护物资的主要事件如表 2.2 所示。一些具有出口资质的企业开始恢复海外业务，如奥美医疗、尚荣医疗、奥佳华、蓝帆医疗等企业陆续接收海外订单。国内跨界生产防护物资的企业也开始布局海外市场，利用其消解产能。例如，4 月上旬，比亚迪与软银达成合作，计划每月向日本供给 3 亿只医用口罩，其生产的口罩也已经获得美国 EUA 授权；均胜电子表示将向部分欧洲国家出口医用口罩；一些国内企业包括巨星科技、新纶科技等在内，此前并不具备出口资质，也逐步申请防护物资出口资质。

表 2.2 外国采购我国防护物资主要事件

日　期	国　家	防护物资内容
3 月 16 日	意大利	800 万只口罩
3 月 24 日	匈牙利	近 70 吨医疗物资，包括 300 万只口罩、10 万件防护服和 10 万双手套
3 月 25 日	韩　国	1 亿只口罩
4 月 1 日	法　国	6 亿只口罩
4 月 1 日	意大利	1.8 亿只口罩

续表

日期	国家	防护物资内容
4月7日	德国	800万只口罩
4月14日	波兰	1 050立方米防护装备，包括76吨防护服、11吨防护面罩和9吨口罩
4月15日	俄罗斯	600万只口罩

企业进行防护物资出口首先需要明确出口产品在国内的分类，防止出口防护物资与采购订单不一致造成召回、退货等不良影响。口罩分类较为复杂（见表2.3），在准备出口前，企业要认真确认品类并与国外需求标准对接。

表2.3 口罩主要标准及适用防护范围

标准	品类名称	适用防护范围
GB/T 32610—2016	日常防护型口罩	日常生活，颗粒物
YY/T 0969—2013	一次性使用医用口罩	医疗环境，细菌、口腔喷出和鼻腔呼出污染物
YY 0469—2011	医用外科口罩	临床有创操作，体液、颗粒物、病原体微生物
GB19083—2010	医用防护口罩	医疗工作环境，颗粒物、血液、体液、分泌物、飞沫

2.3.5 政府介入规范产业链

习近平在统筹推进新冠肺炎疫情防控和经济社会发展工作部署会议上的讲话中指出：我们推动做好社会面安全稳定工作，妥善处理疫情防控中可能出现的各类问题，维护医疗秩序、市场秩序等，严厉打击涉疫违法犯罪，加强群众心理疏导和干预。防护物资的高品质是有效抗击疫情的基础，单纯的市场调节下的防护物资产业链导致部分企业在利益驱使下恶意竞争、牟取暴利，此时需要政府介入，整顿产业链。例如，疫情期间针对扬中市熔喷布乱象，3月下旬市政府开展集中检查。4月，扬中市政府出台了一系列政策，加大整治产业链的力度，连续发布《关于开展熔喷布行业规范化整治的通知》《关于规范熔喷布企业生产经营秩序的通告》等通知。整治强调严格取缔熔喷布家庭式生产小作坊，关停没有熔喷布生产经营资质的企业，停业整顿不符合熔喷布生产要求的企业。为促进熔喷布行业有序发展，扬中市在全市范围内实行熔喷布行业“休克”疗法，全市范

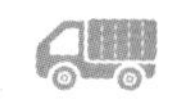

围内生产熔喷布的企业、小作坊被强制叫停生产，进行整改。若重新运行生产线，则产品的质量必须达到标准要求，生产作业的环境也必须符合环保要求，消防、产品价格等都需要整改到位。对于二次审查中整顿不到位的企业，或者仍然没有熔喷布生产经营资格的企业，做取缔处理。国家市场监督管理总局也下发通知，要求各省市严格把控熔喷布质量，维持熔喷布行业秩序，保证价格稳定。江苏省纺织工业协会正式发布团体标准《口罩用聚丙烯熔喷非织造布》（T/JSFZXH001-2020），并于4月26日正式实施。

2.4 防护物资供应经验总结

2.4.1 发挥跨境物流网络优势

在疫情前期本土产能暂时无法满足激增需求的情况下，全球寻源与采购是短期弥补防护物资供需缺口的有效策略。全球寻源与采购流程复杂、风险高、时间长、难度大，防护物资通关、跨境运输面临极大挑战。大量防护物资的跨境采购和运输必须依托跨境进口。要对国外供给与国内实际需求进行精准匹配，并利用跨境物流网络运输防疫物资。

全世界60%以上的航空货运借助客机的腹舱。受疫情影响，全球多条国际航线停运，严重影响了国际防护物资的运输。菜鸟全球网络在这一时期正常运转，免费运输全球救援物资，有效缓解了跨境运输困难。菜鸟网络沉淀打造的全球物流网络，在全球多个国家的城市建有物流节点，能够对接该城市的物流体系，覆盖全球200多个国家和地区，包括大阪、东京、多伦多、伦敦、旧金山等城市在内。其智能物流骨干网中囊括的跨境物流专线有300余条，跨境仓库有200余个。依靠全球智能物流骨干网，菜鸟网络实现了防护物资的全球提货、跨境运输、报关清关、国内配送。疫情期间，菜鸟网络提供近200架次包机运输服务。截至4月1日，来自全球各个国家和地区利用菜鸟网络运输的防护物资超过1亿件，展现了菜鸟网络全球范围的资源协同整合能力。

2.4.2 探索全产业链模式

此次抗击疫情的过程，暴露出医疗物资产业链中存在上下游、辅助功能等关系的企业之间以往经营中存在的隐患。医疗物资行业的作用在于卫生防护，其产业链在应对突发事件时应该有敏捷的反应速度和一定的柔性，应尽可能地保证系统稳定，防止断链。

在疫情早期，防护物资紧缺，产业链中下游环节突然新增大量跨界转产企业，使产业链中相关环节的负担突然加重，产能不能按照理想状态快速提升。一些企业很快意识到全产业链式运作的必要性，其中具有代表性的有中国石化。初期中国石化及各个炼化企业优先安排生产医疗物资原材料，开足马力全力保障供应。面对2月下旬防护物资依旧严峻的局面，中国石化进一步采取新建生产线的举措，中国石化仪征化纤有限责任公司的首条熔喷布生产线在3月29日实现投产，日产量1吨多，可制造100万只医用口罩；5月9日，仪征化纤有限责任公司第12条年产500吨的熔喷布生产线投产成功，实现了分两期完成6 000吨/年熔喷布的项目目标，每天可制造1 800万只医用口罩。中国石化旗下企业生产的熔喷布均定向供应，不委托给其他单位或个人销售。例如，中国石化与北京纳通科技集团开展合作，进行口罩的生产，生产出来的口罩在中国石化北京分公司通过50座加油站进行销售。中国石化意识到全产业链运作的重要性，突破重重困难打通从石油到口罩的产业链，在高效保障防护物资供应的同时维护市场健康和稳定。

在产业链模式中，上下游是一个利益共同体，共同目标在于满足末端消费者的需求，并以消费者需求为导向，将下游企业的生产计划通过市场机制及时反馈到上游原材料生产企业。本书对于口罩、防护服、护目镜的产业链进行了探究，如图2.1所示。医疗物资生产企业在明确产品定位的同时，也要清楚自身在产业

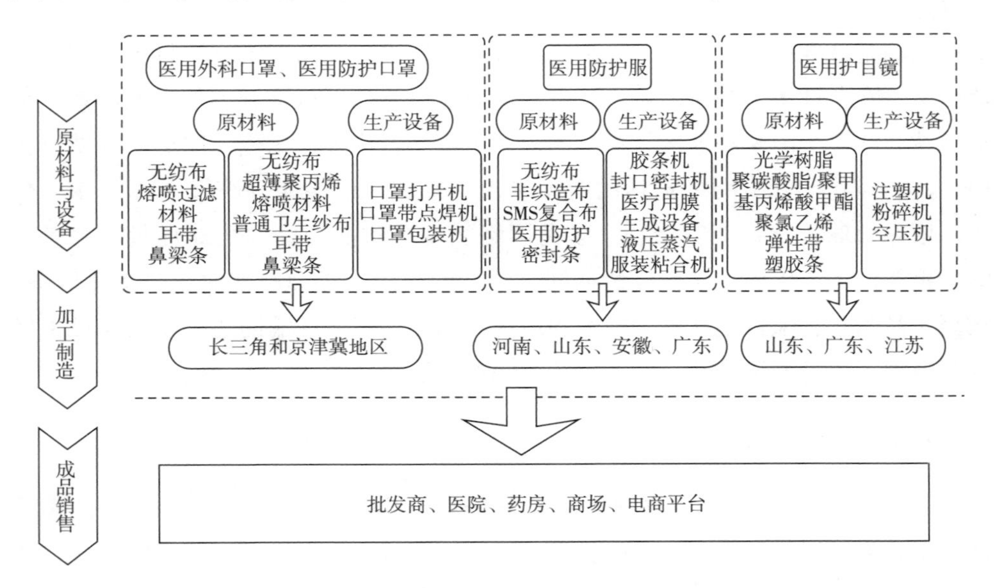

图2.1 防护物资产业链示意图

 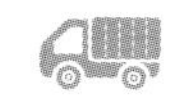

链中的位置、自身的产能柔性范围和制约因素。产业链上游企业需要注意分析来自下游企业的反馈。处于产业链上游的原材料生产企业，需要思考自身产成品分销的具体行业，当出现公共卫生事件、自然灾害等时是否有足够的缓冲库存和协调其他行业供应的能力。产业链中的企业除了分析客户结构和地理分布情况，梳理不同类型、规模客户的需求情况，盘点客户库存和了解其补库计划外，还需要评估各个节点企业的进入壁垒，壁垒较高的节点企业不仅需要更好的供应商管理，还需要针对不同客户设定突发事件下的分级标准。在新冠肺炎疫情等类似公共卫生事件突发后，全产业链模式的运转可以在政府监督指导下更快、更柔性地配合转换生产计划。

2.4.3 构建数字智能化供应链

应构建应急物资供应链管理平台，利用信息共享助力紧缺防护物资的科学调度和合理分配，发挥智能与多元生态优势。京东凭借自身的数字供应链资源，承担起建设湖北应急物资供应链管理平台的任务，对抗击疫情急需的防护物资进行全程数字信息化追踪，实现了口罩、防护服等物资需求方、采购方和供货方三方信息的有效交互，有利于进行疫情区域医疗防护物资需求量的计算，根据结果开展下一步分级别调度和分配。

以往供应链上下游协同不够、信息不对等、智能化制造水平不足等潜藏问题在此次突发事件下暴露出来。数字化、智能化的供应链以客户订单为切入点，按计划协同指导各部门，以工业互联网为核心，帮助企业压缩不必要的成本，开展精益生产制造。例如，注塑设备商博创建立了自身的大数据共享中心注塑云，企业的新一代护目镜智能互联网注塑机拥有各种传感器接口，可以实现设备上的数据信息向注塑云工业互联网平台的发送。注塑云不仅能够协助采购医用护目镜供应一线，还在 3 月—6 月向所有商家免费开放，帮助护目镜产业链中的企业共同实现高效采购和销售。

2.5 防护物资供应中暴露的不足

2.5.1 防护物资部分标准和有关规则不健全

防护物资供应链在应急情况下存在规则缺失。2 月初，大量企业进入防护物资生产领域，不仅有原先的医疗器械类企业，还有很多从其他行业跨界转入的企业，甚至还有一些个体户。在缺口最大、生产方式也相对简单的口罩行业，这类现象最为突出。新加入口罩生产的企业需要现采购口罩机和原材料，以搭建口罩生产线。口罩机的制造工序复杂，部分零部件需要进口，企业产能有限，原有的正常采买模式被打破。在应急情况下，供应链中企业间的协调规则缺失，供需严重不对等，易导致市场混乱。

在防护物资供应链中，存在部分标准缺失的问题。进入3月，企业复工复产的口罩已经得到有效保障，复学复课开始分批次进行。原有的GB2020标准和GB/T32610标准，在针对儿童时，仅仅在呼吸阻力上较成人调低了一点，微生物指标较成人略高，过滤效率和成人一样，但是对于儿童不同年龄心肺功能等的相关考察不足。标准的缺失，阻断了儿童口罩供应链的运转。

有关防护物资的出口规则不健全。伴随着国内疫情趋于低风险，国外则呈现新冠肺炎疫情蔓延态势，防护物资出口增加。然而，国内有关防护物资出口的规则体系不完善，对防护物资出口质量、标准认证监管不到位，导致防护物资出口受阻。以口罩出口为例：出口美国的医用口罩须取得美国食品和药物管理局（FDA）注册许可才可以在美国市场销售，个人防护口罩必须取得美国国家职业安全卫生研究所（NIOSH）检测认证；出口欧盟的欧盟医用、非医用口罩须获得CE认证且符合技术法规。由于各国技术标准不同，防护物资出口出现医用和非医用产品用途混淆现象。同时，国内资质不全或者根本没有资质的检测机构、咨询公司等中介机构，利用企业对出口国家法律法规不熟悉等状况或者节约成本等心理，诱导出口企业签发无效“认证证书”，从中牟取暴利。国内有关防护物资的出口规则不健全，间接助长了防护物资出口乱象，阻碍了防护物资的跨国供应。

2.5.2 防护物资品牌影响力弱

2月初，湖北省疫情防控指挥部下达防护服生产任务后，湖北仙桃共有生产各类应急防护物资的企业113家，却没有一家真正意义上的医用防护服生产企业，已有企业缺乏国内生产资质，其产品仅能外贸出口。这导致政府在统一收管、组织生产时遇到了一系列困难。目前我国没有一家医疗器械企业具备全面防疫防护产品的研发生产能力，品牌知名度较低，出口以代工为主。据国家药品监督管理局消息，全国生产医疗防护物资包括口罩、防护服等的企业主要集中在河南、江苏、山东和广东。以河南省为例，其生产的防护服份额占全国大约1/4，是我国医用防护服生产企业最多的省份，但没有一家生产全系列产品的知名品牌企业。

 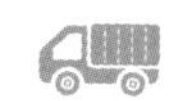

2.5.3 防护物资供应链质量管理难度大

疫情期间，口罩成为非常紧缺的防护物资，广大口罩生产企业努力提高产能抗击疫情，但也有一些投机者混杂在市场中。假冒伪劣的口罩既不能保障人民群众的生命健康，还会搅乱行业秩序，由此可见防护物资供应链质量管理的迫切性。国内已有的措施集中在对于防护物资供应链中不良行为进行事后严惩，如政府发出通知文件指导工作，通过公安部严厉打击违法犯罪行为。国家市场监督管理总局公布的数据显示，4 月 26 日前全国已经查获问题口罩 8 904. 6 万只，查获有其他问题的防护用品 41. 8 万件。疫情期间口罩生产原料熔喷布极为紧俏，不良商家使用纸等假冒产品来充当，此类事件造成了不良的社会影响。考虑到防护物资产业链的长远发展，需要采用新的方法和技术，正向辅助供应链的健康运转，为一线医护人员和普通群众提供高品质的防护用品，遏制防护物资供应链乱象的发生。

2.6 防护物资供应优化建议

2.6.1 优化防护物资储备体系

重大公共卫生事件突发后，保证相应种类、质量、数量的防护物资及时准确供应，对于开展抗疫工作、保证人民安全、降低社会各类损失意义重大。此次疫情前期暴露出的防护物资供不应求问题，反映了我国当前防护物资储备存在短板。习近平在 2 月 3 日的中央政治局常委会会议中强调，疫情暴露出重点防护物资储备严重不足问题，需要提升防护物资的储备效能。

要实现防护物资储备体系的优化，应做到以下几点：一是丰富防护物资的储备种类，科学调整储备规模。防护物资储备种类和储备规模要综合考量防护物资的保质期、供应区域、人口数量等因素后确定，确定后也不是一成不变的，要根据实际情况适时调整，提高防护物资储备的效率和效益。二是科学调整防护物资储备结构，实行中央和地方两级分储，提高中央和地方的联动能力。地方储备要结合区域实际情况，考虑不同地区的生产能力、人口数量、医疗结构、收储能力以及地方性突发流行病等因素。三要科学安排防护物资产能的空间布局，培育一批防护物资研发、生产骨干企业，维持常态化防护物资生产，确保有足够的生产能力，以便及时扩大生产，满足突发公共卫生事件下的需求。四是使用现代仓库信息系统对防护物资储备进行管理，提升防护物资的科学储备能力。同时建立防护物资储备大数据平台，运用大数据信息系统，实现防护物资储备能力信息的互联互通，提高防护物资的动态管理水平。

2.6.2 完善防护物资相关规则和标准

在特殊背景下企业投产热情高涨，供应链中应急规则对保障链条高效运营起到了关键的作用。出现紧急情况导致设备严重供不应求时，可以在供应链中引入评价和优先级管理思想。例如，对口罩生产企业采取分级接单的规则，具备生产医疗器械资质的企业可以优先接单并获取上游零部件和原材料，最大限度地释放产能，保证质量，完成接单，避免恶意的中间商炒单和因工艺水平不足而导致的资源浪费。

规范细化的标准能够正确指导企业统一调整采购、生产、销售计划，对市场中的个性化需求实现高效响应。儿童口罩生产是口罩生产的短板，国内行业很快意识到问题所在，并立即采取了弥补措施。5 月 6 日，市场监督管理总局（标准委）补齐市场标准缺失项，正式发布了 GB/T38880-2020《儿童口罩技术规范》。国家标准在疫情下为提高物资的产能、改良使用感提供了政策保障。对于特殊情况下萌生出的一些新产品，如纳米口罩、防雾护目镜等，同样应该推出具体的技术标准。规范标准能够帮助新技术在企业中推广，同时有助于消费者认知并接受新产品。

完善防护物资出口规则体系有助于防护物资出口。政府要健全防护物资出口规则体系，完善防护物资出口企业清单管理制度，继续加强出口防护物资质量监管，对新取得国外标准认证的医疗物资生产企业信息进行动态更新；加大出口认证监管力度，整治认证违规现象，不断规范认证市场，同时引导国内企业遵守防护物资出口规则，按照进口市场标准要求生产高质量防护物资，通过官方渠道申请欧盟 CE 认证、美国 FDA 认证等。

2.6.3 强化防护物资供应链核心技术

在我国市场中，3M、霍尼韦尔一直在医用防护领域拥有主要市场份额。2019 年，在中国口罩行业品牌中 3M 居榜首。普通医用口罩一般都采用 SMS 结构（两层纺粘层和一层熔喷层），而防护级别更高的医用 N95 防护口罩则进行了 SMMMS 结构（三层熔喷层）无纺布制备。SMMMS 结构中的熔喷层制备工艺的相关专利，以及 N95 防护口罩中与口罩密封性能相关的组件，如鼻封部件、固定

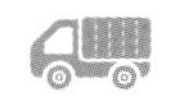

带组件、口罩主体结构等的专利大都集中在3M公司、霍尼韦尔国际公司等国外申请人手中。

习近平在中央全面深化改革委员会第十三次会议上强调，国家需要提升科技创新体系化能力，打通产学研创新链、产业链、价值链，从而实现创新科技成果转化。从长远来看，我国医用防护用品企业在发展过程中应该更关注供应链中核心技术的掌握，以此提升自身的核心竞争力，强化品牌意识。疫情期间出现的一些新技术研发成果，应在企业间得到更广泛的交流学习。企业需要更多地思考自身在供应链环节中的定位，在生产经营中重视核心技术创新。产品供应链应该避免大而全、小而全的固有模式，企业可以适当考虑用合适的第三方企业承担非核心业务。行业趋向于专业化发展，将提高个体企业的运作效率。应建立并运行品牌管理和危机处理工作机制，制订危机处理应急预案以及时化解品牌危机，确保无形资产的保值增值。

2.6.4 加强防护物资供应链质量管理

4月，我国可供海外医护人员使用的KN95规格口罩的需求量暴增。高端产能的需求增大，对于防护物资的供应链质量管理提出更高要求。区块链技术有助于医用防护物资全链条把控品质，以及出现问题产品后的溯源追责。在中共中央政治局第十八次集体学习中，习近平鼓励将区块链技术应用在技术创新方面以实现更多产业变革。区块链可以理解为一个分布式数字账本，其本身就是去中心化数据库。一旦数据被注册到区块链中，则很难再进行删除或更改，区块链中的每一个更改都会被分布式公众账本追踪和永久记录。采用区块链技术的防护物资供应链质量管理框架内容如图2.2所示。

将区块链技术引入医疗防护物资供应链中后，主要的质量管理框架可以分为四层，包括采集层、数据层、合约层、业务层。采集层需要确保采集的数据覆盖从生产端到消费端的防护物资。区块链的核心作用体现在数据层，其将采集得到的质量、物流、资产、交易数据一一记录在区块链中。合约层内是封装的各类脚本代码和算法，其生成区块链系统中复杂的智能合约，最终在业务层提供给防护物资供应链多个环节中的各个企业，供企业查询和录入。全链条的数据信息记录，明确了供应链中企业的责任归属，为不合格、劣质的医疗物资进行追溯、整治提供了便利性。区块链的特性赋予防护物资供应链数据透明化的能力，打破了供应链参与主体间的信息屏障，降低了包含原材料零部件采购、防护物资生产、第三方物流到消费端周转过程中的成本和风险。

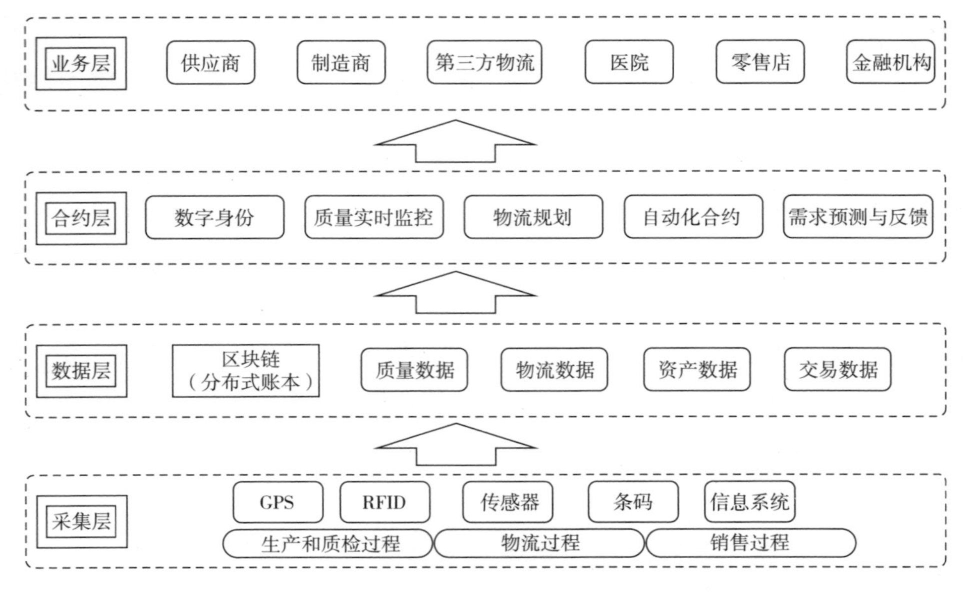

图 2.2　采用区块链技术的防护物资供应链质量管理框架

参考文献

[1] 许光建，黎珍羽．“新冠肺炎”疫情对我国口罩产业的影响 [J]．经济与管理评论，2020，36 (03)：11-20.

[2] 渠慎宁，杨丹辉．突发公共卫生事件的智能化应对：理论追溯与趋向研判 [J]．改革，2020 (03)：14-21.

[3] 孟晓梅．疫情下的国际应急采购管理实践与思考 [J]．国际经济合作，2020 (02)：51-58.

[4] 宋华．新冠肺炎疫情对供应链弹性管理的启示 [J]．中国流通经济，2020，34 (03)：11-16.

[5] 巩玲君，张纪海．应急物资动员链构建与优化基本理论研究 [J]．北京理工大学学报（社会科学版），2018，20 (02)：117-123.

3　疫情下医疗器械的调配

医用呼吸机和体外膜肺氧合系统设备（Extracorporeal Membrane Oxygenation，ECMO）是治疗重症和危重症新冠肺炎患者的关键医疗器械，正所谓“当病人一只脚踏入鬼门关时，上有创呼吸机；当病人两只脚都踏入鬼门关时，上 ECMO 体外膜肺氧合系统设备”。根据湖北省卫健委通报的信息可知，2020 年 2 月 18 日，湖北省重症和危重症病例达到最高峰 1. 124 6 万例，这个数字体现了对医用呼吸机和 ECMO 的大量需求。新冠肺炎患者需要使用医用呼吸机的时长达到 11～21 天，这就意味着对于呼吸机的需求量至少为 1. 124 6 万台，该需求只是针对重症和危重症病人，并不涵盖剩余 5 万多患者潜在的需求，而我国 2019 年医用呼吸机的产量仅为 0. 99 万台，两项数据对比体现出我国医用呼吸机供不应求的程度之深。包括医用呼吸机和 ECMO 在内的十大类医疗设备在疫情背景下不仅仅是医疗器械，更是生命的保障。我国医疗器械的生产企业大多集中在深圳、北京和上海等地区，只有实现医疗器械的良好调配，才能使医疗器械运往湖北的时间最短、效率最快，才能最大限度降低湖北省患者的病亡率。

现对抗击疫情过程中关于医疗器械调配存在的问题进行研究分析，总结经验和吸取教训，并提出一定的优化建议。

3. 1　医疗器械调配存在的问题

3. 1. 1　调配体系不完善

疫情发生后，由国务院应对新冠肺炎疫情联防联控机制物资保障组对重点医疗应急防控物资实施统一管理、统一调拨，地方各级人民政府不得以任何名义截留、调用。但在调配过程中，政府可调配的医疗器械数量有限，多部门协调对接步骤烦琐且耗时较长，无法保证医疗器械的调配效率。虽然是政府进行宏观调配，但仍需要企业具体运作，因此需要进一步完备医疗器械的调配体系，将政府和企业良好地对接。

3.1.2 供需信息对接不畅

需求信息指导着调配工作，但在本次疫情下，存在着供需信息对接不畅的问题。以湖北省武汉市为例，2020 年 1 月 20 日武汉市卫健委在官网公布了 61 家发热门诊医疗机构和定点救治医疗机构名单，这些医疗机构规模不同，所以对医疗器械的需求数量也不同。因为缺乏医院的具体需求信息，所以很多医疗器械是直接运输到武汉市交由武汉红十字会或者直接运输到某家医院。这种方式存在几个弊端：一是增加了红十字会等组织的工作量，降低了物资调配的效率；二是出现供需物资不匹配的情况，例如，有些医院极度缺乏 ECMO，但运输到这些医院的并非 ECMO，进一步增加了医疗器械调配的困难。造成这种现象的原因归根结底为供需信息对接不畅。

3.1.3 医疗器械供应链不完备

调配的实施效果依赖于医疗器械供应链的支撑，执行调配方案需要医疗器械供应链的快速响应。非疫情下医疗器械供应链结构如图 3.1 所示。

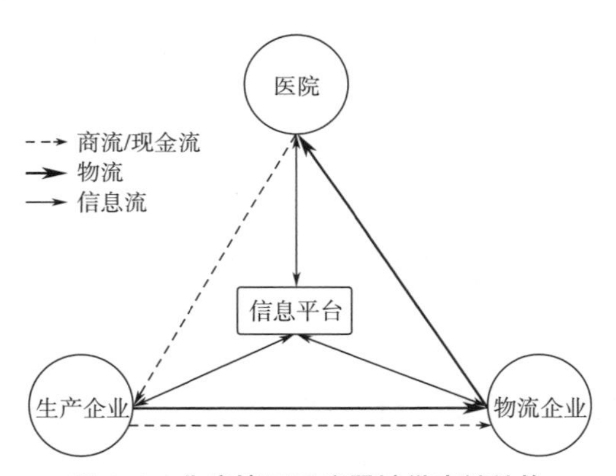

图 3.1 非疫情下医疗器械供应链结构

由图 3.1 可知，非疫情下医疗器械供应链由医院、医疗器械生产企业、物流企业以及信息平台构成，其流程为医院向医疗器械生产企业下达订单，生产企业根据订单生产，生产完以后由物流企业运送到医院，此过程中订单信息、生产信息以及物流配送信息实时上传到信息平台。

疫情发生后，医疗器械作为应急物资，由政府进行统一调度，生产企业除了接收医院订单外也会接到来自社会公益组织和热心人士的订单。由于物资捐献属于自发行为，所以在物资的调配上一般是捐献者自己联系物流公司对接定点医

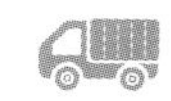

院，没有统一的调配机制，也没有一条专采用于捐献物资的供应链，这样是不利于协调分配的，因此也应将捐献的物资纳入供应链，实现统一调配。当原有的供应链不能完全涵盖所有的主体，不能满足疫情下医疗器械调配需求时，就需要完备原有供应链。

3.1.4 调配方式不经济

疫情发生后，各省（自治区、直辖市）纷纷捐赠医疗器械，大多是直接将本省（自治区、直辖市）的物资运输至湖北省，因为各省（自治区、直辖市）与湖北省的距离不同，且医疗器械储备数量存在差距，所以难以形成规模效应。这种调配方式增加了医疗器械运输的时间、距离以及运输成本，降低了医疗器械的调配效率。调配的结果依赖于物流网络的支撑。此种调配方式下物流网络体系如图3.2所示。

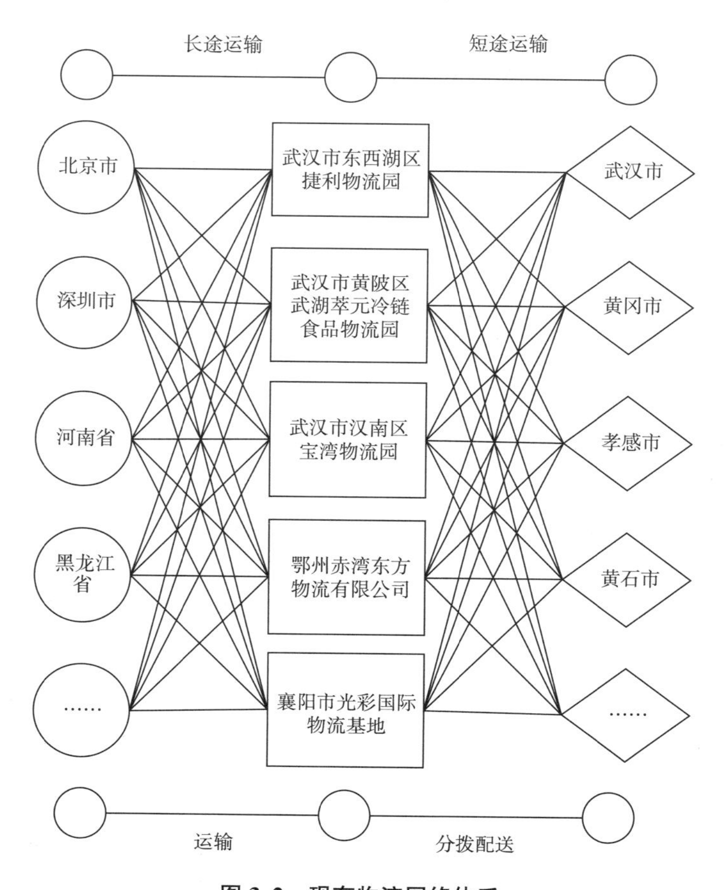

图3.2 现有物流网络体系

从图3.2可以看出，物流网络分为两个层次：第一层次是各省（自治区、直辖市）将医疗器械运往湖北省5个进鄂应急物资中转站；第二层次是由5个应急物资中转站对捐献的医疗器械进行统一分拨配送。第一层次中，各省（自治区、直辖市）直接将医疗器械运输至湖北，鉴于各省（自治区、直辖市）提供的医疗器械数量有限，且各省（自治区、直辖市）与湖北省距离有近有远，加之医疗器械具有体积大、对运输条件要求高等特点，所以调配效率不高，可知现有物流网络体系是不健全的；第二层次已经设置了形如配送中心的物资中转站，可以实现物资的集中分拨配送，保证了调配效率。因此，需要优化物流网络的第一层次，减少前端运输时间，形成规模效应，实现调配方式的经济化。

3.1.5 调配工作人员专业性不足

2020年1月27日，圆通公司货运司机将医用器械运到武汉之后，却找不到交接人员；找到交接人员之后，却发现送来的不是该医院要的器材。这不仅影响了正常调配工作的进行，更影响了医院的正常治疗进程。造成这一现象的原因在于调配人员缺乏医学、物流学等相关专业知识，无法对医院所需物资型号进行辨别，也无法实现仓库中货物与订单的匹配。

3.1.6 交通不便增加调配难度

考虑到新冠肺炎疫情的特征，为了防止疫情扩散，多个省（自治区、直辖市）都采取了封路、封村等交通管制措施，致使车辆无法进入疫区配送物资。一些偏远地区对医疗器械存在着较大的需求，但由于道路问题以及管制问题无法对其实现配送。这些现实问题都为调配决策增加了限制条件和难度。例如，2020年1月26日，两名退役军人志愿者将一批医疗物资从陕西西安运至湖北赤壁，车辆于当天晚上十点多到达赤壁市外，但由于湖北高速路已进行封闭管理，赤壁市收费站无法通行，所以车辆没能进入赤壁市。二人坐在车里打了两个小时电话，从市长热线打到114，最终找到疫情指挥中心的领导，把物资和车辆的图片发给对方，经过三道关卡，27日凌晨才把物资送到指定医院。

3.2 相关措施总结

党中央对湖北省疫情防治高度重视，建立了国务院联防联控机制作为应对此次疫情的多部委协调工作机制，针对医疗物资的调配制定一系列政策并采取相应措施，保障湖北省的医疗物资供应。与此同时，企业以及其他社会力量采取积极措施调配医疗物资，取得了较好的结果。本部分对政府、企业采取的措施进行总结，为下一部分的问题分析提供参考。

3.2.1 多措并举保障供需信息良好对接

3.2.1.1 政府开发国家重点医疗物资调度保障平台

工业和信息化部紧急组织开发了国家重点医疗物资保障调配平台，用于收集、统计、分析、监控、调配各类重点医疗物资生产企业的产能、产量、库存等，统筹线上线下，实现对医疗设备等重点医疗物资供给能力的及时监控，同时加强平台的功能建设和推广应用，优化完善平台调配功能，实现供需信息的良好对接。

3.2.1.2 多家企业开发医疗物资供需平台

多家企业依托企业平台开发能力，推出医疗物资供需平台，助力医疗器械等医疗物资供需信息对接。部分企业所采取的措施如表 3.1 所示。

表 3.1 部分企业采取的举措

序号	企业	举 措
1	腾讯	推出“E 起支援疫情物资供需平台”，具有开放物流运输信息、收集需求信息、升级医院检索及排序、分享、浏览等功能，解决了信息不对称问题。该平台可以快速对接医院的物资捐助平台，实现医疗物资的有效调配
2	阿里巴巴	开通“防疫直采全球寻源平台”，通过这个平台，全球商贸及生产企业上传的医疗物资供应信息将与平台发布的需求信息进行匹配，最大限度寻找货源、扩大产能；再由阿里巴巴直接采购，将医用口罩等紧缺防疫用品定点送往疫情防控一线特别是医院，实现国内和国外医疗物资的调配
3	京东	上线京东智联云，免费向政府、企业和公益组织开放使用，发布应急物资供给、需求信息并及时匹配，实现企业和医院的实时对接，合理调配医疗物资资源

由表 3.1 可知，多个企业借助自身已有平台或者创建新的平台，实现了供应链上政府、企业、医院等多主体的对接，有助于实现医疗器械供应链信息公开，保证医疗器械供应链的良好运作，进一步保障医疗器械调配的高效运行。

3.2.2 引入专业团队从事相关工作

医疗器械调配涉及多个环节，既包括根据医院需求信息将各企业各地区医疗器械物资进行调配，也包括将捐献的物资根据医院需求信息进行合理调配。由湖北省红十字会接收来自社会各界捐献的物资，进行登记、清点，然后根据湖北省各家医院需求进行物资的调配。但是湖北红十字会只有12个工作人员，难以妥当处理大量的捐献物资。后来由九州通医药公司负责出入库作业，为医疗器械的调配提供专业支持，使调配工作走上正轨。可见，在供应链的运作中，应该由具有一定物流知识的工作人员负责相关环节，这样可以在合理调配的同时，最大限度保证器械的完好，实现有效调配。与此同时，湖北省各大医院负责对接医疗器械的负责人，也应该由兼具医疗知识和物流知识的人员担任，这样可以第一时间核实医疗器械的质量以及数量，实现医疗器械的良好交接、入库、仓储和分配。总之，在整个医疗器械供应链中，应该安排专业的人员负责相关工作，节省各环节的对接时间，提高调配效率，保证调配效果。

3.2.3 政企结合助力医疗器械输送

3.2.3.1 交通部门开辟医疗物资绿色通道

2020年1月26日交通运输部召开电话会议，要求开辟医疗器械等医疗物资绿色通道，落实好不检查、不停车、不收费政策，保障运输医疗物资的车辆优先通行；要求各地交通运输主管部门全力支持防控保障工作，加强协调，确保“一路绿灯”助力医疗物资配送。2020年2月11日，在交通运输部物流保障办公室第19号紧急运输任务指令的部署下，中国邮政集团有限公司通过邮政专机，从接报开始，只用6个小时，就将江苏省南京市发出的188箱防护服，连同其他各类防疫物资共计12.1吨，及时运送到湖北省武汉市。

湖北省交通部门开辟绿色通道，保障医疗物资运输，对运送医疗救援物资实行高速公路放行政策，免通行费，确保运送医疗物资的车辆畅通无阻。与此同时，实行直升机应急备勤，派出3架直升机、2架固定翼飞机和应急管理部支援的2架直升机以及50余名飞行员及机组人员为偏远和交通不便地区进行物资输送。

上海市、宁夏回族自治区、河南省、陕西省、山东省等多个省、自治区、直辖市开辟医疗物资运输绿色通道，为医疗器械调配决策执行提供交通保障。

3.2.3.2 企业开辟医疗物资义务绿色通道

多家电商企业、物流企业依托企业已有运力以及物流网络的布局，开辟绿色通道，助力医疗器械等医疗物资的运送。疫情期间相关企业所采取的措施以及所发挥的作用如表3.2所示。

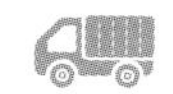

表 3.2 多家企业举措及成果

企业名称	举 措	成 果
中国邮政	自 2020 年 1 月 25 日起，中国邮政集团有限公司紧急开通医疗物资运输绿色通道，对全国寄往武汉市政府指定接收的红十字会机构的捐赠物资，提供全程免费运输和配送服务。为提升救援效率，捐赠通道将优先接收防疫物资，主要包括口罩、手套、医用设备、试剂、药品等	至 2020 年 3 月 6 日，累计承运、寄递防疫物资 1.63 亿件，合计 6.19 万吨，发运车辆 2.07 万辆次，安排货运航班 321 架次
京东物流	从 2020 年 1 月 21 日开始为湖北当地药企提供紧急药品运输，2020 年 1 月 25 日正式开通全国各地驰援武汉救援物资的义务运输通道。在抗击疫情过程中依托分布全国的仓网等物流基础设施能力、大数据备货能力以及物流运力与配送整合能力，助力医疗器械的输送	截至 2020 年 3 月初，累计承运医疗应急物资超过 5 000 万件，总重量约 2 万吨
阿里巴巴	2020 年 2 月 2 日开通菜鸟绿色通道，接收全世界各个城市需要运输医疗物资的机构信息，绿色通道设 24 小时接听专线，专人跟进，提货、存储、转运、清关、配送全部免费，物资直达收件人地址	截至 2020 年 3 月 24 日，将全球 39 个国家、地区近 6 900 万件救援物资送达武汉等地
苏宁物流	2020 年 1 月 25 日开通捐赠防疫救援物资免费运输通道，国内企事业单位若捐赠防疫物资，则拨打 95313，联系苏宁物流绿色通道，将捐献物资运往指定目的地	总计 12 000 名工作人员、5 800 多辆运输车辆疫情期间坚守，已累计向湖北地区运送防疫物资 360 吨
德邦快递	2020 年 1 月 25 日在全国范围内开通绿色通道服务，向武汉地区运输配送救援物资，将从全国调配的医疗器械进行配送，保障调配的及时实施	截至 2020 年 3 月 6 日累计承运海内外捐赠医疗救护物资 3 551 立方米，合计送达 812 吨物资至抗疫一线

由表 3.2 可知，虽然各企业之间对物资的计量单位不完全统一，但从数据中可以看出多家企业为医疗器械的配送提供了强大助力，这些企业在抗击疫情的过程中发挥了极其重要的作用。疫情背景下，企业运输的不仅仅是物资，还带来了打赢抗击疫情攻坚战的决心，此时的物流网络中的线条已成为一条条生命线，为疫区人民带去生活的希望。

3.3 疫情下医疗器械的调配优化

针对应急条件下的物资配送与调配存在的问题，很多专家和学者进行了深入的探讨。巴巴罗斯奥卢（Barbarosoglu）构建了最初批次应急物资计划的两阶段规划模型。田军等认为，应急条件下的物资配送和调配存在三个方面的主要问题：一是需求信息不准确与不确定；二是灾害过程可能对运输路线造成影响；三是物资需求点的需求紧急程度不同。他们提出了粒子群算法解决这些困难。王祎提出了基于马尔可夫决策过程的应急资源调配方案的动态优化策略。王波在非合作博弈的基础上，建立了多阶段应急物资调配动态决策模型，并引入惩罚系数消除前决策阶段对下阶段决策产生的影响。

上述研究阐述了应急情况下物资调配遇到的问题并提出了相关解决办法，对研究本次疫情下医疗器械的调配具有一定借鉴意义。多方齐努力保障供需信息良好对接可以有效解决供需信息对接不畅的问题，引入专业团队从事调配相关工作可以有效改善调配工作人员专业性不强的状况，政企结合助力医疗器械输送可以保证医疗物资调配的顺利执行。但调配体系、供应链以及调配方式的问题，仍需进一步解决。本部分结合疫情的具体情况以及参考新闻、文献，提出优化建议，以期为这些问题的解决提供参考。

3.3.1 政、企、人结合完善调配体系

医疗器械的调配需要举全国之力，涉及的主体包括政府、企业、医院以及社会公益组织和热心人士。为了实现医疗器械的良好调配，需要构建以政府为主导、企业为主体、社会组织和公众共同参与的调配体系。医疗器械调配体系框架如图 3.3 所示。

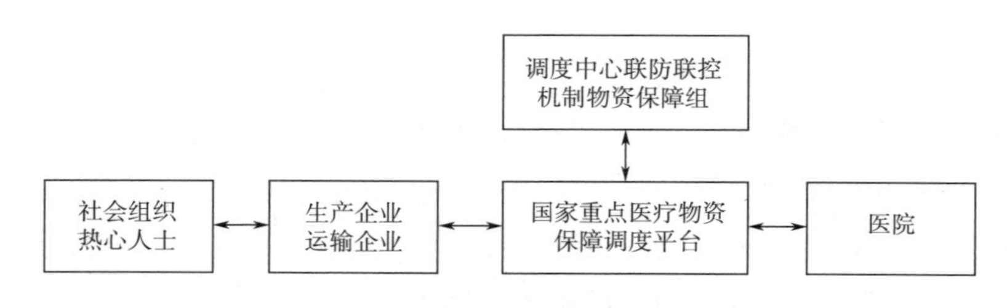

图 3.3 医疗器械调配体系框架

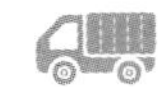

由图3.3可知，在此调配体系下，由国务院应对新冠肺炎疫情联防联控机制物资保障组主导，借助国家重点医疗物资保障调配平台进行宏观调控，统筹生产运输企业以及医院，根据供需信息制定调配机制，并制定相关政策以及法规，为医疗器械的调配开辟相应的绿色通道，为企业提供政策支持；企业作为医疗器械调配的执行主体，负责具体的生产以及运输。在调配体系中，可以以京东物流或者德邦快递为核心主体，借助其现有的网络结构和运输能力，对接政府、生产企业和医院，根据政府的决策将生产企业生产的医疗器械进行调配。此外，可以将捐献医疗器械的信息与政府相关平台以及物流企业的信息进行对接，由政府进行医疗器械的统一调配，由物流企业负责具体的运输安排，这样既可以达到捐献爱心的目的，又可以维系医疗器械调配体系的良好运作。

3.3.2　构建全主体医疗器械供应链

医疗器械的调配依赖于医疗器械供应链，在疫情大背景下，原有的疫情供应链并不完备，因为疫情下的医疗器械供应链涵盖的主体还应包括政府以及社会组织和热心人士。应将上述供应链进行调整，完善疫情下医疗器械供应链，结构如图3.4所示。

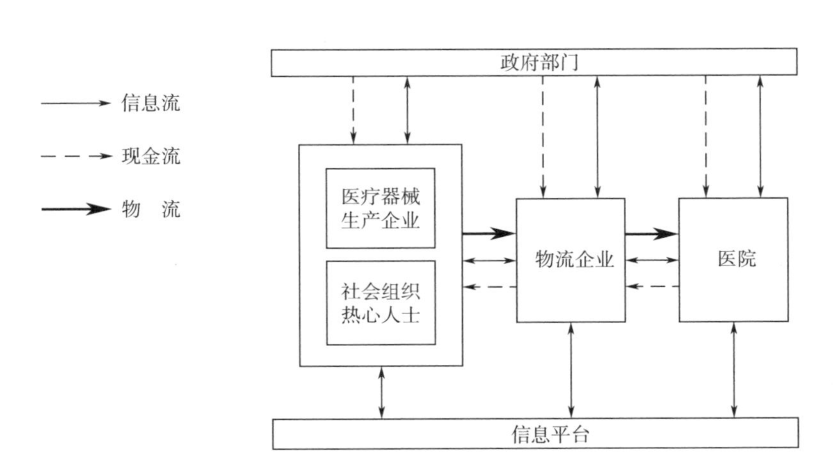

图3.4　疫情下医疗器械供应链

由图3.4以及调配体系可知，政府作为医疗器械调配的决策主体，通过医疗物资信息平台了解医院的需求和获取社会组织以及热心人士捐献的物资数量，结合医疗器械生产企业的产能以及物流企业的运输能力，做出实时调配决策；生产企业根据需求进行生产，保障产能；物流企业根据调配决策将物资运输到定点医院，实现医疗器械的调配。

3.3.3 构建轴辐式物流网络体系，实现规模效应

疫情防治是一场时间争夺战，医疗器械要求在尽可能短的时间运送至疫情区。若从全国各地直接运往湖北，总体运输距离和运输时间过长。为了保证供给效率，可以根据我国划分的七大区域（港澳台地区不包括在内），构造轴辐式物流网络。轴辐式物流网络体系如图 3.5 所示。

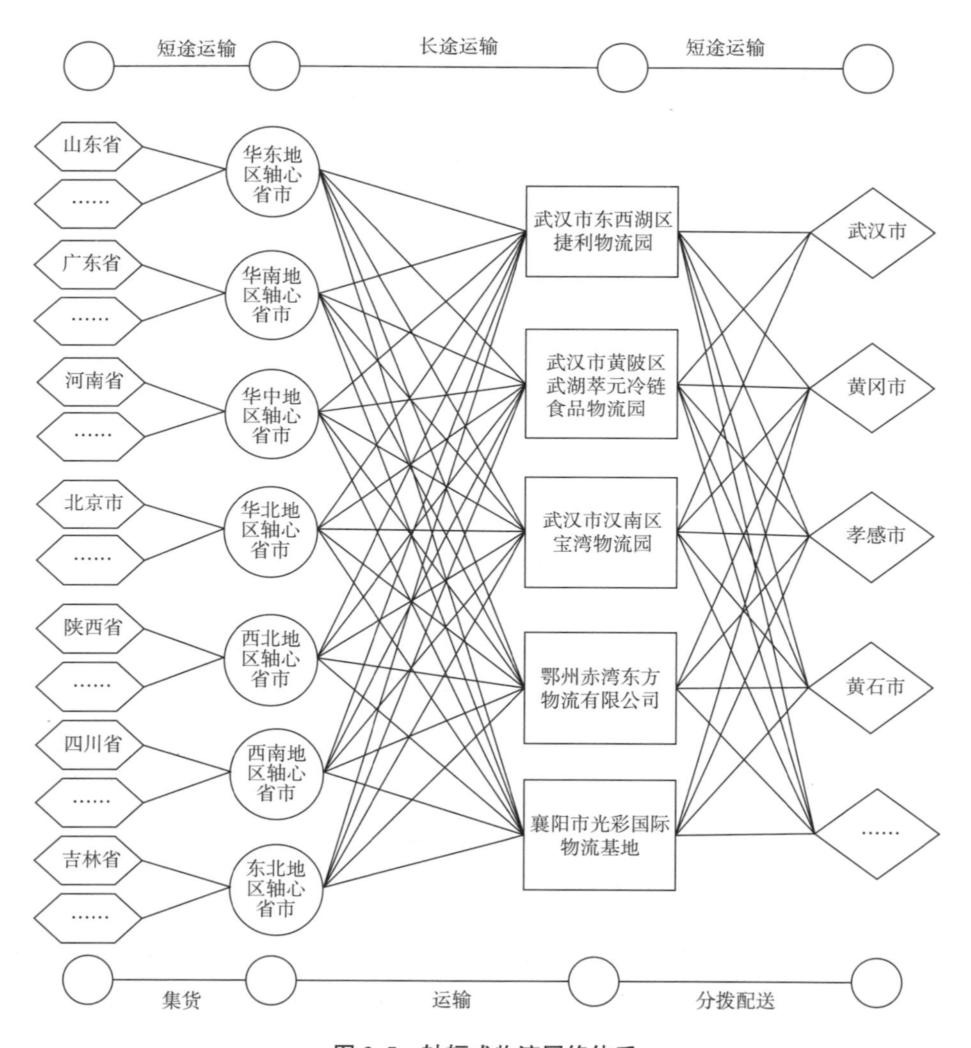

图 3.5 轴辐式物流网络体系

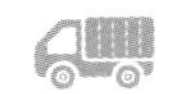

如图3.5所示，根据基础设施、社会经济发展水平、市场规模、信息化水平、物资需求量等指标体系对我国划分的七大区域内各座城市进行评价，确定每个区域的轴心省、自治区、直辖市。调配医疗器械时，先将该区域内其他省、自治区、直辖市的医疗器械向轴心省、自治区、直辖市集中，先进行集货，然后由轴心省、自治区、直辖市将医疗器械运至湖北省5个进鄂应急物资中转站，再由中转站进行统一分拨配送。该模式具有系统化、协同化和集成化的特点，可以实现轴心省、自治区、直辖市的规模经济效应，从而实现物流资源利用的最大化和网络运作成本的最优化。

在武汉市解封后的第三天，从边陲小镇绥芬河的再次“沦陷”，到哈尔滨市出现1传50的案例，黑龙江省成为新的疫情防控重心。绥芬河是牡丹江管辖下的一个小县级市，没有三甲医院可以应对此次疫情，关键的医疗器械更是极度匮乏。为了全面打赢疫情防控阻击战，黑龙江省需要全国各地的支援。我们应以轴辐式物流网络体系为基础，将其他区域轴心省、自治区、直辖市集中提供的医疗器械统一运输至黑龙江省，由黑龙江省相关负责部门进行统一调配，最高效率满足黑龙江省医疗器械的需求。

参考文献

［1］田军，马文正，汪应洛，等．应急物资配送动态调配的粒子群算法［J］．系统工程理论与实践，2011（05）：898-906.

［2］王炜，刘茂，王丽．基于马尔科夫决策过程的应急资源调配方案的动态优化［J］．南开大学学报（自然科学版），2010，43（03）：18-23.

［3］王波．基于均衡选择的应急物资调配决策模型研究［J］．学理论，2010（17）：40-43.

［4］BARBAROSOGLU G，OZDAMAR L，CEVIK A. An interactive approach for hierarchical analys of helicopter logistics in disaster relief operations［J］. European Journal of Operational Research，2002，140（01）：118-133.

4 针对三类患者的医疗物资分配

4.1 针对三类患者的医疗物资分配问题

4.1.1 问题描述

在新冠肺炎疫情中，三类患者（疑似患者、确诊患者、危重患者）的诊疗以及针对性管理，是疫情防控中的重要问题。新冠肺炎的特殊性，使得三类患者对于医疗物资的需求有很大的差异，如疑似患者需要检测试剂等诊断类用品，确诊患者需要医用防护类物资以及相关药品，危重患者则需要呼吸机等医疗器械类用品。同时，三类患者之间存在着动态转化，其诊疗阶段不同，对于医疗物资的需求也不相同。患者的不同分类，极大地增加了医疗物资分配的复杂性，提高了分配的难度。疫情初期，在物资严重短缺的情况下，物资是否高效分配，决定着疫情防控能否取得胜利。如果医疗物资不能高效率地分配到最需要的地方，则不仅三类患者不能得到及时救治，防疫一线的医护人员感染的风险也将提升。在物资筹集完成的情况下，物资的分配就成为物流顺畅运行的关键环节，物资分配问题本质上是一个决策问题。医疗物资分配问题，从空间上可以分为同一地区收治三类患者的不同医院间和同一医院内部三类患者所需医疗物资的分配决策问题；从时间上可以分为医疗物资的分类问题，医疗物资需求等级划分问题，三类患者需求优先度问题，物资范围和分配流程问题。

4.1.2 医疗物资分配问题分析

随着疫情防控工作在全国各地紧密地展开，此次疫情重症地区武汉的各种医疗防护物资的紧缺成为各地媒体关注的焦点。医疗物资的短缺以及未将现有的医疗资源有效分配给三类患者对疫情防控造成了严重的后果。

4.1.2.1 分配针对性弱

在疫情暴发初期，虽然全国乃至世界各地不断驰援武汉，但依旧存在医疗物

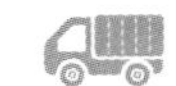

资短缺的情况。如何在医疗物资有限的条件下，将医疗物资有效地分配给三类患者，实现医疗资源的最大化利用，成为后勤保障中的最大问题之一。

对于有疑似新冠肺炎症状的患者来说，核酸检测无疑是患者接受诊疗的最重要的一个环节。但是在全国各地，部分疑似患者没有及时被安排做核酸检测，导致他们不能入院得到治疗。检测试剂短缺、检测流程复杂、检测过程漫长，导致大量疑似患者难以被确诊，无法在最佳的治疗阶段入院治疗，同时还增加了未感染人群与疑似患者接触后被感染的风险。

对于已经被确诊为新冠肺炎的患者来说，能够得到有效的治疗无疑是最重要的。能够有效接受治疗最基本的保障就是有床位，但是在疫情暴发初期，全国各地尤其是武汉，“人等床”的现象时有发生，这就使得很多确诊患者难以进入定点医院治疗，加之社区医院的处理能力有限，有少部分患者只能居家自行隔离。在这种情况下，交叉感染的现象难免会发生。确诊患者未能得到有效的治疗也会导致其病情不断恶化，严重的甚至会死亡。

对于重症患者来说，用于治疗的呼吸机等医疗器械是非常重要的。但是，疫情暴发初期呼吸机以及重症床位等严重不足。例如，在金银潭医院收治的710名新冠肺炎患者中，有危重症患者52例，28天内有32名重症患者相继死亡，死亡率高达61.5%。在此次疫情中，很多医院面临重症床位和医用设备不足的问题，这也是重症患者病情恶化的一个重要原因。

4.1.2.2　分配原则、分配机制、分配流程不明确

针对三类患者的分配原则、分配机制、分配流程不明确，缺少物资分配的应急预案。在疫情暴发初期，湖北省防控指挥部根据各个市州危重病例人数、确诊病例人数、疑似病例人数、隔离病例人数等因素，结合不同岗位防护配送的标准和指标，采取按照系数进行分配的方式进行应急物资的分配。但是，在疫情暴发初期由于检测设备缺乏，有大量疑似患者未被检出，病例数据难以反映出各市州的真实需求，容易造成分配评估误判。此外，单独按照系数比例进行分配的方式，没有考虑不同地区的具体情况，例如，武汉的防控压力在各个市州中最大，其城市规模同样最大，经济联系强度、社会流动程度比其他市州更强，防控难度和防控压力与其他市州相比也有明显区别，对于阻击疫情具有决定性意义，具有很强的特殊性。单纯依靠系数分配，缺乏对于各个市州特点的认识。除此之外，疫情暴发之初，出现了医院直接向社会求助的情况。碎片化需求信息扰乱了疫情防控物资调配的有序进行，造成了一定的社会恐慌。对于应急物资的分配，缺少应急预案。现有各类突发事件应急预案中均缺少对于应急物资分配的内容，分配

原则、机制、流程均临时决定，对疫情防控造成了严重的后果。

4.1.2.3　分配工作效率低下

分配过程与物流的协同不足，存在医疗物资分配与物流脱节的情况，分配工作效率低下。分配过程中缺乏专业物流人员的支持，所以难以精确掌握库存和物资的运输与配送情况，由此导致下一步分配工作的困难，阻碍了分配的有序进行，降低了分配的效率，造成了分配的混乱。

4.1.2.4　分配过程缺乏监管

疫情暴发初期，物资分配的社会曝光度不足，缺乏相应的监管手段，发生了多起医疗物资分配引发的公众质疑事件。公众对于医疗物资的分配，尤其是疫情暴发初期各类医疗物资出现短缺时的分配依据并不了解，物资分配后也难以回溯。直到 2020 年 2 月 11 日，湖北省才公布了医疗物资分配情况。对于分配信息的公开始终处于被动局面。此外，由于缺乏有效监管，违规分配的事情时有发生，引发了严重的公共信任危机，降低了政府的公信力，损害了民众抗击疫情的热情。

4.1.2.5　分配水平不均衡

大城市中的大型医院容易受到社会关注，所获得的定向捐赠物资较多，而且能够很快送达。而偏远地区的中小医院，本身所储备的医疗物资较少，社会各界关注不足，所获得的定向捐赠也较少，相当大的一部分医疗物资只能靠湖北省卫健委进行分配，而且医疗物资配送时间较长，因此物资不足的问题更为突出，患者的治愈率也远远不如大城市中的大型医院。疫情暴发初期，以需求为推动的分配方式难以保证中小城市的医院或发热门诊中的应急物资充足。

4.2　医疗物资分配措施总结

4.2.1　三类患者针对性管理措施

在人力、物资、床位都严重告急的局面下，习近平做出重要指示：要把人民群众的身体健康放在第一位，坚决遏制疫情的蔓延势头。从 2020 年 1 月 23 日开始，从全国各地陆续派出 346 支医疗队伍，4.26 万名医护人员支援湖北。

医疗物资不仅包括防护用品、医护用品等流动物资，还包括医院床位等固定医疗资源。湖北省是疫情防控的重中之重，其中，武汉决定参照北京小汤山“非典”（传染性非典型肺炎，由 SARS 冠状病毒引起）定点医院建造模式，建

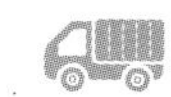

设两所集中收治新冠肺炎患者的医院，分别用 10 天和 13 天的时间建立了火神山和雷神山两座医院，共设 2 500 多个床位。至此，因医疗床位不足而出现重症患者“人等床”的收治难题终于得到了有效的缓解。然而火神山和雷神山医院的资源毕竟有限，数万轻症确诊患者的收治难题成为疫情防控的关键问题，为了解决这个问题，中国工程院院士王辰建议，迅速将武汉市内大型会展场所改造为方舱医院，集中收治轻症确诊患者，这样可以降低成本，并且建成速度快，对解决大量轻症确诊患者的收治问题有很大帮助，同时也可以使大量的病人与社会隔离开，避免交叉感染和出现新的感染源。

自 2020 年 2 月 3 日起，在中共中央赴湖北指导组的指挥下，武汉及来自全国各地的救援力量全力行动，16 所方舱医院陆续建成。方舱医院有效隔离了轻症确诊患者，使他们得到医疗照护和病情监测。一旦轻症确诊患者病情加重，可立刻将其转向定点医院进行治疗。在疫情暴发初期，大量疑似患者因为医疗资源有限没有进行有效隔离。国家卫健委为了缓解部分地区定点医疗机构发热门诊医疗资源紧张状况，加强对大量新冠肺炎疑似患者的规范化管理，专门制定了《新型冠状病毒感染的肺炎疑似病例轻症患者首诊隔离点观察工作方案》。该方案指出，需在设有发热门诊的医疗机构附近设立收治疑似患者的隔离点，隔离观察对象在隔离期间原则上应单人居住，并且在首诊隔离点应配备适当的急诊急救物资与人员。

诊疗三类患者时，可以将诊疗过程细分为诊断和治疗两个环节。在诊断环节，我国主要采取预检分诊制度。部分地区对于有新冠肺炎症状的疑似患者启用了发热病人管理系统，将发热病人的院前等级、院中检验、院后随访等方面的信息都录入系统生成可追踪数据，以加强对发热病人的全周期管理。对于检验结果为阳性或者有发热症状的病人，我国主要采取集中隔离的方式。对首次检测结果为阴性且复检仍呈阴性者，由检测机构通知集中隔离点检测结果（定点医院直接通知病人），病人自行前往普通医疗机构就诊。国家卫健委颁布的《新型冠状病毒感染的肺炎诊疗方案（试行第五版）》中提道：

疑似患者：应在具备有效隔离条件和防护条件的定点医院隔离治疗，并采集标本进行新型冠状病毒核酸检测，应单人单间隔离治疗。

确诊患者：应在具备有效隔离条件和防护条件的定点医院隔离治疗，可多人收治在同一病室。

危重型患者：应尽早收入重症监护室（ICU）治疗。

湖北省三类患者的发展情况如图 4.1 所示。

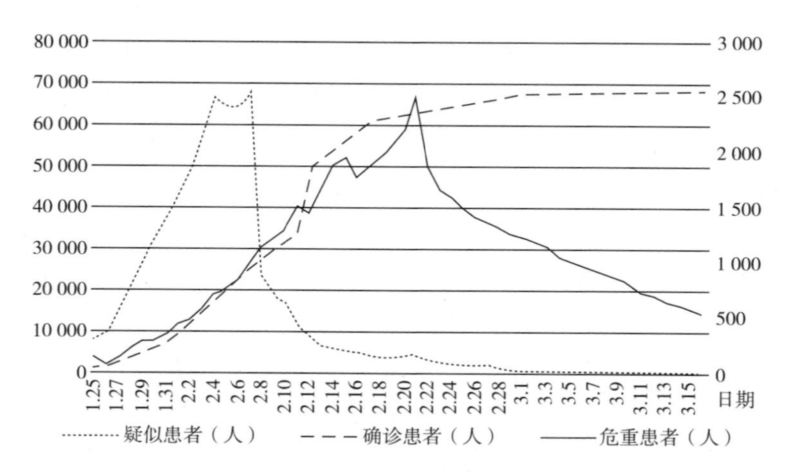

图 4.1　湖北省三类患者人数统计

根据图中曲线的变化趋势，容易看出，2020 年 2 月中旬疑似患者、确诊患者、危重患者这三类患者的人数都出现大幅度改变。对三类患者进行针对性的管理以后，物资的分配流程得到优化，对患者的检测工作覆盖更加全面，疑似患者向确诊患者转换速度有所下降，确诊患者的增速很快降低，危重患者的人数也逐渐呈下降趋势。同时，从 2020 年 2 月 21 日起，方舱医院建设及改造陆续完成，收治了大量由于没有床位而无法治疗的确诊患者，医疗资源也可以有效地分配到患者，患者之间交叉感染的数量明显减少。由此可见，物资的合理分配对于抑制疫情的蔓延具有重要作用。

4.2.2　医疗物资分配措施

4.2.2.1　医院之间医疗物资分配措施

湖北省慈善总会、湖北省青少年发展基金会、湖北省红十字会这三家机构接收到由全国各地送来的非定向医疗防控物资后，需要向湖北省内的各个市州分配。三家机构根据各个市州危重患者人数、确诊患者人数、疑似患者人数以及隔离人数等因素，结合不同岗位防护配送的标准和指标，按照系数将医疗防控物资分配到各个市州并进行公示。由于三类患者所在医院不一样，所以当医疗物资分配到各个市州之后，再根据各市州自己所在辖区内医院三类患者的情况，按比例进行物资分配。在分配物资的过程中，各区级指挥部和管委会根据辖区内区属医院、各区卫生服务中心发热门诊、疑似病人隔离点等一线单位的疫情防控需要进

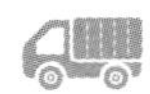

行二次分发。其中，除雷神山、火神山两家医院，以及少部分重症救治医院以外，其他在武汉的医院按照属地原则，一律纳入武汉市统一分配系统。

湖北省卫健委专门设置了一个6人组成的专家团队，每日上午10点统计各市州前一天上报的住院人数，再根据统计出的住院人数以及各市州医护人员的数量计算出各类医疗物资的需求量，从而得出各市州相对应的物资分配系数。然后，专家们根据湖北省指挥部物资保障组上报的可供分配的非定向捐赠医疗物资数量，计算出各市州应接受分配的医用物资数量。医疗物资分配流程如图4.2所示。

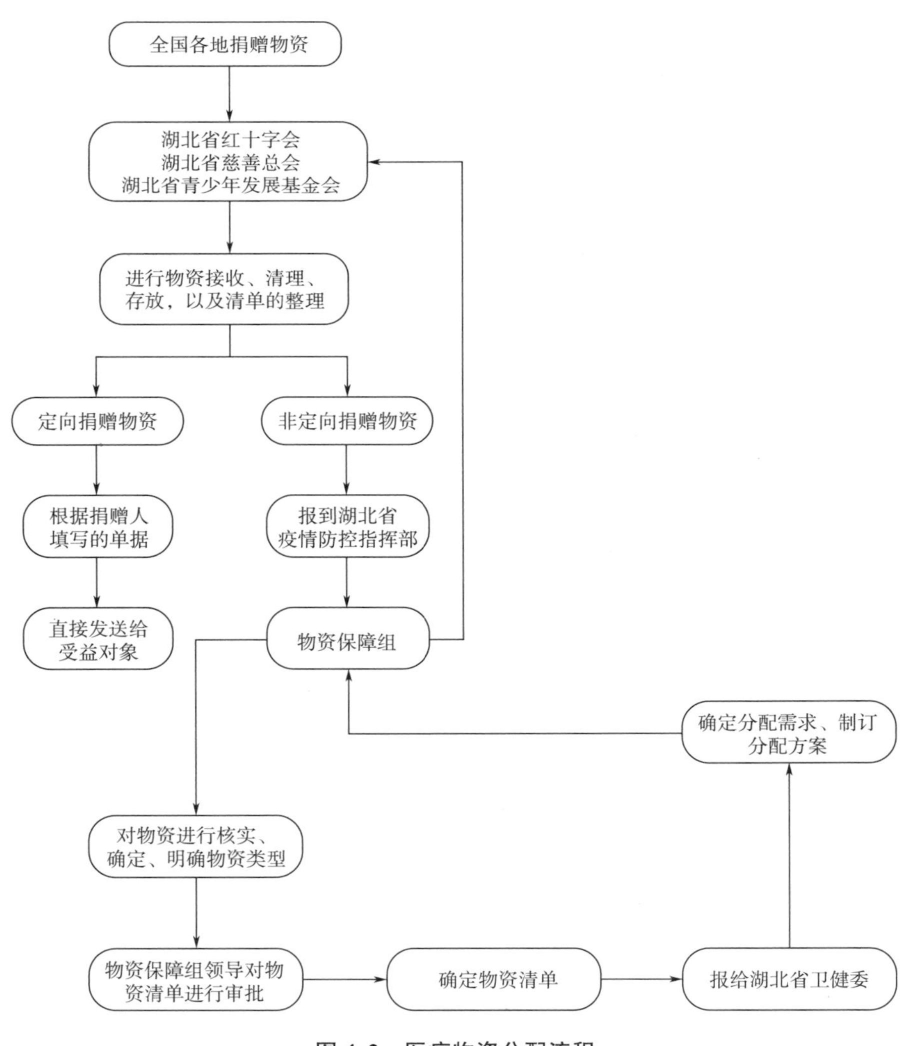

图4.2　医疗物资分配流程

4.2.2.2　医院内部医疗物资分配措施

疫情暴发后，部分医院对三类患者都有收治，这时医疗物资分配主要采取功能区域划分、物资分配优先级划分的办法，将医院用作防疫的区域分成高危区和低危区两部分：高危区主要用来治疗危重患者，包括重症监护病房、隔离病区、检验区等特殊区域和方舱医院等集中收治场所；低危区主要用来收治疑似患者与确诊轻症患者，一般是指预检分诊区和发热门诊区。以努力保重点、保高危区、保急需作为分配原则，遵循这种原则可以更加准确地分配医疗物资，减少医疗物资低危高用的现象。

为了合理地将医疗物资分配到每一位患者，政府颁布了《关于进一步规范湖北省医疗防护物资配备标准的通知》（鄂防指发〔2020〕7 号）和《关于进一步加强口罩统筹管理的通知》（鄂防指发〔2020〕54 号）两个物资分配的指示文件。为了将接收到的物资进行分类并有效分配，武汉市红十字会工作人员根据医疗物资的不同用途，将医疗物资分为五个类别：医用防护类物资、消毒类用品、防御类药品、诊断类用品和医疗器械类。湖北省人民政府对医疗物资的分配情况做出了公示（如图 4.3 所示，选用湖北省疫情比较严重的两个代表性城市）。

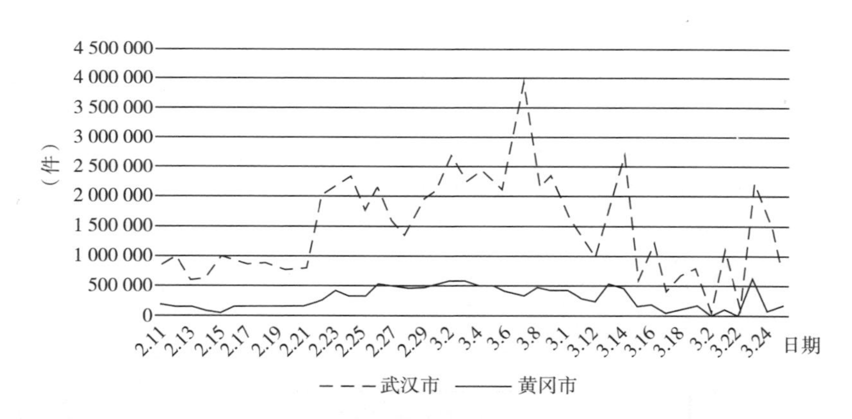

图 4.3　武汉市和黄冈市医用物资分配数量

4.3　关于医疗物资分配的优化建议

4.3.1　动态分配三类患者所需医疗物资

三类患者并非孤立存在的，还存在动态转化的情况，如疑似患者可能经确诊

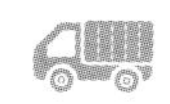

转为确诊患者，确诊患者可能很快发展为危重患者，三类患者的数目都在实时变化，并且在一些疑似患者中也存在着部分重症患者。三类患者在不同时间段所需医疗物资是不同的，同时三类患者在空间上的分布也不同，存在相互转运的情况。因此，对于医疗物资的分配必须具有针对性。应从系统的角度分配医疗物资，各类患者、各个诊疗阶段、各医院所分配的物资从数量到规格都要保持平衡。必须根据疫情诊疗的顺序整理各个阶段的物资量大小，把所要分配的物资从接收到配送各阶段的动态特性、数量和单位表示出来。由于三类患者人数变化不稳定，运输周期不确定，所以对于某类患者仍会出现医疗物资短缺的情况，使分配受阻。为了避免出现这种情况，必须及时调整分配方案，使得前后分配平衡，避免短缺和脱节，以达到分配畅通的目的。

4.3.2 健全由患者分类主导的应急医疗物资分配体系

地方政府制订的公共卫生突发事件应急预案中应明确医疗物资分配体系，该体系应突出对患者的针对性管理的内容，以不同患者的标准需求为准绳，具体包括分配原则、分配机制、分配方式、分配评估系统、分配模型五个部分，避免发生医疗物资临时分配进退失据的情况，做到医疗物资分配有理可依、有据可循。分配预案的制订应科学合理。

4.3.2.1 分配原则

应遵循统筹兼顾、重症优先，按需分配、就近分配，公平公正、公开合理，层级协作、平等对待的分配原则。

4.3.2.2 分配机制

应明确分配主体、分配对象、分配时间。

（1）分配主体

我国是社会主义国家，虽然物资筹集渠道较为复杂，有政府采购、政府指导生产、社会捐赠、灾民自筹等，但处于主导地位的是政府部门，在应急物资分配中，工作的主体也是政府部门，因此在应急预案中应明确政府分配应急物资的主体责任，避免政府职能缺失。在具体运作中，物资分配可由灾害应对指挥部成立小组负责，小组中应包含熟悉物流的专业人员和熟悉灾害救治的专业人员。另一方面，可由专业的第三方物流人员进行分配，便于坚持公平、公正、公开的原则，有效避免政府分配中地方政府的争端或利益纠葛。

医疗物资的需求方不应直接向社会或民众求助，应向疫情防控指挥部下设的应急物资保障小组提出需求。若各医院直接向社会发布需求信息，将会产生大量碎片化的需求信息，这些需求信息在传播的过程中将会扩大或缩小，容易发生捐赠过多或过少的情况，捐赠过多将会造成医疗物资的浪费，而捐赠过少会影响救护工作正常运作，而且这样的捐赠会占用大量的物流资源，也会对各地区或各医院真实需求的评估产生干扰，严重影响应急物资筹集与调拨的正常秩序。此外，医院直接向社会求助将会造成社会恐慌，阻碍防疫工作的顺利开展，损害社会抗疫信心。若医院内医疗物资确实严重短缺，可向应急物资保障小组提出申请，由应急物资保障小组统计需求数据，整合各地区或各医院的需求数据，统一向社会发布。

（2）分配对象

分配对象是一切突发性公共卫生事件应急处置过程中所必需的保障性物质。可以根据2017版《医疗器械分类目录》对医疗器械类疫情防控物资进行类别定位，如表4.1所示。

表4.1　医用防控物资名称和类别

防控类别	防控物资名称	物资类别	针对人群
防护类	医用护目镜、隔离面罩、防护面屏	14 注射、护理和防护器械 -14 医护人员防护用品 -06 隔离护罩	医护人员
	医用外科口罩	14 注射、护理和防护器械 -13 手术室感染控制用品 -04 外科口罩	
	医用防护口罩	14 注射、护理和防护器械 -14 医护人员防护用品 -01 防护护罩	
	隔离衣、隔离帽	14 注射、护理和防护器械 -14 医护人员防护用品 -03 隔离衣帽	
	医用防护服	14 注射、护理和防护器械 -14 医护人员防护用品 -02 防护服	

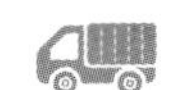

续表

防控类别	防控物资名称	物资类别	针对人群
防护类	检查用乳胶手套	14 注射、护理和防护器械 -14 医护人员防护用品 -04 手部防护用品	医护人员
	灭菌橡胶外科手套	14 注射、护理和防护器械 -13 手术室感染控制用品 -03 外科手套	
	隔离鞋	14 注射、护理和防护器械 -13 手术室感染控制用品 -05 足部隔离用品	
监测类	红外体温检测仪、电子体温计、额温枪、耳温计	07 医用诊察和监护器械 -03 生理参数分析测量设备 -04 体温测量设备	医护人员 疑似患者
	核酸检测试剂盒	体外诊断试剂	
治疗类	人工复苏器	08 呼吸、麻醉和急救器械 -03 急救设备 -05 人工复苏器（简易呼吸器）	重症患者
	心电监护仪	07 医用诊察和监护器械 -04 监护设备 -00 分类界定	
	麻醉呼吸机、无创呼吸机	08 呼吸、麻醉和急救器械 -01 呼吸设备 -05 家用呼吸支持设备（非生命支持）	
	治疗呼吸机	08 呼吸、麻醉和急救器械 -01 呼吸设备 -01 治疗呼吸机（生命支持）	

为了使防控工作有序进行，各类医疗物资的数量、质量都要保持平衡。因此，对于三类物资的分配应一以贯之，由统一的部门负责，实现分配过程的一体化管理。

（3）分配时间

根据应急程度，分配时间可划分为预防、准备、响应、恢复四个阶段，其中物资分配的核心阶段是响应阶段。在灾害发生初期，应急物资后勤管理部门应根据分配预案，遵循应急分配原则，第一时间制订出周密的计划，并随着灾害的发展态势动态调整分配计划。

分配计划的内容一般包括物资分配目录、物资资源平衡及分配、调拨办法、分配渠道四个部分。政府应在事前确定一套分配体系，确定分配工作的流程。在公共卫生事件中，医疗物资多是成套使用的，单独的医疗物资难以发挥作用，如口罩的使用应搭配护目镜，所以应预先安排好医疗物资的分配范围和搭配方式。

4.3.2.3　分配方式

分配方式包括按照地区申请分配、按照地区三类患者人数分配、按照配备标准分配。

疫情暴发后，由省防控指挥部下设的后勤保障小组按照各地区的三类患者人数的比例进行分配，分配至地区时，各地区防控指挥部下设的后勤保障小组应根据医院的申请进行分配。各省应采用统收统支、地区平衡的资源平衡分配调拨办法，各地区采用医院归口、需求导向的医疗物资高效分配调拨办法。这样既可保证医疗物资分配的公平公正，最大限度地保障所有地区群众的生命安全，还能分清需求的轻重缓急，避免分配物资的浪费。

从时间上来划分，在疫情发生早期，在难以确定地区具体感染人数或疫情严重程度的前提下，应采取推动式分配的方式，根据人口数量预测评估分配数量，再依据各医院辐射范围及人群进行分配。在疫情处于稳定状态后，应采取拉动式分配的办法，即按需分配。根据各医院的患者人数，进行医疗物资的申请分配。

4.3.2.4　分配评估系统

分配评估系统用于评估不同地区医疗物资需求等级的划分和三类患者的需求优先度。不同地区的医疗物资需求等级划分可结合各地的应急响应等级确定，对于三类患者的需求优先度应明确：重症患者>确诊患者>疑似患者。同时，还应进行事前评估与事后评估。进行事前评估，是为了全面分析需求情况，以便及时做出预测预警判断，确定物资分配数量。进行事前评估必须反应快，要充分利用过去已有经验，利用知识库与信息处理系统。在一次分配过后，一定要重新对各地区需求情况及分配系统运作效率进行评估，发现问题，总结经验，形成知识，补充评估系统的知识库，这就是事后评估。事后评估是应急管理系统的自学习过程，通过知识与经验的积累可以不断改进分配评估系统。

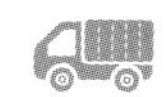

4.3.2.5 分配模型

分配模型是用来进行物资分配的数学模型。通过对现有应急物资分配的文献进行梳理，我们可以发现，通常都是从时间、需求以及效用满意度三个维度，以需求量满足最大化和运送时间最小化为目标，进行医疗物资分配的数学建模。由于此类问题一般属于NP-Hard的组合优化问题，因此通常采用启发式算法进行求解，常用的求解算法有遗传算法、差分进化算法、粒子群算法等。采用启发式算法可以解决事件突发后决策时间紧迫的问题，可以在最短时间内找到满意解，以提供物资分配的决策参考。

4.3.3 建设医疗物资信息平台

医疗物资的分配由供需决定，应与整体应急物资保障体系相适应。分配医疗物资时应紧密联系物流系统，构筑与供应链、物流、医疗机构相协调的一体化信息系统，实现信息的有效对接；需要重点匹配物流信息，医疗物资的仓储情况决定了医疗物资的供应资源，而医疗物资的配送情况又决定了医疗物资的需求资源。在实际工作中，常常出现虽分配完成，但缺少承运车辆或货车司机，也常出现分配仓库数据不实，难以实现有效分配的情况。这就要求在分配过程中动态关注物流信息，物资分配人员不仅要保证分配活动的完成，还要一定程度地参与物流活动。由于捐赠的医疗物资由物流公司负责配送，因此，对于定向与非定向捐赠物资的数据，物流公司掌握较为全面，物资分配人员在分配中要充分考虑各地区接受物资捐赠后的需求变化情况，做到合理分配。

4.3.4 强化医疗物资分配监管

分配过程需要加强监管，确保物资分配信息及时向民众公开。要保证医疗物资分配全程可追溯，坚决避免物资违规分配的情况发生。可加强区块链等新技术的应用，依托区块链开放性、独立性、安全性等特点，保障物资分配记录的公开透明和不可更改。做到应急物资统一采购、统一入库、统一审批、统一发放，保证数据精准、账物相符。用区块链技术同步所有物资分配的行为和过程，建立严格审批审核制度。利用大数据和云计算实时统计应急物资的需求，分析各地区疫情事态，预测未来疫情走势，结合数学模型动态分配应急物资。

参考文献

[1] 葛洪磊，刘南，张国川，等. 基于受灾人员损失的多受灾点、多商品应急物资分配模型 [J]. 系统管理学报，2010，19 (05)：541-545.

[2] 于辉，刘洋. 应急物资的两阶段局内分配策略 [J]. 系统工程理论与实践，2011，31 (03)：394-403.

[3] 庞海云，刘南，吴桥. 应急物资运输与分配决策模型及其改进粒子群优化算法 [J]. 控制与决策，2012，27 (06)：871-874.

[4] 王旭坪，董莉，陈明天. 考虑感知满意度的多受灾点应急资源分配模型 [J]. 系统管理学报，2013，22 (02)：251-256.

[5] 王海军，王婧，马士华，等. 模糊供求条件下应急物资动态调度决策研究 [J]. 中国管理科学，2014，22 (01)：55-64.

[6] 陈莹珍，赵秋红. 基于公平原则的应急物资分配模型与算法 [J]. 系统工程理论与实践，2015，35 (12)：3065-3073.

5 医疗物资应急保障调运体系

5.1 医疗物资调运案例

自湖北省2020年1月23日公布第一批应急物资清单后，国家各职能部门根据疫情防控需要对所需物资清单进行实时动态调整。武汉市新冠肺炎防控指挥部宣布由当地红十字会负责接收医疗物资等社会捐赠物资。社会各界捐赠的医疗物资不断地进入武汉，但仍有很多医院表示大量缺少医用口罩和医用防护服等医疗物资，因此，武汉红十字会的表现饱受争议。

据有关报道，大量捐赠物资不符合标准，导致医疗物资调配在一段时间内处于混乱状态，其间红十字会因为缺少工作人员，所以招募了大量没有相关专业知识的志愿者协助参与医疗物资的出入库等工作，致使调运工作效率十分低下。后来引入九州通医药公司协助其进行管理。该公司专业的仓储管理方案和系统，加上与中国邮政的有效合作，极大地提高了医疗物资调运工作。

对比红十字会和九州通医药公司的调运工作情况可见，医疗物资的顺利调运在于各个环节的配合。在疫情发生时，高效且迅速地整合资源是提高防疫工作效率的重要途径，跨区域的应急资源要实现高效配置和利用，只能靠集中指挥调度，而当前医疗物资调运工作面临着物资短缺、物资调配不及时和资源信息缺失等问题。

5.2 医疗物资调运问题

5.2.1 医疗物资短缺

各级医疗机构对应急物资防护用品类和药品类的管理情况是不相同的。张占岭等人对北京市朝阳区范围内的43家二、三级医疗机构和社区卫生服务中心进行问卷调查，了解医疗机构防护用品类应急物资储备与使用情况，调查结果如表5.1所示。

表 5.1　二、三级医疗机构医疗物资储备情况

类　别	储备量	中位数
防护服（件）	90~1 000	235
N95 级别及以上防护口罩（个）	425~2 500	1 500
医用靴（双）	0~80	10
护目镜（副）	10~98	43.5
一次性乳胶手套（双）	150~9 000	950
一次性普通口罩（个）	2 300~10 000	3 630
一次性医用帽（个）	1 600~5 000	2 460

与二、三级医疗机构医疗物资储备情况相比，社区卫生服务中心所储备的各类医疗物资的数量、种类各不相同，有多有少，而大多数社区卫生服务中心应急医疗物资储备不全，如表 5.2 所示。

表 5.2　社区卫生服务中心医疗物资储备情况

类　别	储备量	中位数
防护服（件）	0~600	90
N95 级别及以上防护口罩（个）	0~960	100
医用靴（双）	0~36	2
护目镜（副）	0~247	5
一次性乳胶手套（双）	0~8 150	300
一次性普通口罩（个）	0~160 000	1 000
一次性医用帽（个）	0~18 000	260

调查发现，医疗机构对防护用品的日常储备量远无法满足突发公共卫生事件的医疗物资需求。截至 2020 年 5 月 8 日，根据交通运输部“交通运输疫情防控每日看数据”发布的信息，全国通过铁路、公路、水运、民航、邮政等运输方式，已累计向湖北地区运送防疫物资和生活物资 153.23 万吨，但供给仍满足不了需求。截至 2020 年 5 月 10 日，湖北省累计确诊患者 68 129 例，若排除所有生产商停产放假、原料停供等原因，医用外科口罩和医用 N95 口罩的每天产能分别为 220 万件和 60 万件，而武汉市内每天的需求量可达数千万只。因此，需要采

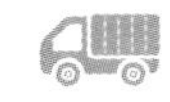

取一定的采购措施来满足医疗物资需求，保障病患及医护人员的安全。

5.2.2 医疗物资调配不及时

在应急物流体系中，捐赠物资的收集、入库、调配等工作均由红十字会来完成。而在此次疫情暴发初期，因为捐助方与需求方之间信息不对称，所以大量的捐赠物资不符合要求，堆积在仓库中；同时红十字会有很多工作人员都是非物流专业的，无法应对大量涌入的物资，从而影响了调配物资的效率，导致一线的急需物资缺货率增加。

根据新华网 2020 年 1 月 31 日的报道，在当日举行的湖北新冠肺炎疫情防控工作例行新闻发布会上，武汉政府党组成员李强表示，武汉红十字会已经收到捐款超 6 亿元，同时收到了防疫物资 27 笔，其中包括口罩 9 316 箱，防护服74 522 套，护目镜80 456个，还有其他药品和医疗物资。但是因为相当多的捐赠物资与急需物资的标准与规格不符，同时存在调拨不及时、周转不够快的问题，所以很多医院还是缺物资。

5.2.3 医疗物资运送受阻

疫情期间，为了阻止病情蔓延，全国各地从城市到乡村都开始实施封锁措施，有的地方还将一些公路挖断，阻止行人通行。这一做法从一方面来说，对于疫情防控可以起到一定的作用，但是从另一方面来看，却给运输行业增加了很多负担，使得一些复工人员难以返程回到工作岗位，导致很多企业的运力不足，使一些应急物资难以快速运送到目的地。公路货运报告显示，在 100 家被调查的企业中，有 65%的企业反映，由于实施隔离等防控措施，人员延迟到岗，企业无法正常开工，运输车辆大幅度减少，大量物资难以快速运到一线。

5.2.4 资源信息缺失

疫情期间，湖北省红十字会分别在“博爱荆楚”微信公众号和门户网站上公布了第一批次防控新冠肺炎捐赠物资使用情况。有网友对《物资使用情况公布表（一）》中第 14 条记录“N95 口罩36 000个”的接收和使用提出疑问。对此，相关组织高度重视，对有关信息进行了复核，发现确因工作失误导致公开的信息不准确，故将捐赠的“N95 口罩36 000个”更正为“KN95 口罩36 000个”，其流向“武汉仁爱医院 1.6 万、武汉天佑医院 1.6 万”更正为“武汉仁爱医院 1.8 万个、武汉天佑医院 1.8 万个”。

随着新型冠状病毒引起的重大疫情的发展，湖北省红十字会对捐赠物资的处理成为关注的焦点。物资接收部门（如红十字会、慈善总会或其他慈善机构）要有收集和发布物资需求的平台，第一时间收集到灾区对物资的需求，包括品规、数量等，使得捐赠单位和个人有一个准确的方向，避免盲目。物资接收部门收到的需求大多是非常紧急的，如急需大量口罩，但至于目前疫区到底有多少单位需要、多少一线医护人员需要，每天需要多少类别、多少数量的防护装备物资，红十字会和慈善总会收到的储备量是多少，能够满足多少天的消耗，却没有人知道。这是信息处理和信息发布不到位造成的。医疗物资有的是从世界各地捐赠过来的，有的属于应急储备，这类物资如何统计，如何分配，如何送达疫区，也是非常重要的信息。缺少这些信息，是无法真正有效调配资源的。

5.2.5 捐赠物资不符合标准

2020 年 1 月 31 日晚，湖北省召开新冠肺炎疫情防控工作新闻发布会，通报全省疫情和防控工作最新进展情况。有记者问道，红十字会接受了社会捐赠的大量物资，而医院还是缺物资，问题出在哪一个环节？在疫情防控期间，红十字会的捐赠是满足医疗物资需求的重要渠道。医院仍缺物资存在多种原因，一个重要原因就是消耗量远大于供应量。同时，红十字会在官网上发布了大量急需物资的信息，但捐赠的物资和这些急需的物资在品种、型号、标准等方面不能很好地对应。当然红十字会在工作中也存在一些不足之处，如周转不够快、调拨不够及时等，这些都需要在工作中不断加以改进。

医护产品的标准衔接是大家容易忽视的问题，如医用防护服这种产品，国内有严格的生产标准，不符合标准将无法使用，但国内标准与欧盟、日本和美国标准衔接不够，制约了后者的产品在国内的使用。这至少造成了两方面的影响：国内的出口生产能力没能快速利用，国外进口或捐赠的防护服在国内的使用也受到限制。

5.3 医疗物资调运措施

5.3.1 宏观调控举措

5.3.1.1 “两手抓”——国内生产，国外采购

针对药品和医用防护用品短缺问题，我国政府采取了以下措施：

第一，动用中央储备，保证疫区需要。加强动员部署和组织协调，动用中央

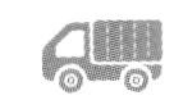

医药储备，向武汉紧急调运医用防护服、医用口罩、医用手套、医用护目镜等医用物资。这是继2003年“非典”疫情和汶川地震后又一次大规模调用中央医药储备。

第二，推动企业复工，快速增加有效供给。2020年1月30日，国务院发布《国务院办公厅关于组织做好疫情防控重点物资生产企业复工复产和调度安排工作的紧急通知》，号召各级政府迅速组织本地区生产急需医疗物资的企业复工复产，并对医疗物资统一管理、统一调拨。工业和信息化部对重点生产企业派驻特派员工作组，对医疗物资的生产和发运情况进行督导。

第三，政府兜底采购。2020年2月5日，国务院发布通知：在疫情防控期间，对企业多生产的重点医疗防控物资，如医用N95口罩、医用防护服、医用护目镜等医疗物资，全部由政府兜底采购收储。

第四，开发国家调度平台。工业和信息化部开发了用于收集和监控各类重点医疗物资生产企业的产能以及库存等方面信息的国家重点医疗物资保障调度平台，对医用防护服、医用护目镜等实时在线监测。

第五，加强国际合作，推动国际采购。2020年2月24日，全国海关共验放防护用品6 730万件，其中包括口罩4 276万只，防护服61.5万件，护目镜12万副，消毒物品292万件，医疗器械8.09万件（其中红外测温仪5.6万件）。截至2020年2月29日，全国海关共验放防控物资24.6亿件，价值82.1亿元。

5.3.1.2　保证交通运输网络通畅

对于医疗物资运送出现的问题，我国政府采取了以下措施来保证交通运输网络通畅无阻。

第一，按照“一断三不断”的方式推动工作：一断，是指坚决阻断病毒传播渠道；三不断，是指公路、交通、网络不能断，应急绿色通道不能断，必要的群众生活物资运输通道不能断，并且各地的公安机关也会起到一定的监督作用，对于擅自阻断交通的行为，公安机关将上报党委政府并依法依规处罚。

第二，对于湖北等疫情重灾区，在省界、市界、物流园区及高速路口服务区设立中转调运站，实现无接触中转运输。对于非疫情区，保证车辆的正常通行，并且对高速公路的车辆实行免费政策，对于阻断交通道路和劝返外地车辆的违规行为加大惩罚力度。

5.3.1.3　实时监控资源信息

2020年2月2日，工业和信息化部举行疫情防控医疗物资保障专题新闻发布会，针对当前医疗物资保障情况以及如何进一步加强医疗物资保障工作做出回应。针对信息不透明，使供需不能有效链接的情况，工业和信息化部组织开发了国家重点医疗物资保障调度平台，主要用于统计分析各类重点物资生产企业产能、产量以及库存等方面的情况。平台对医用防护服、口罩、护目镜、药品等重点医疗物资实施在线监测，为疫情防控工作提供了有力支撑。下一步，平台将优化建设重点医疗物资供需平衡和调度功能，切实支撑重点医疗物资保障工作。

5.3.1.4　制定统一捐赠标准

2020 年 1 月 26 日，武汉市新冠肺炎防控指挥部应急保障组发布关于急需防控物资产品标准及生产企业推荐名单的公告。防控指挥部应急保障组将部分急需防控物资的国家行业标准、对应美国和欧盟标准，以及国内外生产企业推荐清单予以公告，恳请社会各方对照标准，同产品标准资质专班负责人核实确认后采购捐赠。医疗物资捐赠基本标准如图 5.1 所示。

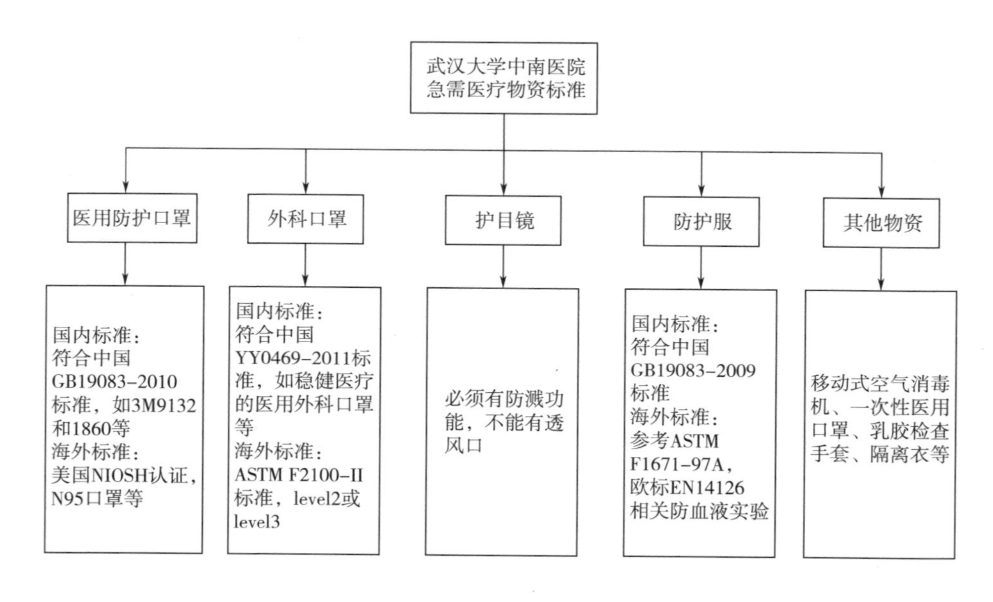

图 5.1　医疗物资捐赠的基本标准

2020 年 1 月 31 日，国务院应对新冠肺炎疫情联防联控机制物资保障组印发《关于疫情期间防护服进口等有关问题的通知》，明确为满足疫情防控需要，从国外紧急进口符合日、美、欧等医用防护服标准的产品，企业能够提供境外医疗器械上市证明文件和检验报告，并做出产品质量安全承诺的，可以应急使用。该措施属于此次疫情防控期间的临时应急措施，疫情结束后自行失效。

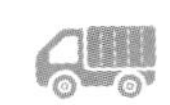

5.3.2 具体调运措施

5.3.2.1 医疗物资生产企业恢复生产

重点医疗物资生产企业响应国务院的号召，积极投入医疗物资的生产工作中，全力确保湖北地区的防控需要。截至2020年2月3日，紧缺物资产能恢复率在60%~70%，产能已经开始逐步显现，从刚开始的应急状态进入“紧平衡”状态。一些生产普通口罩的企业经过技术改造等成功实现转型，转为生产医用口罩以满足医疗物资需求。截至2020年5月10日，我国企业医疗物资的生产量不仅能够满足国内的需求，还能持续支援其他国家。此外，在疫情发展期间，普通民众将收集到的医疗物资捐赠给由政府指定的武汉市红十字会。

5.3.2.2 专业团队负责医疗物资调配

在疫情严重时期，急需的医疗物资供应在抗疫一线，但是由于红十字会缺乏专业素养与能力，“最后一公里”的供应现场陷入紧张和混乱，最后由拥有专业物流团队的九州通医药公司协助其完成来自全国各地的物资的配送。在专业公司的协助下，红十字会的工作效率大大提高。

除了九州通医药公司，还有其他单位参与援助，具体分工为：武汉的城投负责货物的装卸作业，九州通医药公司负责商品的出入库、分类堆码等物流管理工作，武汉市场监督管理局、武汉市卫健委负责捐赠物品的计划分配工作，武汉市统计局负责数据统计监督工作。而红十字会只负责接收捐赠物资。这样一来，紧急的医疗物资在2个小时内就可以完成从到货到分配的过程。

医疗物资的基本调配流程如图5.2所示，当捐赠物资到达武汉市红十字会仓库时，会根据产品信息或随货清单识别产品信息，经武汉市场监督管理局检查过

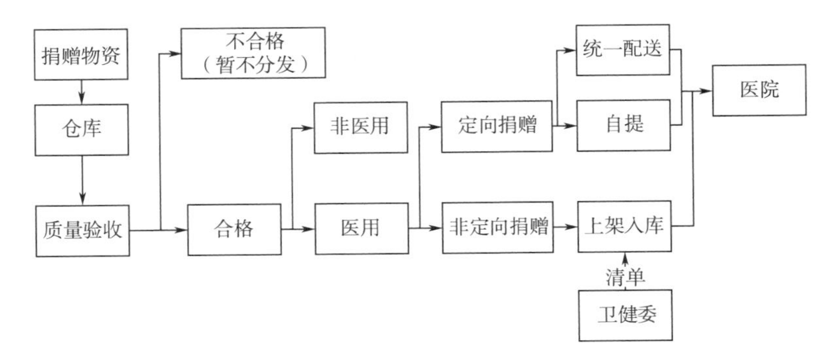

图5.2 医疗物资的基本调配流程

的合格的物资会进行分发。对于定向捐赠的物资，要等物资到齐后统一配送，当然受赠方也可以凭医院出具的取货联系函和捐赠者的捐赠函到仓库直接领取，如果货没有到齐也可以自提并进行登记；对于非定向捐赠的物资，要根据物资信息打印产品入库单后上架并入账，之后根据卫健委发布的各医院需求清单进行配送。

5.3.2.3 物流企业开启绿色运输通道

疫情期间，我国的很多企业也是非常有担当的，体现出了企业的社会责任感。多家物流和快递企业为救援物资开启了运输的绿色通道。例如：中国邮政免费运输与配送捐赠给武汉市并由武汉市红十字会接收的物资；菜鸟网络不仅免费运输社会的捐赠物资，还会在国外寻找救援物资；顺丰集团免费运输海内外的医疗物资；京东、苏宁以及中通、申通、圆通等免费运输全国各地给武汉捐赠的物资。

5.3.3 经验借鉴

5.3.3.1 储备应急医疗物资

美国在“9·11”事件后，加大了对国家应急医疗物资供应创新性管理和手段的建设，主要采取以下三种应急准备方式。一是应急包预先储备。美国疾病控制预防中心在国内不同战略地点储存速达应急包，共计 12 件，能在 12 小时内调运到处于境内任何地方的应急物资，每个速达应急包重达 50 吨以上。二是管理型库存。这是指接到调运命令后 24~36 个小时内将应急物资送达灾害发生地点，实行分区域储存。该方式是对“12 小时速达应急包”供应的补充。三是合同储备。美国政府与销售商和制造商预先签订合约，保障医疗物资在紧急情况下的供应。

“非典”疫情以后我国在应急物流工程上投资比较大，成立了应急物流联盟，很多国内企业也得到政府资金支持建立了应急仓库以储备应急物资。据相关资料，中国红十字会在最近几年，开始全身心构建红十字系统备灾救灾中心网络体系，打造了等级从高到低分别为总会、区域性、省级、市级、县级的五级备灾仓库网络，现已建立 703 个应急物资仓库，其中包含总会、区域性和省级的仓库共 33 个，库房总面积达 32.5 万平方米。2006 年，中国红十字会在 2016 年开始构建灾害管理信息系统，目前，已经有 107 个地市级以上红十字会建设了备灾中心（仓库）信息系统。

5.3.3.2 专业团队协助调配

在应对突发事件时，医疗物资的调配不仅要求速度快，而且要求效率高，在

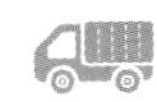

面对大量物资的收发时，可能光有几个行政部门的指挥是不够的，还需要专业物流公司的协助与配合，让它们负责物资的仓储与配送，这样才会在短时间内将物资周转到需求点，使其发挥应有的作用，而不是让其积压在仓库。

企业或个人在捐赠物资时，一定要列明清单，标清楚产品的信息，如物资的数量、品名、批号等信息，这样便于工作人员进行登记并快速地组织装卸与入库，大量减少人工分拣的时间。

5.3.3.3 保证运输渠道通畅

在疫情防控期间，封城封村的举措对于阻断病毒的传播来说固然重要，但是也不能采取“一刀切”的方式，要视情况而定，应该在一定的防护措施下保证物资的正常运送，这样才会满足一线医疗物资的需求，并且还会使人们的生活稳定，不至于出现疯抢物资的局面。同时，在运输车辆或人员不足时，各个企业也应有担当，肩负起运输的责任，在国家需要帮助时做出应有的贡献。

5.3.3.4 完善资源信息平台

日本是一个自然灾害多发的国家，自 1995 年日本神户大地震发生后，日本政府更加重视灾害信息化制度建设，依托先进的信息采集、分析和处理设备与技术手段，构建了覆盖广且行之有效的应急管理信息平台。日本政府于 1996 年 5 月 11 日正式设立内阁信息中心，中心 24 小时全天候运转，负责搜集与传达与灾害相关的信息，并把防灾通信网络的建设作为一项重要任务。目前，日本政府基本建立起了发达、完善的防灾通信网络体系，包括：以政府各职能部门为主，由固定通信线路（包括影像传输线路）、卫星通信线路和移动通信线路组成的“中央防灾无线网”；以全国消防机构为主的“消防防灾无线网”；以自治体防灾机构和当地居民为主的都道县府、市町村的“防灾行政无线网”；在应急过程中实现互联互通的防灾无线网；等等。

2003 年“非典”疫情后，我国开始逐步建立和完善应急医疗物资供应链管理平台。以国家级应急平台为顶层，以省级、市（地）级、县（区）级应急平台以及各级政府部门应急平台为节点，实现对突发事件的监测监控、预测预警、信息报告、综合研判、辅助决策、指挥调度等，满足国家和本地区、本部门应急管理工作的需要。

5.3.3.5 了解捐赠标准知识

疫情发生后，社会各界人士陆续通过多种渠道踊跃向武汉市捐赠急需医疗防控物资。由于人们对医用物资的标准还不甚清楚，大量捐赠物资并不符合要求。分拣这些物资，成了医院的负担，甚至一定程度上降低了合格医疗物资的分配效率。为避免人力、物资的浪费，武汉市政府第一时间发布部分急需防控物资国家行业标准、对应的美国和欧盟标准，以及国内外生产企业推荐清单，请社会各方对照标准，同产品标准资质专班负责人核实确认后采购捐赠；进一步规定，先由接收医院的设备科进行检测和审核，并且要求企业捐赠人在捐赠食品、药品、医疗器械等物品时，确保物品的使用价值，要求企业提供产品质量认证证明或者产品合格证，确保医护人员可以尽快地得到相应的专业物资。不符合医用级别标准的物资，可以由医院捐赠给需要的单位或者防护强度要求相对较低的社区使用，避免浪费。

5.4 医疗物资调运机制优化建议

5.4.1 制定统一调度清单

新冠肺炎疫情期间，在疫情暴发地区，为数众多的感染者急需大量医疗物资，而医疗物资储备和供应的不足严重阻碍了疫情防控工作的开展。针对医疗物资短缺问题，政府应依据诊疗方案和疫情发展趋势对医疗物资的需求进行分析，制定统一的调度清单，并根据短缺数量严重程度对医疗物资实施短缺预警响应。若需求量少，可实行医疗机构内部医疗物资短缺响应，在应急药房和医院内部等进行协调；若需求量大，需实行区域性严重医疗物资短缺响应，要调用社会上各种医疗物资资源。医疗物资短期预警响应流程如图 5.3 所示。

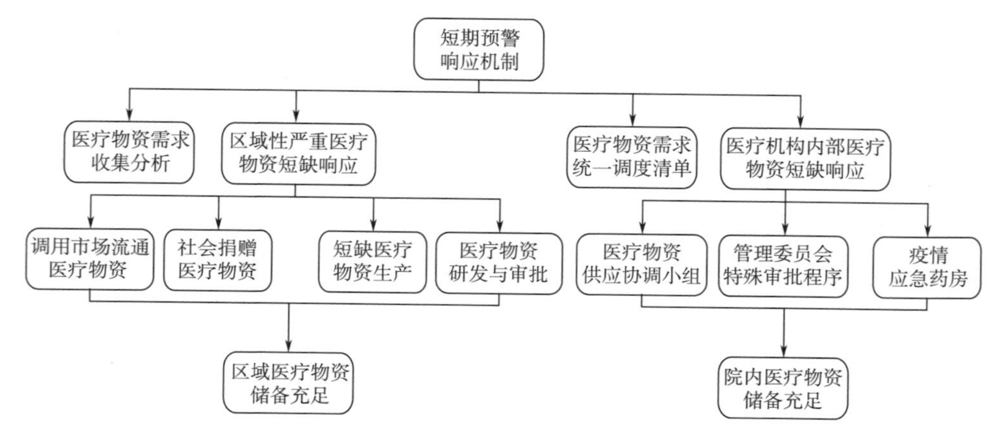

图 5.3 医疗物资短期预警响应流程

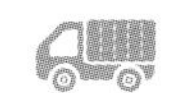

5.4.2 进行统一定向捐赠

在疫情暴发前期，捐赠的医疗物资要尽可能是定向的，这样就可以缩短物资周转时间，使物资在第一时间内发挥作用。这时信息的透明化与传播是非常重要的，各大医院要在第一时间上报需求物资；需求物资的信息需要各大社交平台或媒体进行宣传与转发，让更多的人知道相关信息；物流公司的各个网点在收到捐赠物资时也应让消费者填写物品清单，便于仓库分拣。

5.4.3 建设统一信息平台

尽管目前各系统、各部门、各企业、各类别的信息平台很多，但是从这次疫情暴发后的状况来看，我国在应急重点卫生防疫物资（如口罩、防护服等）供应方面严重不足，缺乏统一的应急物流指挥调度，信息共享机制不健全，没有建立完善的传染病防治数据库，使供需之间不能有效地实现平衡。因此，应利用和整合现有平台，建设统一的应急物流信息平台，如图 5.4 所示。联合救灾指挥中心通过新闻媒体向社会公布救灾物资、待需求商品 SKU（库存量单位）及实时需求数量。企业或个人接收到信息后可以向地方红十字会捐赠现金和实物等，也可以通过物流企业，如顺丰、德邦等进行实物捐赠。地方红十字会和物流企业可以把汇总的捐赠物资配送到救灾物资物流中心京东或天猫仓托管，同时地方红十字会和救灾物资物流中心可以把汇总实物需求 SKU 及数量传递到联合救灾指挥中心，实现实时监控。不符合医用级别标准的捐赠物资，可以由物流企业退回到企业或个人使用，避免浪费。

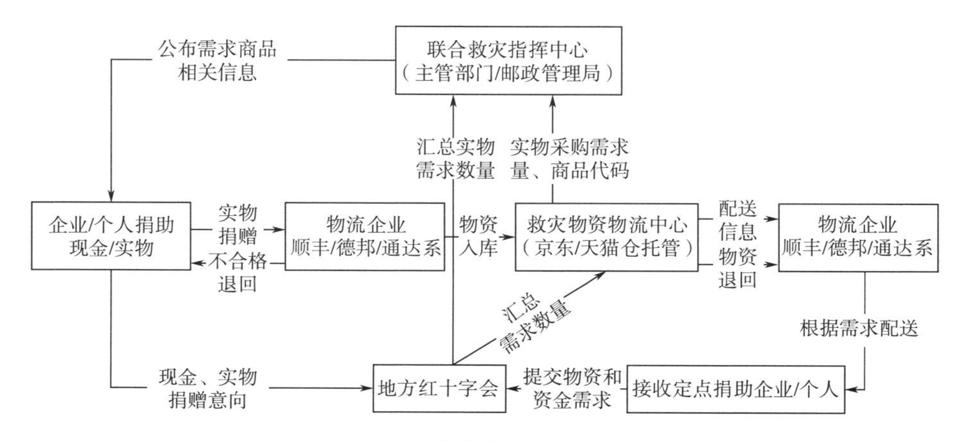

图 5.4 国家应急物流信息平台

将捐赠医疗物资接收与发放使用的数据进行匹配后再公布，有利于外部的监督，确保医疗物资能够实现供需平衡。应急物流信息平台可以采用目前常用的云平台技术，主要功能包括信息发布、信息采集、数据分析、应急订单处理等，能够快速接收疫区的各种需求信息，快速整理分析，形成统一的需求。在灾难面前，数据的准确性是非常重要的，引入大数据和 AI 技术，可以把人们对物资的需求形成订单，信息平台自动判断订单的合理性，防止对正常需求产生影响，解决供需之间的平衡问题。

5.4.4 提升国家储备效能

这次疫情应对暴露出我国重点卫生防疫物资（如防护服、N95 口罩）等物资储备严重不足。医疗物资是抗疫前线的重要武器，其频频告急，说明供需之间不能有效地实现平衡。这次疫情是对我国储备体系和管理能力的一次重大考验，我们一定要总结教训、吸取经验。要系统梳理国家在储备体系方面存在的不足，科学调整储备品的类别、规模、结构，提升国家的储备效能；要优化关键物资生产能力布局，在关键物资保障方面注重优化产能的区域布局，满足应急期间的需求。

参考文献

［1］任慧，王东宇．基于云服务的考虑预期调配的应急物资储备策略［J］．中国管理科学，2020，28（03）：31-39.

［2］宋劲松，刘杰．我国大规模传染病应急产品产能储备研究［J］．南京社会科学，2020（03）：28-36.

［3］王妍妍，孙佰清．大数据环境下突发灾害应急物资配置模式研究［J］．科技管理研究，2019，39（07）：226-233.

［4］刘洋，樊治平，尤天慧，等．事前—事中两阶段突发事件应急决策方法［J］．系统工程理论与实践，2019，39（01）：215-225.

［5］俞祖成．日本地方政府公共卫生危机应急管理机制及启示［J］．日本学刊，2020（02）：12-22.

6 疫情下物品交收传递管理

6.1 疫情下物品交收传递问题分析

6.1.1 研究背景

2020年1月25日，农历春节，我国暴发了新型冠状病毒引发的肺炎，“不见面”“不接触”“卧家中”成了这个春节的特殊模式。虽然疫情阻断了人们之间的接触，影响到社会的正常运转，但人们的生活还是在继续，交易仍在进行，只不过物品传递过程是否携带病毒成为人们的一种顾虑。

2020年3月，美国国立卫生研究院、国家免疫与呼吸系统疾病中心、加州大学洛杉矶分校、普林斯顿大学等国际顶尖科研机构的联合团队在medRxiv上发表预印本文章，文章的研究内容为新型冠状病毒在气溶胶及材料表面的生存能力。其研究结果表明：在正常的空气湿度及温度条件下，新型冠状病毒在铜表面至少能存活4个小时，在纸板上能存活24小时以上，而在聚丙烯塑料和不锈钢表面的存活时间长达72小时，即3天的时间；在湿度更高的气溶胶环境中，新型冠状病毒能够存活3个小时以上。可见在疫情防控期间，日常交易中不可避免的物品传递过程确实存在非常大的安全隐患。本章以纸质现金、纸质单据、快递包裹等物品为主体，分析其传递过程中存在的风险，并结合新兴技术给予信息化、数字化、智能化的优化建议。

6.1.2 物品传递携带病毒问题分析

6.1.2.1 现金流通过程问题分析

疫情期间，不论是纸币还是硬币都存在传播病毒的风险，商家们出于安全考虑，在一些大型超市、商场与店铺的门口都贴有“本店不收现金”“拒收现金”等标语，提示顾客不要使用现金，但这给很多不会使用甚至没条件使用电子支付方式的人们带来了消费上的诸多不便，同时也影响到了人民币的正常流通。2020

年 3 月 5 日，《经济日报》登文显示，中国人民银行接到针对一些商家以防控新冠肺炎疫情为由拒收现金的群众投诉。

使用现金，在一些特定场合确实存在风险，如农贸市场与医院。在人群密集的农贸市场，使用现金的危害不言自明；在感染患者密集的医院，现金交易时携带新型冠状病毒的概率极高。使用现金付款与找零的过程中，感染病毒的风险对买卖双方来说是相互的。

6.1.2.2　单据传递过程问题分析

单据是物品流通过程中的凭证，在人们的日常工作与生活中，会有各种各样的发票、报销单、回单、订单等纸质单据。在物流运输管理中，纸质回单应用广泛且经手人员复杂，从货物被寄出，到分拣、运输，再到签收，纸质回单这个角色必不可少。然而，在新冠肺炎疫情席卷全国乃至全球的大环境下，易于沾染新型冠状病毒且使其可存活一天以上的纸质单据已经成为一大安全隐患。疫情发生后，一些企业的纸质单据无法得到及时处理，使得货款堆积，导致企业资金周转不畅，甚至面临倒闭的危机。

6.1.2.3　包裹传递过程问题分析

在疫情防控期间，有许多人无法返乡、客居异地，宾馆酒店、出租屋甚至高速公路成为他们的临时居住地，这直接使他们的日常生活与快递密不可分。与此同时，所有居家隔离人员的网络采购量也大幅上升，使快递包裹数量激增，然而春节期间只有少数几家快递公司正常营业，所以物流运力十分紧张。资料显示，顺丰在 2020 年 2 月的快递服务业务量是 4.75 亿票，而在 2019 年 2 月的业务量是 2.17 亿票，即 2020 年 2 月快递量明显剧增，这也带来了病毒在快递包裹中传播的风险。

2020 年 2 月 10 日，中国疾控中心在微信公众号上回复了老百姓对于新型冠状病毒是否会通过包裹传播的担忧。中国疾控中心表示，根据目前对新型冠状病毒的认知，其主要通过呼吸道飞沫和接触传播，其他传播途径尚待明确。一般情况下，快递包裹在运输过程中被新型冠状病毒污染的可能性小，目前尚未有因接收快递而感染新冠肺炎的报道。虽说如此，包裹在运输、分拣与配送环节中的病毒防控仍是重中之重。

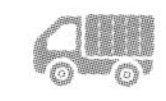

6.2 预防新型冠状病毒感染的物品传递措施

6.2.1 政策措施

在新型冠状病毒在人群中相互传染如此快速的情况下，我国相关部门出台了很多抗击疫情、预防感染的政策。本节整理出了疫情防控期间快递包裹、电子单据与现金流通方面预防病毒传播的相关政府政策，见表 6.1。

表 6.1 快递包裹、电子单据与现金流通预防病毒传播的相关政策

问题分类	日期	单位	会议/文件	具体内容
快递包裹预防病毒传播的相关政策	2020 年 2 月 2 日	中国国家邮政局	《疫情防控期间营业网点操作规范（建议版）》	积极稳妥做好疫情防控 严格执行收寄验视制度 保证邮件快件投递安全
	2020 年 4 月 26 日	中国国家邮政局	《疫情防控期间邮政快递生产作业场所操作规范建议（第二版）》	严格执行防疫措施，持续做好生产作业场地、运输车辆、邮件快件的消毒、通风工作；严格执行员工每日体温检测记录制度，督促员工作业全程正确佩戴口罩等防护用品
	2020 年 5 月 11 日	中国国家邮政局	《疫情防控期间邮政快递生产作业场所操作规范建议（第三版）》	从坚持预防为主、突出重点环节、加强安全管理和强化支撑保障四个方面对企业提出规范建议，以适应新冠肺炎疫情防控工作从应急状态转为常态化的形势任务需要，进一步抓紧、抓实、抓细行业疫情防控工作

续表

问题分类	日期	单位	会议/文件	具体内容
电子单据预防病毒传播的相关政府政策	2020年2月1日	中国人民银行、财政部、银保监会、证监会、外汇局	《关于进一步强化金融支持防控新型冠状病毒感染肺炎疫情的通知》	银行业金融机构、非银行支付机构要强化电子渠道服务保障，灵活调整相关业务限额，引导客户通过电子商业汇票系统、个人网上银行、企业网上银行、手机银行、支付服务App等电子化渠道在线办理支付结算业务
	2020年2月6日	商务部、国家卫健委	《零售、餐饮企业在新型冠状病毒流行期间经营服务防控指南》	提倡刷卡支付、各种移动支付方式结算
	2020年2月15日	中央人民银行	国务院联防联控机制举行新闻发布会	要求金融机构严格落实收支两条线，收到的现金必须经消毒处理后才能投放给客户。对疫情重点地区的现金采取紫外线、高温消毒等方式，存放14天以上再投放市场；对非疫情重点地区的现金，要求存放7天以上再投放市场
现金流通预防病毒传播的相关政策	2020年2月28日	中国铁路部门	《关于优化电子客票退票流程》	进一步优化电子客票退票手续。对于已领取报销凭证的电子客票或使用现金购买的电子客票，旅客可先行在网上办理退票，再于180天内到任一车站完成退款等相关手续
	2020年3月3日	国家知识产权局		直接颁发电子专利证书，除用户特别提出请求外，不再颁发纸质专利证书
	2020年3月4日	劳动关系司	《人社部关于订立电子劳动合同有关问题的函》	用人单位与劳动者协商一致，可以采用电子形式订立书面劳动合同
	2020年3月6日	中华人民共和国国家标准	《信息安全技术 安全电子签章密码技术规范》	规定了采用密码技术实现电子印章和电子签章的数据结构定义，以及相应的生成与验证流程
	2020年3月17日	国家医保信息平台		看病、买药无须再带卡，手机刷码就可以进行医保支付

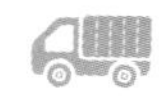

6.2.2 企业相关措施

6.2.2.1 对快递包裹重复消毒

(1) 顺丰的消毒方式

为了使包裹不携带病毒，保障物流企业员工与客户的安全，顺丰的每个快件从入库到派件最少要经过4次消毒，而且还会给末端快递员配备一瓶消毒液，要求在派件前对包裹再次消毒。顺丰所有网点都配备了口罩、手套、洗手液、消毒液等防护用品，快递员必须戴好口罩、手套进行派件。

(2) 邮政的消毒方式

营业人员到岗前须佩戴口罩，监测体温，到岗后对设备进行消毒。对于寄件包裹，测量寄件方体温，对封装的邮件消毒并贴上已消毒标签，标签上注明消毒时间，处理后营业人员双手消毒。邮件揽收要消毒，邮件运送要消毒，邮件投递要消毒。邮件处理中心每天在四个时间段，定点对出产车间、作业场所、场院等区域进行全方位、无死角消毒；进入处理中心的人员都必须佩戴口罩并测量体温，车辆必须进行整车消毒。投递站点再次对邮件消毒后配送；对进入投递站的车辆，进行整车喷淋消毒，再进行邮件装卸作业；在接卸湖北发来的邮件时，卸车后会专门对邮件进行通风留置和二次消毒，然后再进行后续处理；若取件人未佩戴口罩，投递员会为其提供随身携带的口罩，防止取件人意外感染。

(3) 苏宁的消毒方式

苏宁物流每天对仓库进行早晚两次消毒，大小运输车进出仓库都会进行全车消毒，快递包裹将集中放置在集货位上进行消杀，并安排专人24小时值班进行消杀工作。所有人员进出仓库都将严格进行体温检测，佩戴口罩。快递员要每日测体温、佩戴口罩。

6.2.2.2 采用多元无接触末端配送服务

疫情期间，为了降低包裹传递过程中传播病毒的风险，保障人员健康安全，众多物流企业推出了各种样式的“最后一公里”无接触配送。已经推出的多元无接触末端配送方式有自提柜存放、便民服务点存放、无人机配送、指定地点存放、物业代收、保安室代收、社区配送Mini站收寄件等（见表6.2），全面满足特殊时期消费者多样化、全场景的收寄需求。

表 6.2　各种无接触配送方式及其相应企业

无接触配送方式	采用该方式的企业
无人车配送	京东、菜鸟、苏宁
智能快递柜存放	京东、菜鸟、中通、顺丰、申通等
服务点代收	京东、菜鸟、美团、中通、圆通、韵达等
社区配送 Mini 站收寄件	京东

表 6.3 是目前多元无接触末端配送方式的适用场景以及优缺点对比，可见各种无接触末端配送都有其利弊，应当根据当地配送区域的实际的交通分布与经济情况做选择。在乡村可设立服务代收点，在城镇可设立其他各种末端配送方式，在郊区与偏远山区可选择无人机配送。

表 6.3　多元无接触末端配送方式的适用场景以及优缺点对比

无接触末端配送方式	适用场景	优　　点	缺　　点
智能快递柜存放	校园、社区	物品能够安全存放，便利快捷	快递柜普及程度低
服务点代收	街区、乡村	灵活方便	存在错误取件、包裹丢失的问题
无人机配送	偏远山区、郊区	物品能够精准送到客户手中	费用很高
指定地点存放	厂区、办公楼	可以指定对消费者最便利的存放地点	物品的安全性无法保障
无人车配送	办公楼、社区	有效避免人员接触，节省人工成本	可送达地方有限
社区配送 Mini 站收寄件	社区	Mini 站提供家门口收寄件服务	短时间内无法全面开展

6.2.2.3　电子单据代替纸质单据

用电子单据代替纸质单据是无接触线上办公的一种体现。无接触线上办公可以理解为为了减少人员接触与物品传递、降低病毒传播风险的网络办公方式。

（1）物流源的无接触、无纸化物流订单回单运作方式

物流源推出了无接触、无纸化的物流订单回单运作方式。其用物流源智能硬件及线上电子单据代替传统纸质回单，下单后线上签单；发货时，司机以电子回单出车发货；分拣中心根据电子单据确认到货；签收时，通过手机扫码核对货物，确认签收。这些信息都会同步到发货方、运输方与消费者。这种方式减少了

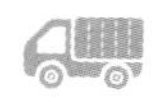

物流各环节中工作人员的接触，能够有效降低病毒通过物品传递而传播的风险，同时也提高了物流管理的效率。

（2）宝供壹站物流商城的电子办公

宝供壹站物流商城在综合物流领域率先推出了电子办公，以全新的运营方式改变了物流业传统的运行状态，利用先进的技术大大提高了物流运行的效率，从各个关键环节展示了无纸化、线上化与电子化的魅力。其运作流程见表6.4。

表6.4　电子办公的运作内容

便捷下单	壹站物流商城PC端或移动端随时随地快速下单，体验便捷发货
在线查询	在线查询线路运费和订单运作状态
线上支付	支持在线付款，方便省心
在途追踪	随时查看货物运输状态，运输全程看得见
电子回单	快速提供回单，满足用户需求
开取发票	统一开票结算，解决报销流程烦琐问题

（3）顺丰与快递鸟的电子面单

顺丰与快递鸟合作，推出了顺丰速运快递热敏电子面单。这种电子面单，是向商家提供的一种使用不干胶热敏纸打印客户收派件信息的面单，也被称为热敏纸快递标签、经济型面单、二维码面单等。商家可在淘宝天猫的卖家中心、京东的后台以及线下申请开通服务，总部统一审核后，由网点向商家提供热敏纸和号段，商家完成电子面单打印并交付快递公司，供其揽收派送包裹。有电子面单服务需求的，可以选择顺丰自有的电子面单或者是快递鸟电子面单。电子面单成功下单后，快递鸟系统内将自动订阅，一旦轨迹发生变化，快递鸟将调用客户方推送接收接口。同时，若客户使用代收货款服务，快递鸟会将代收货款后的货款状态独立推送给用户。

6.2.2.4　电子支付代替现金支付

电子支付已经在我国非常流行了。由于新型冠状病毒传染性强，所以“非接触”成了刚需，许多商家不接受现金付款，许多不会电子支付的中老年人不得不开始学习支付宝与微信支付。电子支付成为预防病毒感染的支付方式之一。目前电子支付有三种类型，见表6.5。

表 6.5 三种类型的电子支付方式

电子支付类型	电子现金	电子钱包	电子质票
举例介绍	纸币的电子替代物	微信钱包、支付宝	纸质质票的电子替代物
使用特点	（1）适用于小额交易 （2）匿名支付，保护使用者信息	（1）管理个人资料 （2）手机直接付款 （3）可查询交易记录 （4）可查询余额	（1）适用于 B2B 等大额电子商务交易 （2）有专用网络、设备、标准报文和数据验证等

电子钱包支付也可以理解为移动支付中的一部分。疫情期间，移动支付涉及方方面面。在教育方面，家长通过绑定子女学号查询应缴信息，可选择以银联卡、微信、支付宝等方式进行在线缴费；在医疗方面，近 3 000 家医疗机构可提供移动支付结算，免却流程繁杂的现金核算；在交通方面，移动支付优化地铁、公交车的支付流程，同时提升了公共交通出行比例，减少了出行途中的现金接触。

6.2.3 京东物流预防病毒感染案例分析

疫情期间，京东物流从未停止，逆势增长的京东在 2020 年 5 月 15 日发布了 2020 年第一季度业绩：净收入为1 462亿元，同比增长 20.7%；净服务收入为 161 亿元，同比增长 29.6%；日用百货商品销售的净收入为 525 亿元，同比增长 38.2%。本部分主要是从京东无接触配送的角度介绍其如何在物流中为预防病毒感染做出科技贡献的。疫情期间，京东在无接触配送与预防感染方面主要推出无人机、无人车以及消杀机器人。

6.2.3.1 无人车

由于来自疫区的动植物及其产品可能携带病毒，面对线上需求，快递配送工作成为最大难题，而京东的前期筹备工作在这一时期发挥了重要作用。为了满足消费者需求，京东物流从各地抽调无人配送车驰援武汉。2 月 6 日，在武汉市青山区吉林街上，京东智能配送机器人从京东物流仁和站出发，将医疗物资送到了武汉第九医院，完成了疫情暴发后武汉智能配送的第一单。3 月，京东在武汉陆续投入几辆无人车，到 4 月底一共投入 50 辆无人车。

无人车在配送路上行驶时非常灵活，在无人跟随的情况下，它能精准地完成配送任务。截至 2020 年 4 月底，无人配送车在武汉完成的订单比例已经超过

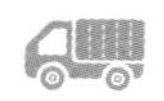

60%。无人车具体的无接触配送过程见图 6.1。快递员按照制定的标准流程，对车辆进行消毒、放件，点击确定出发后，车辆会自动通过短信、语音电话通知收件人，并等待客户取件，取件后车辆会自动到达下一个取件点或返回配送站点。整个过程实现了包含人车混行、红绿灯路口通行等复杂场景的全程 L4 自动驾驶。

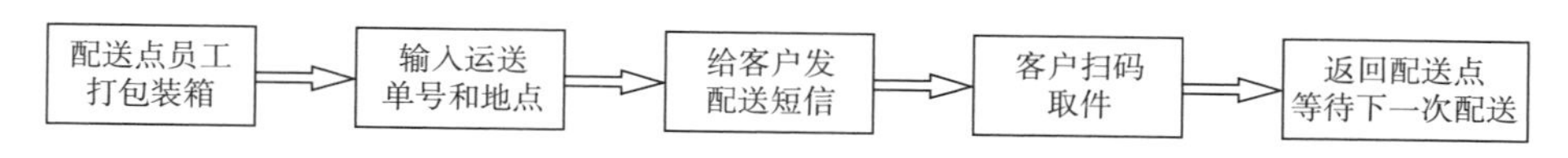

图 6.1　京东无人配送车运作过程

6.2.3.2　无人机

无人机配送适合于人口密度较低、道路交通不便利的偏远地区。疫情防控期间，所有地方道路封锁，一些地势复杂地区的末端配送更是困难。河北省白洋淀地区的刘李庄镇，受疫情影响，轮渡停运，公路封锁，物资输送完全中断。京东通过无人机开通了一条空中生命线，将原本需要绕行 100 多公里的路程缩短到 2 公里的航程，为村民送去了生活用品，同时还协助完成了对该镇捐赠物资的运输任务。

6.2.3.3　消杀机器人

做好消杀工作是打赢抗疫阻击战的重要环节，而传统的消毒方式过于依赖人力，消毒频次、覆盖范围及病毒灭活程度都存在很大的不确定性，如操作不当还会影响工作人员的人身安全。疫情期间，京东 X 事业部与格力联手研发了消杀机器人，该机器人具有自动行驶、自动避障、自动规划路径和智能识别红绿灯等功能，可以按照既定路线行驶，能在机场、高铁站、商城等人员流动性大的环境下按照既定路线运行，能自动消毒，配备高压喷头、紫外线灯管、空气消毒机等装备，能自动检测体温和检查是否佩戴口罩。相对于人工作业，消杀机器人作业具有无感检测、降低感染、提高效率等优势，能够做到疫情早发现、早预警、早防控，可以做到喷洒均匀无遗漏。消杀机器人能够 24 小时不间断工作，大大提升了工作效率，降低了工作人员的感染风险。

6.3　预防新型冠状病毒感染的物品传递问题总结

6.3.1　快递包裹的消毒程序烦琐

由于新型冠状病毒传播速度快、感染严重，所以消毒工作引起普遍重视。各个物流公司在处理快递包裹时，采用反复消毒的方式来保证包裹的安全传递。虽然反复消毒确实能够有效地控制病毒传播的风险，但在实际应用中地增加了工作量，耗费了很多时间。以京东物流为例，京东的包裹一部分来自京东自营，这类包裹每天要在京东物流仓库经历两次消毒；另一部分是第三方包裹，从收件开始进行第一次消毒，之后在运转的每个环节都要至少消毒一次。由于疫情期间物流员工紧缺，包裹数量上升，再加上消毒过程如此复杂，一线的快递员常常连轴运转，确实耗时耗力。

6.3.2 电子回单应用普及程度不足

在一些乡镇地区的快递代收点，仍然采取收件人手写签字，然后代收点工作人员撕去回单的方法取件。由于新型冠状病毒在纸面可存活 24 小时，所以代收点工作人员与收件人因包裹交收传递而感染病毒的风险极高。

6.3.3 快递柜利用率不高

疫情期间，小区封锁，快递员不能进入小区将包裹放入快递柜，造成快递柜闲置的状态；配送员在小区门口设置社区配送 Mini 站或者指定地点代收，能够有效减少人员接触，但不能保障包裹的安全性，且需要人员看管。可见，提高快递柜在疫情期间的利用率是一种节省人力成本且能够安全传递物品的有效方式。

6.4 对疫情下物品交收传递管理的优化建议

6.4.1 采用自动包裹消毒装置

目前的快递包裹在运输与配送环节中的消毒方式大都是人工反复消毒、多次消毒，这种方式虽然能保证快递包裹的安全性，但是过程烦琐且耗时耗力。对此，我们提出基于物流全流程的自动包裹消毒方式，即只在运输与配送车中安装自动消毒装置，在包裹入库前、出库后与派送前均在运输与配送车内统一消毒，这种方法不仅可以简化消毒过程，还可以节约消毒时间。

6.4.2 结合扫描签收与自动消杀功能

疫情期间很多快递代收点仍然采用手写签字然后撕去纸质回单的方法签收快递，这种做法存在感染病毒的风险。对此，我们提出将扫描感应签收装置与自动

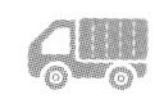

消毒相结合的建议，即用户签收后，不用撕去纸质回单，只需在签收扫描仪前扫一下即可，且扫描的时候，扫描仪可以自动喷洒消毒水进行消毒。这种方式不仅可以减少纸质单据的传递，而且可以保证收件人取到一件安全的包裹。

6.4.3　采用简易快递柜

由于快递员被限制进入小区，小区内原有的智能快递柜无法使用，所以我们提出在小区门口或附近安装简易快递柜的建议，采用活动板材质即可，方便疫情后拆除。为了减少接触，可采用扫码取件的方式，而不是输入取件密码。快递员只需要将包裹放入简易快递柜，不需要看守与等待取件，就可以完成配送任务。这种做法能够极大地节约时间与人工成本，而且能够保证包裹交收传递的安全性。

参考文献

［1］邹传伟．对人民银行数字货币/电子支付的初步分析［J］．新金融，2019（12）：10-16.

［2］刘晓宁．“互联网+社区”终端物流模式发展现状与展望［J］．商业经济研究，2017（02）：100-102.

［3］佚名．“无接触配送”带来物流业转机［J］．绿色包装，2020（02）：21-22.

［4］魏敏，姚歆，赵敏，等．《无接触配送服务规范》团体标准解读与应用研究［J］．标准科学，2020（04）：56-59.

［5］刘如意．疫情影响下即时物流行业的变局与发展方向［J］．南昌师范学院学报，2020，41（01）：23-28.

［6］徐翔．每日优鲜：设立无接触配送存放点　安装便民取货架［J］．中国储运，2020（03）：21-22.

7　疫情期间物资清关保障

7.1　疫情期间物资清关描述

7.1.1　防疫物资清关背景

我国海关主要行使进出境监管、检查走私、编制统计、征税四大管理职能，其工作效率和相关政策的推出及实施，将直接影响境内及国际防疫物资供需状况。据 2020 年 2 月 1 日的相关报道，部分海外组织向我国境内捐献物资的过程中，在清关时面临文件准备繁杂、受赠人响应周期过长、清关公司与物流脱节等相关问题，致使整个捐献过程耗时耗力。除此之外，还存在民生用品清关时间过长，海关特殊监管区域内企业生存困难等亟须海关及相关政府部门解决的问题。2 月 25 日，随着日韩等国确诊人数增加甚至出现死亡病例，国外疫情突然暴发，海外国家对防疫物资的需求急速增加。根据 4 月 27 日海关总署通报违规出口典型案例可知，在出口方面，主要存在国内企业违规申报出口防疫物资等问题，因此，如何进一步提高防疫物资出口质量对我国海关及相关政府部门提出了新的挑战。

7.1.1.1　国内外防疫物资需求背景

（1）国内防疫物资需求背景

2020 年 1 月，武汉市暴发新冠肺炎疫情，各省纷纷启动应急响应预案。疫情防范的初始阶段，正处于春节假期，我国大多数生产制造企业停工，产能大幅下降，使得防护服、口罩、手套、护目镜等一系列医用物资及防护物资供需矛盾突出。我国一方面号召最主要紧缺物资生产制造企业加快复工复产，一方面积极推动从境外进口防疫物资；我国部分企业、团体也纷纷响应号召，或是积极打通国外进口防疫物资渠道，或是踊跃捐献；海外华侨华人也纷纷向国内输送防疫物资。截至 2 月 27 日，随着新增及在院治疗患者数量下降，各企业复工复产的推进，以及各政府部门及军队的积极配合，我国防疫物资各地区医院储备已经能够

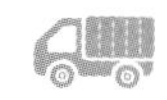

满足较长周期的需求，核酸检测能力也获得了较大程度突破，我国境内对于一线防疫物资的供需矛盾基本得到解决。

（2）国外防疫物资需求背景

截至当地时间2月25日，日本确诊新冠肺炎患者突破800例；韩国新型冠状病毒感染患者总数突破977例，并出现死亡病例；美国旧金山宣布进入紧急状态；瑞士、西班牙、意大利、德国、菲律宾、中东地区等国家、地区纷纷出现确诊患者。截至5月12日，国外疫情仍然没有得到有效控制。此时，中国境内疫情已经基本得到控制，国内相应的应急防疫物资产能也大幅提高，口罩、防护服等防疫必需品的生产能力居世界之首，国外纷纷就防疫物资等向我国求援。我国政府、企业、社会组织及个人，采取援助、捐献、销售等方式将我国生产的物资输送到国外防疫一线。

7.1.1.2　防疫物资进出口数据

（1）防疫物资进口数据

据海关总署统计（见表7.1），1月24日至1月30日，共进口防疫物资7 880批次，2 196.8万件，价值1.9亿元；1月24日至2月2日，共进口防疫物资9.4万批次，2.4亿件，价值8.1亿元，其中2月2日共进口防疫物资2.4万批次，5 970.8万件，价值1.5亿元；1月24日至2月11日，全国共验放防疫物资8.7亿件，价值28.4亿元，其中2月11日共验放防疫控物资7 192万件，价值2.68亿元；1月24日至2月24日，全国海关共验放防疫物资20.2亿件，价值65.3亿元，其中2月24日全国海关共验放防疫物资7 080万件，价值2.58亿元；1月24日至2月29日，全国海关共验放防疫物资24.6亿件，价值82.1亿元。

表7.1　进口防疫物资累计件数和价值

日　期	进口防疫物资件数（亿件）	价值（亿元）
1.24—1.30	0.219 68	1.9
1.24—2.02	2.4	8.1
1.24—2.11	8.7	28.4
1.24—2.24	20.2	65.3
1.24—2.29	24.6	82.1

从品类看（见表7.2），防护用品主要包括：口罩、防护服、护目镜；消毒物品；药品；医疗器械，如红外测温仪；其他防控物资；等等。就单日全国进口

防疫物资来看，1月30日，全国进口的防疫物资件数最少但单价最高，其他的统计日进口防疫物资件数均在增多，其中峰值为2月11日的7 192万件。

表7.2　单日全国进口防疫物资

时间	防控物资件数（万件）	防控物资价值（亿元）	防护用品件数（万件）	口罩（万个）	护目镜（万副）	防护服（万件）	消毒物品（万件）	医疗器械（万件）
1.30	2 196.8	1.90	2 174.5	2 082.5	3.2	25.9	0.3	4.90
2.02	5 970.8	1.50	5 969.4	5 071.8	6.8	52.8	1.1	—
2.11	7 192.0	2.68	7 127.0	6 361.0	24.5	55.8	33.2	4.39
2.24	7 080.0	2.58	6 730.0	4 276.0	12.0	61.5	292.0	8.09

孟晓梅在《疫情下的国际应急采购管理实践与思考》（2020）一文中指出，以医用防护服为例，2020年1月24日至2月11日，全国海关进口的总量相当于中国全国按1月28日生产量连续生产800多天；尽管中国2月22日医用防护服日生产量已经达到26.7万件，约是1月28日生产量的30.68倍，但1月24日至2月24日全国海关进口防护服的总量，仍相当于2月22日生产能力连续生产70天。可见进口物资对于缓和我国防疫物资供需矛盾起到了巨大的作用，海关充分发挥了其编制统计职能，但是由于此次疫情在国内影响范围大，影响速度快，在防疫物资进口清关过程中仍不可避免地面临着困难。

（2）防疫物资出口数据

根据海关总署统计，3月1日至4月25日，全国共验放出口主要防疫物资价值550亿元，包括口罩211亿个，防护服1.09亿件，护目镜3 294万副，病人监护仪11万台，红外测温仪929万件，外科手套7.63亿双；3月1日至4月30日，全国共验放出口主要防疫物资价值712亿元，包括口罩278亿只，防护服1.3亿件，新型冠状病毒检测试剂盒7 341万人份，红外测温仪1 257万件，呼吸机4.91万台，病人监护仪12.4万台，护目镜4 363万副，外科手套8.54亿双。4月份以来，我国出口防疫物资数量呈明显增长态势。

7.1.2　防疫物资清关现状分析

一般来讲，海关流程的正常运转能够给国内企业生产和人民生活提供保障，但在此次新冠肺炎疫情突然暴发的背景下，国内突出的供需矛盾给海关流程运转带来巨大挑战。

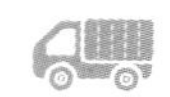

7.1.2.1　捐赠物资进口流程复杂

在2月1日前，境外捐赠活动的主体、捐献物资、免税条件受《慈善捐赠物资免征进口税收暂行办法》（以下简称《暂行办法》）限制，海关总署2016年17号文（《关于实施〈慈善捐赠物资免征进口税收暂行办法〉有关事宜的公告》）对捐赠人、受赠人、使用人应办理和出示的材料做了进一步的界定。受此次疫情的影响，本作为利好政策推出的《暂行办法》反而给部分海外捐赠者设置了障碍。首先，海外主体在向国内捐献物资时，需要对接国内的受赠人签发《受赠人接受境外慈善捐赠物资进口证明》，签发期限完全取决于国内受赠人的工作效率；其次，捐赠人在报关前需向海关出示厂家执照、医疗器械注册证、检测报告三证，而这些文件是普通的捐献人很难拿到的；再次，受《暂行办法》限制，物资必须由特定的受赠人接受，要办理手续，但现实中使用人与受赠人之间存在信息障碍，往往会使海外捐赠者重复办理手续，其间需要志愿者协助捐赠者与受赠人、使用人进行沟通，沟通效率低下；最后，如果捐赠人无法及时得到相关受赠人的报关委托书，那么繁杂的报关单证将迫使非专业从事与海关关系紧密工作的捐赠人委托清关公司进行操作，任何变通方式都需要承担巨大的风险。

根据海关总署2020年4月23日的统计数据来看，2020年1月至3月我国进口商品贸易总额为323 770 284万元人民币，国际组织和其他国家无偿援助和赠送的物资价值154万元人民币，其他捐赠物资价值244 931万元人民币，其中，1月至2月进口捐助、赠送及其他捐赠物资价值共计130 992万元。可见在疫情防控阶段境外捐献物资的价值巨大，因此，对防疫物资捐献流程进行调整和简化能有效缓解国内突出的供需矛盾。

7.1.2.2　监管区内企业生存困难

受疫情及春节假期影响，大规模的国内外贸企业停工停产，同时国外限制进口等政策实施，跨国供应链上企业面临巨大压力，而对于外贸企业来说每一笔外贸业务对于企业生存都至关重要。但在疫情面前如何做到及时对接企业需求、降低面对面处理业务频率、办理即将到期手续、做好企业财税减免工作、保障企业进口货物退运、加快关内物流效率、促进企业复工复产、使企业承运民生物资快速清关，海关面临着新的挑战及压力。

以部分口岸为例，据海关总署官方网站2020年2月3日统计数据，春节期间重庆海关特殊监管区域有4家企业开工，其他企业在2月10日起陆续开工；截至4月2日，黄埔海关复产复工加工贸易及保税企业4 350多家，复产复工率达到95%。据海关总署5月7日统计数据（见表7.3），2020年1月至4月全国海关保税监管场所进出境货物进口总额为 2 931.5 亿元，同比下降 10.5%；海关特殊监管区域进口物流货物总额为 4 531.1 亿元，同比增长 7%。全国海关保税监管场所进出境货物出口总额为 1 109.1 亿元，同比增长 15.6%；海关特殊监管区域出口物流货物总额为 2 482 亿元，同比下降 4.6%。全国海关保税监管场所进出境货物进出口总额为 4 040.6 亿元，同比下降 4.6%；海关特殊监管区域进出口物流货物总额为 7 013.1 亿元，同比增长 3.2%。

表 7.3　2020 年 1 月至 4 月进出口商品总额

（单位：亿元）

项　目	进出口	进　口	出　口	比去年同期（%）		
				进出口	进　口	出　口
保税监管场所进出境货物	4 040.6	2 931.5	1 109.1	-4.6	-10.5	15.6
海关特殊监管区域物流货物	7 013.1	4 531.1	2 482.0	3.2	7.0	-4.6

由此可见，即使在全球贸易环境低迷的情况下，企业及时的复工复产，能尽可能地提升物流运力并且保障外贸的正常流通，能有效缓解我国外贸经济压力。

7.1.2.3　出口物资存在质量问题

通过梳理新闻报道可知，在疫情暴发之前，我国向国外出口的物资必须符合欧盟 CE（Conformite Europeenne）标准、美国 FDA（Food and Drug Administration）标准等标准，但是在疫情期间部分国家放宽了进口标准。随着疫情暴发，国外物资紧缺，国内有不少商家将没有取得认证的防疫物资出口海外，造成了非医用产品误用作医用的问题，给国外防疫工作带来了一定困难。据 3 月 28 日荷兰相关媒体报道，荷兰发现从中国进口的一批口罩存在质量不合格的问题；据西班牙媒体报道，中国进口的试剂盒精度仅为30%。美国、部分欧盟国家等纷纷叫停“中国进口”，重申“标准”甚至提出更严苛的要求，并从外交层面给予我国若干舆论压力，对我国国际声誉造成了一定的影响。

7.1.2.4　过关违规及通关延误

梳理海关总署官网新闻及各权威媒体新闻可知，我国海关在此次疫情期间还面临进口物资夹带违规物品、出口物资谎报瞒报等违规行为，其中，海关总署在 4 月 16 日、4 月 19 日、4 月 20 日、4 月 27 日共通报了 13 起违规医疗物资出口案例，涉案金额十分巨大。这对我国海关人员提出了更高的监察要求。在防疫物资紧张进出关状态下，如何保障各类民生物资通关的效率也给我国海关提出了更高的挑战。据相关媒体报道，在疫情期间顾客通过跨境电商平台下单的部分产品在

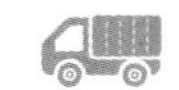

清关方面出现了较长时间的延误。

综上，在国内疫情暴发的背景下，我国海关及相关政府部门在针对海外捐赠防疫物资、进口一般贸易货物、保证企业生存发展等方面暴露出来的问题或采取的应对措施，对未来应对国内及国际相关重大自然灾害具有启示作用；在国际疫情暴发的背景下，我国海关及相关政府部门在出口防疫物资标准界定、打击出口违法犯罪、协调保障贸易正常运转等方面，为维护我国国际形象发挥了重大作用。

7.2 相关部门保障措施汇总

7.2.1 鼓励扩大进口

2020 年 1 月 25 日，中共中央政治局常委会召开会议，研究新冠肺炎疫情防控工作，中共中央总书记习近平主持会议。会上习近平指出，“要加强联防联控工作，加强有关药品和物资供给保障工作”。我们根据国新办新闻发布会相关负责人发言及各部委官方网站新闻，将鼓励扩大进口相关政策/举措进行总结，见表 7.4（时间排序同相关新闻上传或发布会召开时间）。

表 7.4 鼓励扩大进口相关政策/举措汇总

时间	部 门	政策/举措
1 月 26 日	工业和信息化部	建立国家防疫物资的临时储备制度，保证防疫物资的采购储备，引导电商平台控价、控流、合理投放，建立电商的供需机制
2 月 3 日	工业和信息化部	积极开辟国际物资采购渠道，组织国际专项采购；很多企业通过国际采购和捐赠等多种形式，从多个国家采购了大量的紧缺医疗物资
	商务部	引导电商企业，像京东、物美、顺丰等利用全球供应链资源，对口罩、防护服、护目镜等一些紧缺物资进行跨境采购，同时加强与上游供应商的合作
2 月 7 日	财政部	会同有关部门陆续出台财税措施，支持防疫物资的政府采购，简化审批程序，打通物资供应的绿色通道

续表

时间	部　门	政策/举措
2月11日	国家发展改革委	要千方百计扩大进口，统筹国际国内两个市场，要推动相关企业加大进口采购力度，支持企业使用货运包机的方式将国外采购的口罩运至国内，协调有关方面做好外国政府及其国际组织捐赠的口罩等防护物资的转运工作
2月18日	国务院国有资产监督管理委员会	组织中央企业全力开展医疗物资海外采购，充分发挥国药集团、通用技术集团、华润集团三个国家重要采购平台的作用，积极从国内外采购各类防护服、口罩、护目镜、手套等防护物资，交由国家统一调配

7.2.2　保障物资通关效率

2020年2月3日，中共中央政治局常委会召开会议，研究加强新冠肺炎疫情防控工作，习近平主持会议。会议指出，“要切实维护正常经济社会秩序，在加强疫情防控的同时，努力保持生产生活平稳有序，加强物资调配和市场供应”。

1月27日，海关总署要求各海关对防疫物资通关综合运用两步申报、提前申报、汇总申报、担保放行等作业模式，实现防疫物资通关“零延时”；要求所有隶属海关采取“门到门”、批准转关运输等更便捷的方式实施顺势监管，确保快速验放；涉及防疫物资特事特办，采取个案处理方式，优先办理报关手续；对于通过旅客携带进境防疫物资的，要给予通关便利，“一对一”指导办理报关手续；采取专人值守，第一时间响应企业需求。2月13日，海关总署对各个海关下发通知，坚决抵制地方、企业任何查扣、暂扣合法进口防疫物资的行为。3月28日，海关总署发布公告：在跨境电子商务零售进口模式下，退货企业可向海关申请开展退货业务，申报清单放行之日在规定时间内，并将退货商品运抵原海关监管作业场所，原海关特殊监管区域或保税物流中心（B型）的，相应税款不予征收，并调整消费者个人年度交易累计金额。各地方海关为保障海关总署政策实施，纷纷采取响应举措保障各项物资通关效率。通过对海关总署官方网站新闻进行梳理可知，地方海关主要通过保障捐献物资、贸易及防疫物资、民生及生产物资等保障物资通关效率。

7.2.2.1　捐献物资方面

2020年1月24日晚，海关总署向武汉海关下发通知，要求设立专门受理窗

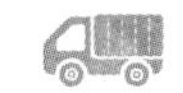

口和绿色通道，第一时间为相关物资办理通关手续，对进口捐赠物资实施快速验放措施，并通知各关参照执行；1 月 26 日凌晨，海关总署发布公告，对境外捐赠的防疫物资，海关可凭医药主管部门的证明先登记放行，后补办相关手续。2 月 1 日，财政部与海关总署及税务总局联合颁布《关于防控新型冠状病毒感染的肺炎疫情进口物资免税政策的公告》（即 6 号公告），在《暂行办法》的基础上，对捐献的进口防疫物资免征进口关税和进口环节增值税、消费税，扩大物资范围，增加个人、企事业单位、团体等来扩大免税范围，并扩大受赠人范围。2 月 7 日，国新办召开新闻发布会，财政部明确对捐赠的防疫物资免征进口关税和进口环节增值税、消费税，明确对卫生健康部门组织进口的防疫物资免征进口关税。2 月 7 日，浙江海关根据《关于防控新型冠状病毒感染的肺炎疫情进口物资免税政策的公告》中第一条第二项进行政策延伸创新：捐赠人可先进口捐赠物资，再选择捐赠对象。例如，南京海关及其下属海关等主要采取无纸化审核方式，前置免税手续办理，保障捐赠物资通关；开设绿色通道；主动与当地政府部门对接，对新扩宽的受赠人开具受赠证明进行专人指导；就捐赠物资提供政策咨询、口岸协调保障服务，先予登记放行，后补办免税手续。该类措施能有效保障捐献物资通关的便利性及效率。各地方海关纷纷与当地红十字会或政府部门联系，提供专人通关指导，协调机场、邮政企业等，保证捐献物资快速通关及转运；对外公布业务办理人电话，梳理捐赠物资通关流程和免税政策，通过微信等广泛宣传，建立跟踪服务机制，为捐赠物资的政策咨询、手续办理等提供一站式解决方案。

7.2.2.2　贸易及防疫物资方面

天津海关、厦门海关、满洲里海关、长春海关、南京海关及其下属海关等，主要采取“先查验放行、后补办申报”、无纸化审核、前置免税手续办理、汇总增税、“一对一”指导、提前申报等模式，采取视频连线、在线解答、推出微信小程序等形式，以“一企一策”方式向企业宣传政策，扩大税款免担保范围，采取批次进出、集中申报，以及与地方政府建立“信息日通”等措施来保障防疫物资的快速通关。天津港配合天津海关率先推出“船边直提”作业形式，实现从卸船到运输车辆驶离码头的港口提货作业“零等待”，为宁波口岸等沿海口岸提供了良好的保障疫情期间贸易物资通关效率的操作范式。满洲里海关在进境口岸卡口进行监管查验、特事特办、现场登记、当场放行，确保物资安全快速通关。南京海关根据企业历年质量管理和产品风险，对企业分类申请实施非现场预评估，对于符合条件的企业临时预调等级，降低抽查比例，帮助产品高效安全通关。石家庄海关及河北境内海关配合天津海关主动对进口信息进行预判，启动协同机制，并与天津港集团共同制定从船舶抵港到港口接卸等通关监管的全流程保障措施；就“船边直提”作业持续提供全程网上办事服务，企业可以在网上提出“船边直提”申请并缴纳港口费用；运输企业可以通过线上监测实时掌握进口货物装卸进度和预计提取时间，灵活安排车辆进入码头提箱，有效保障进口货物从卸载作业到到达企业仓库间的提箱“零等待”。青岛海关启动重量鉴定改革，要求进口大宗商品收货人或代理人如实向海关申报重量，海关对申报情况实施抽查验证；不需要重量证书的船舶可减少在港时间，从而为企业节约费用。

7.2.2.3　民生及生产物资方面

青岛海关、兰州海关、黄埔海关、天津海关、大连海关、厦门海关及其下属海关等，主要采取预约验查、边卸边验边放、先放后验等措施，通过智能化取样监测平台，保障民生及生产物资快速通关。大连海关指导企业运用“空海陆”快件多式联运路线，将不同国家进口的民生物资输送至我国境内。厦门海关率先推出帮扶企业的“防疫情、稳外贸”等14条措施，全力保障防疫物资快速通关，全力促进民生物资优先供给，全力支持关区企业复工复产，全力提高海关服务水平。

7.2.3　助力监管区内企业生存

为保证海关监管区内企业疫情期间正常运转，同时保障从事跨境交易的企业生存发展，2020年2月3日，海关总署发布公告：延长汇总缴税期限和有关滞纳金、滞报金。2月7日，海关总署发布公告：临时延长加工贸易手（账）册核销期限和有关注册登记备案事宜，并指出企业捐赠或被征用的保税货物加快放行，优先办理进口防疫物资企业注册登记或备案。2月11日，海关总署发布公告：疫情期间收发货人收到通知后，可不到场协助海关实施查验。2月16日，海关总署出台10条措施支持外贸企业复工复产，具体内容为：①加大支持力度，缓解企业经营困难；②加快验放进口生产设备和原材料；③促进农产品、食品扩大进口；④支持企业扩大出口；⑤简化进口特殊医疗物品检疫审批；⑥简化加工贸易延期办理手续；⑦简化核销手续，减少下厂稽查；⑧从简从快办理行政处罚；⑨积极开展国际协调合作，加强国外限制性贸易措施的应对；⑩发挥“互联网+海关”作用，保障信息化系统稳定高效运行。3月13日，海关总署发布公告：可通过“互联网+海关”办事平台，办理延长受疫情影响的暂时进出境货物期限。4月14日，海关总署发布公告：自2020年4月15日至2020年12月31日对企业内销加工贸易货物的，暂免征收内销缓税利息。

 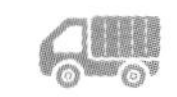

就地方海关来说，除了尽可能采取 7.2.1、7.2.2 章节所列形式保障企业物资通关效率外，各关还建立了完备的线上办事制度，通过微信、电话等形式主动与区内企业取得联系，减少见面次数，并派专人“一对一”值守，指导企业完成疫情期间报关等工作；采取“分送集报”、特殊时期“不再征收担保”、“集中内销”等措施助力企业生存发展；鼓励企业与航空公司开展货运包机业务，安排相关人员到停机坪监装监卸；部分海关通过开发线上平台，助力企业在税收及信息获取等方面获得优势；各地海关纷纷出台与促外贸、稳增长相关的多项举措。另外，各地海关及时响应企业需求，全面推广进出口货物“提前申报”模式，在国外疫情全面暴发之后及时发布《防控物资出口指南》。甘肃海关 2 月 5 日采取线上方式指导企业做好隔离检验，保障活牛出口；长春海关 2 月 8 日给予中欧班列发车大力支持；成都海关用最快速度完成企业出口木材报关；厦门海关、兰州海关等各地海关鼓励企业使用国际贸易“单一窗口”“互联网+海关”系统申报；青岛海关 3 月 13 日进行区块链数据分享系统上线实测，架起了一条海关与外贸企业、金融机构的区块链加密数据通道；南昌海关 3 月 25 日指导企业对接国际标准申请欧盟 CE、美国 FDA 等认证，获得对欧美出口资质，4 月 12 日联合当地商务局、人民银行和中国信保江西分公司发布“关助融”项目，充分发挥海关企业信用评估体系在企业融资中的增信作用，协同推动构建社会信用体系；大连海关 4 月 1 日在线为企业讲解认证标准和制度、记录要求。

7.2.4 加强出口物资监管

2020 年 3 月 12 日晚，习近平同联合国秘书长古特雷斯通电话，习近平强调，新冠肺炎疫情的发生再次表明，人类是一个休戚与共的命运共同体，中方愿同有关国家分享防控经验，开展药物和疫苗联合研发，并正在向出现疫情扩散的一些国家提供力所能及的援助。3 月 26 日晚，习近平在二十国集团领导人特别峰会上发言表示，“要共同维护全球产业链供应链稳定，中国将加大力度向国际市场供应原料药、生活必需品、防疫物资等产品”。

海关总署统一部署，自 2 月 15 日起，全国海关开展“龙腾行动 2020”知识产权保护专项行动，专项行动将持续至 12 月 31 日，为期 10 个月。3 月 31 日，商务部、海关总署、国家药品监督管理局联合发布《关于有序开展医疗物资出口的公告》（以下简称《公告》），要求出口的新型冠状病毒检测试剂、医用口罩、医用防护服、呼吸机、红外体温计 5 类产品必须取得国家药品监管部门相关资质，符合进口国（地区）质量标准要求，海关总署要求 5 类产品出口必须提交书面申请，各地方海关严加审核、强化监管、提高布控查验比例。

3月18日，南昌海关制订专门监管方案，现场勘验部门提前就位，确保出口防疫物资顺利出关；3月21日，杭州海关采用全流程“嵌入式”实货监管；3月25日，广州海关使用CAAS系统，将海关作业系统与企业仓储系统进行实时数据交互，对邮件进场、分拣、查验、仓储全流程进行智能分析和全流程跟踪；4月15日，广州海关对出口口罩、防护服、呼吸机等防疫物资加强单证审核把关，强化现场查验监管。

7.3 保障物资清关经验总结

通过对前述各项措施和各种方法的梳理，结合本次新冠肺炎疫情发展的脉络，可以总结出应对此次疫情的中国海关经验。

7.3.1 报关流程多样性

一般贸易货物报关流程（见图7.1）分为申报、验查、审价、缴税、放行五

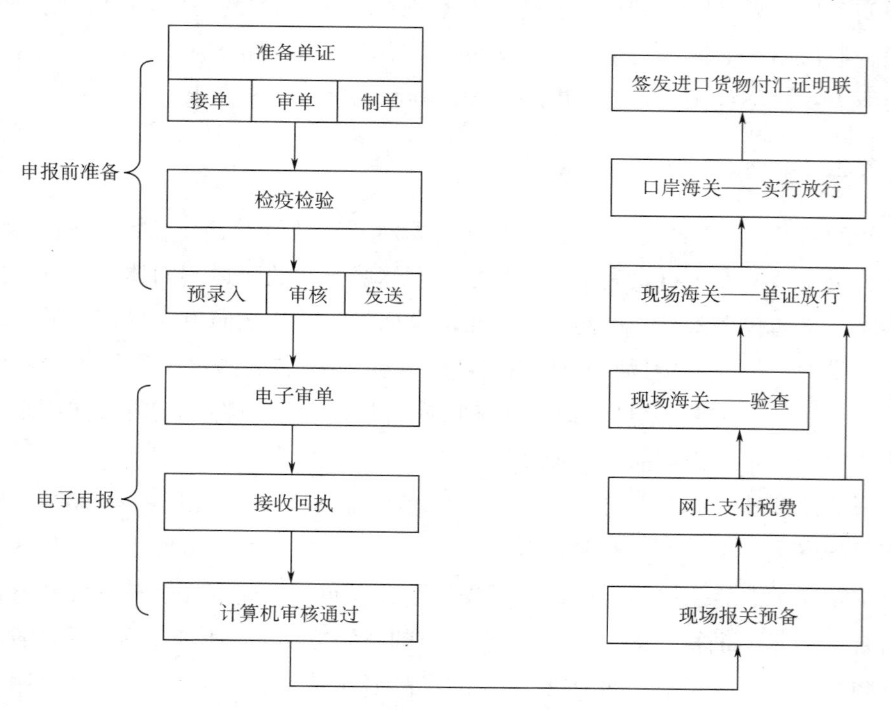

图7.1 一般贸易货物报关流程

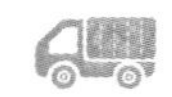

个阶段，其中，报关人必须依法在海关注册登记。就一般贸易货物来说，报关直至放行大多需要一天左右的时间，运输工具申报进境 15 日之后会产生滞报金。当月产生的滞纳金、滞报金应于次月 5 日之前汇总缴款。

疫情期间报关流程可总结为图 7.2。

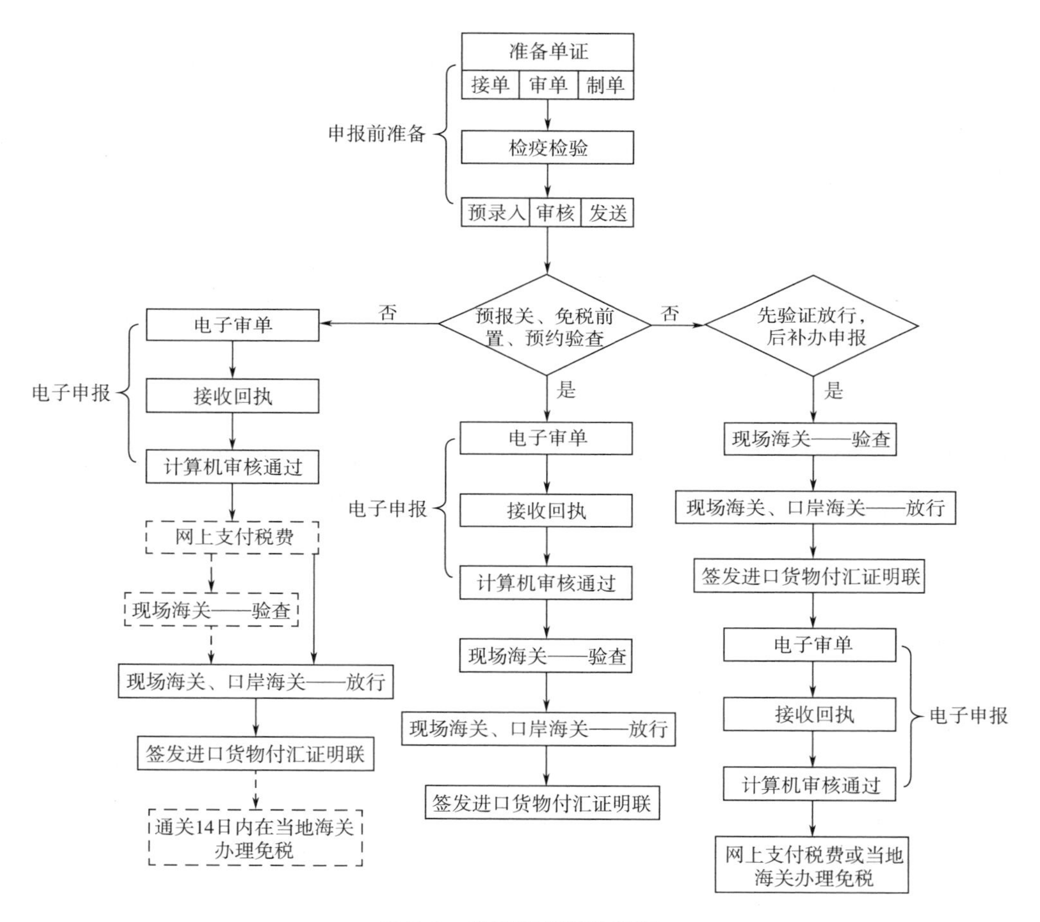

图 7.2 疫情期间报关流程

7.3.1.1 货主选择“预报关、免税前置、预约检查”

这项流程（图 7.2 中间部分）主要针对符合《暂行办法》规定的防疫物资的进口报关。一般来讲，要等货物到达口岸后才开始正常的报关程序，货主需要在一天的时间内完成缴税和配合海关工作人员对货物的验查。疫情期间强调进口货物的时效性，同时尽可能避免人员接触，因此，当货主根据当地海关政策选择“预报关、免税前置、预约检查”后，货物还未到达口岸时海关人员就已经完成了报关单证及免税的审核工作，当货物抵达口岸后按照之前的预约可以做到随到随验，验完即走。这项流程大大降低了货物通关的审核时间，在口岸内货物只需要花费检验的时间。同时，有的海关会针对企业的信誉采取不同的检验方式或者针对通过一定方式选定的企业给予免检通关优惠，真正做到了“零延时”通关。

7.3.1.2 货主不选择“预报关、免税前置、预约验查”

图7.2左侧部分的流程主要针对一般贸易货物，该项流程主要在缴税和验查等步骤上与一般贸易货物存在不同，其通关主要流程变化不大。在通关防疫物资和其他有关保障民生及复工复产的物资时，可以根据口岸对部分企业及物资的限定政策省去缴税及验查步骤，若该货物在通关时缴税，收货人需要在货物通关14日内在当地口岸办理免税。

图7.2右侧部分的流程，主要针对相对紧急通关的民生及防疫物资，是根据当地海关是否采取“先验证放行，后补办申报”措施而制定的。若当地海关或通关口岸实施该项流程，则货物在关内花费时间进行验查后，可以“零延时”通关，货物通关后货主办理清关申报及缴税或免税申报。若当地海关或通关口岸不支持“先验证放行，后补办申报”，则按图7.2中间报关流程办理报关手续。

7.3.2 工作方式的创新

7.3.2.1 提高线上办事频率

在传统的海关工作流程中的绝大部分工作需要海关人员与承运人“面对面”接触，本次疫情给传统的海关工作流程带来了巨大的挑战。海关总署出台政策号召各地海关减少与企业的“见面”频率。各地海关利用电话、微信、腾讯会议等社交方式第一时间响应企业的需求，提高了企业复工复产及物资运输的效率。同时各地海关运用“掌上海关”“CAAS”“互联网+海关”等平台或技术，帮助企业尽可能地在线上解决问题，给予企业在疫情期间极大的便利。

7.3.2.2 主动协调各级部门机构

在此次疫情期间，财政部与海关总署及税务总局联合颁布6号公告，进一步扩大了捐赠人、受赠人主体及捐献物资的免税范围。各级海关就捐献物资积极宣传政策、打通绿色通道，首先协调当地民政部门确定受赠人具体名单，其次协调当地红十字会等慈善机构加快单证的审批流程和接收流程，最后对海外捐赠人提供必要的“一对一”帮助。在一般贸易物资和民生及生产物资的生产方面，各地海关主动与企业取得联系，同时与当地银行等部门协同推出新的政策，帮助企业了解政策，并就其面临的困难采取一系列帮扶措施，在保证防疫防控的前提下

 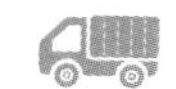

保障企业复工复产的推进。

7.3.2.3　各地海关措施多样

疫情期间，各地海关根据自己口岸的区位因素和社会经济环境，推出了相对不同的政策与措施。例如，天津海关实施“船边直提”，黄埔海关实施“互联网+保税”，青岛海关实施“区块链数据共享”，南昌海关实施“关助融”，大连海关实施“空海陆”多式联运路线，南京海关实施“降低抽查比例”等政策及举措，不仅能够保障当地物资清关效率，保障企业发展，还能为条件类似的海关提供经验。

7.3.2.4　监管措施严苛

疫情期间，我国海关进出口防疫物资数量之多、频率之高对海关现场人员工作水平提出了较高的要求，其中不乏走私物品及其他违规物品进境，以及部分不合格产品采取瞒报等形式试图出关。在进口端我国海关人员在开展高强度的工作之余，仍不放松对违规物品的监察，在进口端严厉打击违法犯罪，对不合规进境产品采取积极的措施协助退关；在出口端，海关总署协助商务部出台《关于有序开展医疗物资出口的公告》，要求各地海关进一步监管口罩等5类物资的出口，并且在该公告推出之前海关总署就已经组织全国海关向企业开展宣传活动。这些举措的实施在一定程度上维护了我国的大国形象。

7.4　物资清关现存问题

7.4.1　政策推出具有一定的滞后性

根据疫情发展情况来看，我国海关及财税部门的政策推出还存在一定的滞后性，有相当一部分政策的推出是为了解决具体的问题，之前已经造成了部分影响。就此次疫情捐赠情况来看，有相当一部分捐赠、受赠主体是在本次疫情发生一段时间后才通过新开辟的官方渠道进行物资捐赠和受赠的。例如：我国首批境外捐赠医疗物资于1月30日抵达江西南昌昌北国际机场；2月1日，6号公告发布，部分捐赠物资已经运抵各地关口（除武汉外）。疫情期间，大多捐献物资通过非疫情中心区海关入境。2月1日前申报入关的捐献人大部分从事的是跨境贸易相关工作，所以才能及时将物资输送进境，其中有相当一部分人在捐献过程中无法及时享受到流程和税收的优惠；未在2月1日前捐献物资的捐献人，对官方渠道并不了解或者受过去相对狭隘的主体限制而无法将物资及时输送入境。就口罩出口来说，我国前期对口罩出口的规定相对较为松懈，口罩质量问题发生后，我国形象已经受到影响，此时出台的政策显然具有滞后性。

7.4.2 相关单证还存在简化空间

捐献物品报关的相关单证还存在简化的空间，捐赠物品进境需要准备《捐赠意向书》、《捐赠物资清单》、海外当地出口商业发票（commercial invoice）、装箱单（packing list）及货物信息材料，以及厂家的执照、医疗器械注册证、检测报告三证。在捐献过程中，受赠人表明接受意向的过程和各单证的盖章过程是整个单证准备过程中最耗费时间的过程。就自媒体反映的国内情况来看，受赠人接收证明盖章时间与受赠人工作效率之间关系密切，而相关工作流程又是通关必需的，相关单证也是通关过程中海关必须验查的，这给海外捐献人造成了一定的困难。据悉，各地海关与当地红十字会之间存在沟通渠道，这说明若海关进一步采取措施将简化捐献过程中单证的准备过程。目前，新确立的捐赠、受赠主体使得更多的海外人士、组织等可以通过官方渠道捐赠物资，但对于平时工作和生活与海关没有交集或者关系网络相对简单的群体来说，繁杂的单证准备使他们在捐赠过程中面临较大的困难，即更简化的单证准备流程将使他们的捐赠效率得到进一步提高。

7.4.3 海关自有信息平台功能有待补充

结合此次疫情来看，信息平台功能的完善将会极大提升海关的工作效率。目前海关主要以“互联网+海关”“国际贸易”等单一窗口等作为主要的线上平台。深圳海关在“掌上海关”App基础上继续开发，能线上办理100多项业务，有效减少企业“跑腿”次数；南京海关开发南京海关物流监控系统（陆运）和掌上物流2.0模式，大幅提升车辆验放效率，进一步压缩了整体通关时间；黄埔海关创新“互联网+海关”平台，创造“互联网+保税”平台，助力企业复工复产。而根据深圳海关、南京海关、黄埔海关等对信息平台功能的完善可以看出，企业对各项新功能具有需求，它们能为企业解决实际难题。同时具有新功能的信息平台还应该包含信用机制。

7.4.4 部分海关口岸设施有待更新

据报道，广州海关利用海关CAAS“千里眼”立体监管科技手段监管进场车辆全流程，能有效解决海关人力紧张问题，提升检验效率；天津海关“船边直

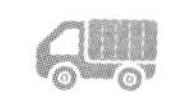

提”设备的运用能为企业节省上亿元的支出。然而，绝大部分海关设施陈旧，新的政策推出缓慢，除了无法给企业带来良好的通关体验外，还会额外地增加海关人员的工作时长。天津海关、深圳海关等在此次疫情中采取的措施有相当一部分在疫情暴发之前进行了试点，该类措施本来就是针对日趋复杂的国际贸易情况由各海关进行创新的结果，所以在疫情暴发期间能显示较大的通关优势。我国对外口岸分为港口、机场、边境铁路、公路车站等，某口岸海关采取的创新措施，对相同口岸的海关具有一定的启示意义。海关间加强协同能够有效避免某些海关的不作为，加快实施海关创新举措，提高海关通关效率。

7.5 保障高效物资清关对策

7.5.1 加强地方海关应急管理

从海关总署就防疫提出的相关政策及各地方海关采取的措施来看，部分地方海关在海关总署未提出相关政策时，在疫情暴发前针对跨境贸易采取的措施，以及疫情暴发后采取的措施，对其他海关采取应对措施具有启示意义。

本次疫情的暴发给国内市场和行政机关带来的压力是显而易见的，也说明海关缺乏一套行之有效的应急管理体系。通过梳理地方海关及上报海关总署的应对措施，能够形成一套相对具有前瞻性的海关应急管理体系，该体系将使海关在疫情暴发之后主动发布引导性政策，而不是被动地发布相关解决措施，从而加快通关效率。

7.5.2 简化捐献单证

可以通过与口岸政府、各受赠人进行交流磋商，针对单证准备周期过长问题提出解决方案。例如：受赠人可授权地方海关签署受赠单证，即将受赠意向书作为报关单证的一部分，在保证物资真实的前提下随进随签；海关可与受赠人共同确立满足“三证”（生产许可证、产品合格证、质量保证书）的产品，并对外公布该产品进关无须捐赠人出具“三证”，捐赠人保留有效发票即可；地方海关可协同境外海关加强互验互认，此次疫情期间国内外物资相互捐赠充分证明了全球贸易背景下国家相互合作的重要性，同样民间互相捐赠的物资也都要通过各国海关出入境，如果制定海关互认机制，将进一步压缩民间物资单证准备周期，即海外捐赠人只需满足其所在国对于物资的认定和检验，当货物抵达我国时无须进行单证检验，只要完成一些必要步骤即可通关。

7.5.3 完善自有信息平台功能

在现有的信息平台基础上，参考深圳海关、南京海关、黄埔海关对信息平台功能的补充，完善现有的信息平台，要保证预约信息和反馈信息的准确及时发布；要保证平台的线上办事功能涵盖所有能够线上办理的业务；信息平台要包含监管区内企业必要的可灵活处理的信息，使企业能够自己完成业务状态信息上传并保持更新；信息平台要包含财政、商务等部门推出的新政策，保证每个企业都能尽快地享受到政策，改善企业运行现状；信息平台要包含必要的物流信息，因为海关自身具有协调区内机场、港口、邮政部门物流的优势，包含该类信息将有效提高海关人员的工作效率。

通过信息平台加强政策宣传，不仅可以提高海关的清关效率，还能有效加强海关与各行政主体之间沟通的有效性。同时，自媒体的影响力在本次疫情期间发挥了不可忽视的作用，它们既能够广泛宣传政策的优势，也能够在一定程度上表达民众最真实的想法，进一步提升海关的工作水平。

总结南京海关对企业分类申请实施非现场预评估，降低抽查比例，以及青岛海关构建区块链数据分享系统的经验可知，在完善信息平台功能的同时，应该运用区块链等技术将供应链、海关检查、金融、企业信用等结合到一起，一方面可以降低海关及企业工作的复杂程度，另一方面可以建立完善的信用机制，有效促进企业良性竞争，维护我国在国际上的形象。

7.5.4 改善区内设施设备

海关各口岸存在设备更新不及时的问题，随着国际物流水平和国际贸易水平的提高，陈旧的设施将会导致清关效率相对落后的问题，甚至会导致不法行为产生。首先，各海关口岸应该根据自己的地理区位，参考类似区位海关口岸更新设备的做法，根据自己进出口数额的大小和业务的多少来决定如何更新设备；其次，各海关口岸可以参照目前国际较为流行的设备设施现状，进行设备的引进使用；最后，我国作为贸易大国，应投入使用监管检查设施，这对于维护我国国际形象具有正面意义。

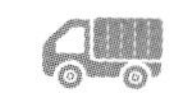

参考文献

[1] 孟晓梅．疫情下的国际应急采购管理实践与思考［J］．国际经济合作，2020（02）：51-58.

[2] 朱京安，王海龙．新冠肺炎疫情对我国进出口贸易的影响及政策应对［J］．中国经贸，2020（03）：29-36.

[3] 王珉．国际海关便利通关制度最佳实践经验、发展趋势与中国因应之策［J］．太平洋学报，2017，25（06）：88-97.

[4] 唐芳，张奇．自贸试验区背景下海关特殊监管区域发展模式的思考［J］．中国经贸，2017（11）：19-24.

[5] 郑子青．从新冠肺炎疫情应对看慈善参与短板和未来发展［J］．社会保障评论，2020，4（02）：7-16.

8 临时医院的应急准备

8.1 研究背景

2020年1月下旬，新冠肺炎疫情暴发，自2020年1月20日起，在短短的20多天内，新增确诊人数从77人上升到2月12日的15 152人。由于疫情在短时间内迅速扩散，疑似患者与确诊患者等各种类型病患均聚集于部分医院，致医院门诊部水泄不通，住院部“一床难求”，交叉感染者不计其数。医院信息闭塞，在疫情发生前期没有合理地引导患者去往其他有空余床位的医院就诊，使资源分配不均。即使患者病情比较严重，但只要尚未被确诊，均被告知居家隔离，导致家庭成员、社区居民等被严重传染。据相关报告，聚集性疫情中，有83%以上为家庭传播，患者继续增加，形成恶性循环。在医院床位不足问题凸显之后，疫情严重区域医护人员与医疗物资也面临紧缺。疫情暴发初期，社会总资源充足，参与人员量大，设备设施齐全，但疫情严重地区却无法获得所需资源。这种现象的本质是资源没有得到合理配置与统一管理。

此次疫情在短时间内广泛传播，危害性极强，暴露出了我国在公共卫生事件突发后采取应急措施方面存在的短板。本章通过描述临时医院在疫情期间暴露的问题与政府及社会采取的相应举措，分析新冠肺炎疫情发生前期的临时医院应急准备机制，总结疫情应对经验，以期对今后的突发公共卫生事件应对提供借鉴和参考。

8.2 临时医院准备机制问题分析

临时医院在初期应对肺炎疫情时略显慌乱，没有做好应对传染病肆虐的准备。据湖北省卫健委统计，自2020年1月25日起，短短的10天，湖北省累计确诊人数将近2万人，武汉市每日同比增长率最高达到127.79%，其增长速率不

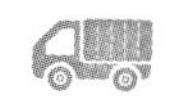

可小觑。下面将针对临时医院应急准备机制，详细分析其在疫情期间暴露的主要问题及其产生的原因与造成的不良后果。

8.2.1 临时医院就诊问题

8.2.1.1 医院"一床难求"问题

根据武汉市卫健委的相关数据，截至2020年2月2日23：00，武汉市26家定点医院开放床位有7 259个，已用床位为7 332个（包括患者自带的折叠床），如表8.1所示。许多疑似患者，甚至是症状较严重或者有其他疾病的患者也无法拥有一席床位。患者在身体与心理的双重折磨下，疲惫不堪，四处找关系治疗。有些病人为了能够接受吸氧治疗，甚至直接睡在医院的过道上。

表8.1 2020年2月2日武汉市定点医院病床使用情况

序号	批号	医院名称	开放床位	已用床位	空床位
1	第一批	市金银潭医院	720	658	62
2		市肺科医院	122	119	3
3	第二批	市汉口医院	389	422	0
4		市武昌医院	504	520	0
5		市第五医院	430	424	6
6		市第七医院	193	196	0
7		市第九医院	405	502	0
8		市红十字会医院	304	304	0
9		市第四医院（西院）	319	343	0
10		武钢二医院	102	103	0
11		市中心医院（后湖院区）	525	525	0
12		市第三医院（光谷院区）	300	316	0

续表

序号	批号	医院名称	开放床位	已用床位	空床位
13	第三批	同济中法新城	280	271	9
14		协和医院	247	247	0
15		省人民医院（东院）	270	270	0
16		湖北省中西医结合医院	173	173	0
17		武汉科技大学天佑医院	232	232	0
18		市第六医院	370	384	0
19		市中医医院（汉阳院区）	96	96	0
20		湖北六七二中西医结合骨科医院	204	204	0
21		黄陂区中医医院	416	416	0
22		江夏区中医医院	275	268	7
23		新洲区中医医院	189	172	17
24		武汉紫荆医院	50	25	25
25		汉南区中医医院	26	24	2
26		蔡甸区妇幼保健医院	118	118	0
		合　　计	7 259	7 332	131

疫情发生初期，医院不仅需要接待普通患者，还需要治疗新冠肺炎患者，“一床难求”现象严重，有病无处医几乎是所有患者的心声。

8.2.1.2　医疗物资供应问题

潜伏期过后，大量疑似患者转为确诊患者，新冠肺炎疫情大规模爆发，1 月 27 日至 31 日是武汉市医疗物资紧缺的高峰期，试剂盒和床位缺乏，志愿者援助物资的运输通道不畅。相关资料显示，武汉市医疗防护物资需求缺口非常大：武汉市 N95 口罩日均需求量在 6 万个左右，但获得的日均调拨不到 3 万个，有一半多的缺口；医用防护服更甚，其日均需求量在 3 万套左右，调拨供给仅几千套。应急医疗物资供应不足，主要是由劳动力缺乏、物资产能较低、海外购买不足、物资存储不够、物流运输效率低等问题造成的，说明产业供应链不够健全，应急物资储备体系不够完善。

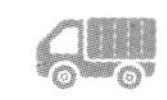

8.2.1.3　各类患者治疗问题

新冠肺炎疫情发生后，一方面，新冠肺炎患者陆陆续续住院，而医院还同时接待其他疾病患者，新型冠状病毒通过呼吸道传播，空气中的病毒可存留一段时间，传染速度极快，因此交叉感染严重，新增确诊人数最高时达到 15 152 人。另一方面，医院在平时就诊人数就不少，随着新冠肺炎确诊患者与疑似患者的迅速增加，医院开始应接不暇，其医护人员与医疗物资等已无法顾全其他疾病患者，特别是患有宿疾需要经常吃药或紧急诊治的患者，医院急需一套治疗体系对所有患者进行合理安排。

8.2.1.4　发热门诊秩序问题

2020 年 1 月 28 日，根据湖北省卫健委的相关数据，武汉市发热就诊人数达到 12 263 人，是其他城市的 4 倍以上，如表 8.2 所示。由于新增患者持续增加，发热就诊人数越来越多，医院人满为患，产生了发热门诊排队长、秩序混乱、等候时间长等一系列问题，不仅增加了交叉感染的概率，还引发了看病难的问题。在疫情发生初期，由于资源有限，有些病人排了一天的队也得不到治疗。患者在心理与身体的双重压迫下备受煎熬，条件非常艰苦。

表 8.2　2020 年 1 月 28 日湖北省各地市发热门诊就诊人数

（单位：人）

城　市	人　数	城　市	人　数
武汉市	12 263	宜昌市	1 102
孝感市	2 847	荆门市	822
黄冈市	2 527	仙桃市	805
襄阳市	1 937	天门市	672
荆州市	1 779	随州市	545
十堰市	1 710	潜江市	528
恩施市	1 541	鄂州市	528
咸宁市	1 360	神农架	39
黄石市	1 304	—	—

门诊排队问题不是新冠肺炎疫情发生后才开始暴露出来的，在平时就诊时，大多数大型医院均存在看病等候时间长的问题，甚至一个简单的病症有时也需要

病人在医院花费一整天的时间。看病难问题事关民生，亟待解决。

8.2.1.5　病床周转率问题

新冠肺炎疫情患者确诊后需要配备相应的病床、医疗物资以及医护人员，而加快病床周转率无疑是减缓资源紧缺压力的方法之一。疫情发生初期，湖北省患者平均住院日为20天，根据2月4日国家卫健委医政医管局副局长焦雅辉在疫情发布会上公布的数据，湖北省之外的全国出院患者平均住院日为9天多，远远低于湖北省。按照国家发布的《新型冠状病毒感染的肺炎诊疗方案》提及的出院标准，患者临床症状消失、经过两次核酸检测后即可出院，但湖北省却要求在此基础上继续观察10~12天才可出院，这一措施虽然降低了复发率，但也增加了床位负担，武汉市原有的8 000多张床位相当于减少了一半，医院治愈率下降，医护资源耗费严重。

8.2.2　问题溯源及其造成的影响

虽然2008年的“非典”疫情为我国应对传染病提供了经验，但大多数人抱着侥幸心理，没有在事后对整个疫情的发生进行很好的归纳总结，导致在新冠肺炎疫情到来时并没有做好相应的准备。临时医院在初期运转时出现了许多问题，其根源主要在于没有一套详细的临时医院应急响应机制，没有构建临时医院应急备用模式，没有建立医院统一管理制度和完善的医疗卫生信息系统以及合理的医疗物资供给体系，在医院收治、物资调运以及信息共享方面不完善。医疗卫生系统初期处于混乱无序的状态，在一定程度上加重了疫情发展态势，导致疫情传播速度加快，疑似患者与确诊患者人数猛增，在一定阶段产生了恶性循环。

8.3　疫情应对措施

新冠肺炎疫情暴发后，各级政府、企业和社会各界都积极地投入人力、物力和财力，以政府为主导力量，以企业及社会力量为辅助力量，采取最全面、最彻底、最严格的防控举措。下面主要谈一谈政府、企业和社会各界在医院、医疗等方面对疫情的控制起到关键性作用的举措。

8.3.1　多措并举增加可用床位

疫情发生前，武汉市传染病专科医院只有金银潭医院和武汉肺科医院，为解决“一床难求”问题，政府积极采取措施。2020年1月23日和25日，武汉市政

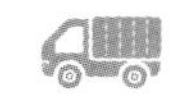

府连夜决定按照北京“小汤山”模式，以最快的速度建造火神山、雷神山两座临时医院。从2020年2月3日晚开始，中央指导组决定，紧急抽调20个省大型三级综合医院的医学救援队，将武汉市体育场馆、会展中心等改造为方舱医院，用于集中收治和隔离轻症患者；同时，政府征用民营医院、酒店、党校、高校等场所作为集中隔离点，用于对有肺炎症状的轻症患者和密切接触者进行集中隔离观察。2020年2月7日，武汉市有28家符合条件的医院改造成了传染病收治医院，用于收治重症和危重症患者。根据湖北省人民政府官网的数据可知，针对“一床难求”问题，政府主要采取了加大定点医院征用力度等举措，如表8.3所示。

表8.3　增加床位的举措

措　施	增加床位数
加大定点医院征用力度	疫情发生前，武汉市只有金银潭医院和武汉肺科医院可提供床位350张左右；疫情发生后，增加床位8 895张
建造火神山、雷神山医院	火神山、雷神山医院先后于2月2日、2月8日正式投入使用，增加了2 500张左右的床位，用于收治重症、危重症患者
建造方舱医院	截至2020年2月22日24时，武汉市共有16家方舱医院在运行，其中，国家卫健委接管了14家，14家方舱医院开放病床12 165张，在院的病人有8 689人，剩余床位3 476张
设立集中隔离点	截至2020年2月21日24时，隔离观察点可使用床位59 047张，已使用24 375张，空余34 672张

从表8.3可以看出，政府采取多种措施增加床位，有效缓解了床位紧张的局面。从这些增加床位的措施来看，每一种增加床位的方式针对的病人特征不一样，将病人提前进行分类，是实现床位高效利用的有力保障。前期采用建设定点医院的办法取得了一些成效，但是容量十分有限，供需远远达不到平衡。方舱医院尽管医疗条件不完善，但容量很大，可以很快解决床位大量不足的问题。方舱医院主要对轻症患者进行简单的诊疗和照顾，一旦其病情加重，立即转送到医疗条件更好的医院，使患者及时得到救治，形成一个有序的层级。

8.3.2　三方力量保障物资供应

8.3.2.1　政府层面

各个疫区积极争取国务院、国家各部委、中央军委和兄弟省（自治区、直辖市）的支持。截至2020年1月26日，国家部委和广西、江苏、安徽、广东、河南等兄弟省（自治区、直辖市）支援医用防护服4.5万套、口罩300万只、消毒液4万箱；财政部紧急下拨防控补助10亿元；中央军委联勤保障部紧急支援1万套防护服和消毒用品等防护物资，发往武汉市医疗机构。

8.3.2.2　社会层面

一方有难，八方支援。疫情虽发生在春节假期，但社会关爱不打烊，各界纷纷伸出援助之手。绿色通道的开辟，简化并优化了工作流程，使捐赠物资能以最短时间到位。表8.4简单列举了个别企业的医疗物资捐赠情况。

表8.4　个别企业医疗物资捐赠情况

组织名称	捐赠医疗物资
阿里巴巴网络技术有限公司	2020年1月25日，阿里巴巴设立10亿元医疗物资供给专项基金，从海内外直接采购医疗物资，送往定点医院
腾讯控股公益慈善基金会	2020年1月24日，腾讯控股公益慈善基金会宣布捐赠3亿元，捐赠款项将主要用于武汉等多地的疫情防治工作，包括口罩、消毒液、护目镜等物资的采购，以及对一线医护人员的帮助与激励
小米科技责任有限公司	小米和生态链企业计划捐赠超过300万元的物资及超千万元的资金，小米集团首批救助武汉的医疗物资已于2020年1月25日中午安全抵达，这批物资包括大量N95口罩、医疗口罩和各类温度计
中国奥园	截至2020年1月24日19时，中国奥园向武汉紧急调运首批40万只N99、N95等专业医用口罩，用在抗击新冠肺炎疫情的最前线
北京京东世纪贸易有限公司	截至2020年1月24日，京东宣布向武汉市分批捐赠100万只医用口罩及6万件医疗物资，以减缓当地医疗物资短缺的压力

8.3.2.3　企业层面

湖北省仙桃市生产防护服和医用口罩具有一定优势，政府决定依托当地两家优势企业，整合其他企业，扩大生产能力，三天内将医用防护服产能扩大到1.2万件，十天内扩大到3万件。为此，省财政部投入8 000万元；仙桃市委、市政府立下军令状，为这两家企业扩大产能解决一切困难；省经信厅、省药监局派出专门班子进驻企业，特事特办，加快审批，将所有出口欧美且满足国际要求的口罩和医用防护服用于省内防控。除了仙桃市的多家医疗物资生产企业加大生产马力外，全国多家医疗物资生产企业纷纷加入生产队伍，加班加点，生产防护物资

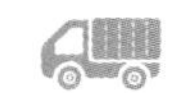

驰援武汉。表 8.5 列举了个别企业生产医疗物资的情况。

表 8.5 个别企业生产医疗物资的情况

企业名称	医疗物资生产情况
恒天嘉华非织造有限公司	为确保医疗防护用品原材料供应，企业 300 多名工人全线投产，截至 2 月 2 日已生产 708.49 吨无纺布卷材，其中包括口罩用过滤材料 123.07 吨
新兴际华集团	成为河北省工业和信息化厅临时授权的医用防护服重点骨干生产保障企业，承担了第一批 10 万套的紧急生产任务
国机集团	截至 2 月 2 日，共计生产 708.49 吨无纺布卷材，其中生产口罩用过滤材料 123.07 吨，可以作为 1.6 亿个口罩的用料；生产口罩用外层和里层 223.3 吨，可以生产 1.43 亿个口罩；生产防护服用材料、即纺熔复合非织造材料（SMS）180.70 吨，可以生产 120 万件防护服；生产三抗无纺布 181.21 吨。这些将为医护人员提供必要保护的物资被源源不断地送往全国各地
中盐集团	截至 2 月 3 日，中盐集团位于安徽的化工企业已累计生产次氯酸钠消毒液桶装产品 3 859 桶。目前每日可生产 240 吨次氯酸钠（有效氯按 12%计），每日白天可包装 1 500 桶桶装消毒液（25 千克/桶，有效氯按 6%计）

从表 8.5 可以看出，各医疗物资生产企业在疫情期间，克服种种困难，坚守工作岗位，加班加点生产防护物资，产能是平时的多倍，给武汉市医护人员带来了“及时雨”，解了武汉市医疗资源紧缺的燃眉之急。

8.3.3 “四类人员”分级分类治疗

防疫工作最为关键的一步就是锁定“四类人员”后，对其进行分类隔离和治疗，这是控制传染源、切断传播途径最有效的方法。对“四类人员”进行分类隔离和治疗的基础就是要有足够的床位，而不同类型的人员对于医院的医疗条件要求不同。根据湖北省人民政府官网，“四类人员”的具体治疗和隔离方法如表 8.6 所示。

表 8.6 “四类人员”的治疗和隔离方法

人员类型	治疗和隔离方法
新冠肺炎确诊患者	重症患者必须送定点医院入院治疗，轻症患者无法全部进入定点医院治疗的，可安排到指定医院和其他医疗机构（包括方舱医院）进行隔离治疗

续表

人员类型	治疗和隔离方法
新冠肺炎疑似患者	发热门诊留观的疑似患者，继续留观。因床位不够不能留观的，由所在区转至指定的集中隔离点（包括民营医院、酒店、党校、高校等场所）进行隔离。治疗疑似患者要单间隔离，不得进行居家隔离。检测结果为“双阴”，但临床症状符合新冠肺炎条件的患者，仍按照疑似患者进行管理
无法明确排除新冠肺炎感染可能的发热患者	经发热门诊 CT 诊断有肺炎症状但暂时无法明确排除的发热患者，由所在区送有一定医疗条件的机构集中隔离治疗，与疑似患者分开隔离，防止交叉感染
确诊患者的密切接触者	参照发热患者实行集中隔离观察

将“四类人员”分类治疗和隔离，大大推进了武汉市的防疫工作。根据患者病情进行分类，将其收治到不同的医院，大大提升了治疗的效率，解决了武汉市棘手的“一床难求”的问题。

8.3.4 线上线下合理分流诊断

首先，针对发热门诊秩序问题，政府主要采取分级诊疗措施，基层首诊、双向转诊、急慢分治和上下联动是其核心内容。在武汉，以基层预检、筛查、分诊为基础，61 家发热门诊全面实行 24 小时接诊。市民需要在家检测体温，如果三次用体温计测量体温都高，应到社区卫生服务中心就诊，社区卫生服务中心配备了一些必要设备，能够检测一些很明确的引起发烧的症状，如感冒。经过一次初筛后还需要进一步到发热门诊筛查的，可就近到医院发热门诊就诊。将病人在社区进行分流分类，可以减少病人扎堆进医院的现象，有效缓解发热门诊排队时间长、秩序乱等状况，降低交叉感染率。分级诊疗有助于形成“小病首诊在基层，大病转到大医院，康复治疗回基层”的就医格局，能够有效减少患者在综合医院的就医压力。

其次，政府推出线上诊疗服务。疫情期间，在政策的推动下，各大互联网医疗机构，如阿里健康、京东健康、好大夫在线、春意医生等互联网问诊平台迅速反应，积极协调医疗资源，动员各方医疗力量，及时推出在线查询、诊疗、资讯、科普、送药等多种服务，促进了互联网医疗企业的发展。表 8.7 列举了一些主要的互联网医疗平台的使用情况。

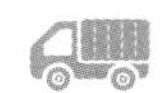

表 8.7 互联网医疗平台的使用情况

平台名称	疫情期间用户增长情况
微医互联网总医院	截至 2020 年 4 月 13 日，累计为 173 万余人提供咨询服务，其中，湖北用户有 20 万人
丁香医生	截至 2020 年 3 月 30 日，丁香医生问诊量达 120 万人次，用户查看“新冠肺炎”这一词汇的次数达 1 亿次
平安好医生	1 月 20 日至 2 月 10 日，平安好医生 App 新注册用户量增长约 10 倍，新增用户日均问诊量约是平时的 9 倍
阿里健康	阿里健康问诊量曾在一天内突破 10 万人次
京东健康	2020 年 1 月 26 日以来，京东健康在线问诊平台的日均问诊量达到 10 万左右，在最高峰时期，一小时内有上万名用户在京东健康平台寻求免费问诊服务
好大夫在线	2020 年 1 月 22 日至 2020 年 2 月 25 日，一个多月时间，好大夫线上总问诊量超过 426 万次，其中，和新冠肺炎相关的咨询占到了 20%，平均每天有 2 万多名医生在线问诊

作为线下医疗的有力补充，线上医疗在疫情防控中发挥了重要的作用。病人若有发热症状，可先在线上进行初步诊断，若是普通感冒，则只需按照医生的要求，线上购买相关的药品在家隔离治疗；若呈现疑似新冠肺炎症状，则联系相应的发热门诊，做进一步的诊断。常见病、慢性病患者去医院取药交叉感染的风险很高，对他们而言，线上复诊、送药上门是他们治病的重要方式。线上问诊在疫情期间发挥了至关重要的作用，有效缓解了发热门诊的压力，也减少了新冠肺炎的交叉感染率。

8.3.5 提供医疗资源和技术检测

8.3.5.1 充实医疗救治力量

截至 2020 年 2 月 20 日，中央从全国 29 个省、自治区、直辖市和新疆生产建设兵团调集了共 32 572 名医护人员，组成了 255 个医疗队支持武汉，有力解决了武汉自身救治力量不足的问题。针对武汉重症患者多的问题，中央增派了很多重症专业的医护人员，帮助武汉及相关地市加大重症患者救治力度。面对疫情，中央举全国之力，派出规模最大、力量最强的医疗队伍驰援武汉。通过全国调集医护人员的方式，集中了专家、集中资源，快速地补充了一线的医疗队伍。充足的医护人员为患者提供了更加精心的治疗服务，并安抚和鼓励患者，为促进患者康复、提高治愈率做出了巨大贡献。

8.3.5.2　提升核酸检测效率

前期受试剂盒、采样点数量限制，核酸检测也需要排队等候，导致大量疑似患者无法确诊。武汉各大定点医疗机构改进核酸检测方法、增派人员 24 小时检测等，提速、提质、提量。据武汉市卫健委介绍，截至 2020 年 2 月 7 日，全市共有 35 家机构同时开展核酸检测，全力提速，与病毒赛跑，核酸单日样本检测能力由初期的 200 份提升到 6 000~8 000 份。核酸检测能力的提升，使确诊的误差率降低，诊断时间减少，同时减少了患者排队等候的时间，从而降低了医院的交叉感染率，提高了治愈能力。随着康复患者越来越多，确诊入院患者越来越少，腾出了越来越多的床位，表明疫情防控进入良性循环，疫情快速上升的势头得到了有效遏制。

8.4　临时医院应急备用模式总结

在抗疫过程中，雷神山、火神山以及方舱医院的投入使用，对这场没有硝烟的战争的胜利起了决定性的作用。随着疫情愈演愈烈，国内各大城市纷纷建立起不同模式的临时医院。对比中国各大城市基于疫情建立的应急备用医院模式并参考借鉴象飞天在“项目思维”微信公众号发布的《你的城市，应该建设什么样的传染病应急备用医院》的部分观点，我们总结得出一些经验，可以在日后进行推广。

8.4.1　五种应急备用模式概述

8.4.1.1　小汤山医院应急备用模式

小汤山医院应急备用模式，是指 2003 年“非典”疫情期间北京在小汤山，即在远离城区的位置，用拼搭式结构快速建成大面积、多床位的临时医院或医疗点，用于在大规模、突发疫情中集中对患者进行治疗与管理，以便有效救治患者并终止传染源流行的防治模式。北京小汤山医院，这个仅用 7 天就建造成功的医院，用于治疗和隔离“非典”患者。在与“非典”疫情斗争 51 天后，我国取得了重大胜利，让全世界刮目相看。17 年后，历史重演，随着新冠肺炎疫情的蔓延，参照这个模式，武汉火神山、雷神山临时医院建立，成为抗击新冠肺炎疫情

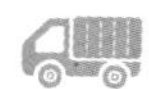

的主战场之一。

按照这种模式建成的医院，便于集中全国范围内的优质医疗团队，对大规模的潜在、确诊患者进行隔离救治。医院有专门的管理措施和专项培训，能够在一定程度上减少医患交叉感染的概率。小汤山医院应急备用模式远离城区，并专门建设了污水处理站、废弃物处理站，能够有效防止疫情进一步扩散。但“非典”疫情过后，小汤山医院作为临时建造的医院，与有着正常建设工期的医院存在差距，面临着去留和维护的难题。小汤山医院适于应对大型突发公共卫生事件。利用小汤山医院对具有传染性的患者进行集中治疗，是控制疫情最有效的途径。小汤山医院的建设场景、设计模式、选址思路、建设施工流程、优化方案以及建设完成后如何维护或转型等都应该形成标准，生成处理突发公共卫生事件的相关文件。这样，一旦发生疫情，就能立刻采取相应的措施，使得医院能更快速地进入治病救人的流程中。

8.4.1.2　公共卫生临床中心应急备用模式

对 2003 年“非典”疫情，上海采取的防治措施效果非常好。“非典”疫情过后，上海在此基础上提高了传染病医院的救治能力，将上海市传染病医院整体搬迁至金山区，建设了一家名为“上海市公共卫生临床中心”的应急备用医院，医院占地 3.35×10^5 平方米，建筑面积为 115 304.51 平方米，并在此基础上预留了足够的空间，以备疫情发生时进行快速扩建。

上海市公共卫生临床中心是一家以传染病科为主、其他科为支撑的上海市最大的综合性医院，也是全国拥有负压床位最多的医院，有多达 327 张负压病房床位，在 2003 年建设期间就已经预留了空间和相关的基础设施，不仅可以保障绝大部分患者的集中隔离救治，还可以在重大疫情期间给重症患者提供非常好的救治条件。上海市公共卫生临床中心是上海市集中收治某类病患的定点医院。新冠肺炎疫情发生后，2 月 10 日上海市宣布启动相应的预案，并开始扩建上海市公共卫生临床中心，收治病人。

与其他应急备用模式相比，上海市公共卫生临床中心的收治能力更强，可以同时为重症和轻症患者提供治疗，救治对象较广，具备科研、预防、治疗和教学等多种功能。其作为以传染病救治为主的大型永久综合性医院，可以应对一般的传染病暴发，而且可以在需要时紧急扩建。但是，公共卫生临床中心需要进行基础维护和日常运营，只有超大城市才有实力建成。

8.4.1.3　“方舱医院”应急备用模式

方舱医院应急备用模式是指可以快速部署医疗平台，拥有模块化卫生装备，具备紧急救治、临床检验等多方面功能的应急备用模式。在对2008年汶川地震和2010年玉树地震等突发公共卫生事件进行应急保障的过程中，方舱医院发挥了巨大作用，救治了很多伤者和病人。武汉这次为应对疫情推出的方舱医院，不同于以往，它是由大型体育场馆、会展中心等改建的，其病床和医疗设施可以移动，相当于临时医院的场馆改装版。在新冠肺炎疫情期间，方舱医院主要用于收治被新型冠状病毒感染的轻症患者，对他们进行简单的诊疗和照顾，一旦患者病情加重，可以随时送患者到医疗条件更好的医院，保证患者得到及时救治，形成一个有序的层级。

在新冠肺炎疫情高峰期，"一床难求"的现象一度非常突出，武汉多家定点医院以及火神山医院和雷神山医院的投用，仍然无法解决床位紧张的问题，直到"方舱医院"的使用，床位紧张问题才得到根本性的解决。武汉30余个体育馆、会展中心等被连夜改造成拥有3万多张床位的方舱医院，实现了对新冠肺炎患者的应收尽收，保障了上万名轻症患者的及时隔离救治。可以毫不夸张地说，方舱医院模式彻底解决了武汉救治床位不足的问题。

对比前面提及的应急医院，方舱医院是相对简陋的医院，它的特点是搭建速度极快，并且选址的灵活性较强，组装和拆除都较为简单和灵活，病人收治率高。但由于医疗设备不完善，其对危重症患者达不到应有的治疗效果，对于轻症患者却是最好的隔离和救治场所。疫情结束后，我们应该总结"方舱医院"搭建的流程，重视每个城市的体育馆、会展中心等公共场所的应急备用功能的建设，从而提高城市的韧性，保障城市的公共卫生安全。

8.4.1.4　改造现有医院应急备用模式

以黄冈和孝感为主的改造现有医院的应急备用模式采取的主要措施是对现有医院进行快速改造升级，将其转变为传染病救治医院。例如：黄冈征用大别山区域医疗中心作为发热患者集中收治点；孝感在早期就征用改造了4家现有医院，增加了救治床位990个。一般城市，不管是建设永久的大型传染病医院，还是疫情期间快速建设"小汤山医院"，都存在一定的难度，因此，改造现有医院是一个不错的应急做法。

对比以北京为代表的小汤山医院模式与以武汉为代表的方舱医院模式，将现有医院改造为传染病救治医院的方式，降低了建造临时医院的难度，减少了应急时间。同时大部分现有医院医疗设施和设备较齐全，可为收治患者做好充足的准备，为患者提供良好的治疗条件。但将现有医院改造成为传染病应急备用医院的一个难题是：如何将医院原有的患者安全地转移到相应的承接医院？与上海市公

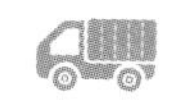

共卫生临床中心相比，将现有医院改造为传染病救治医院模式对城市的经济发达水平要求不高，适用于普通的中小型城市，可广泛应用。

8.4.1.5 “平战结合”应急备用模式

“平战结合”应急备用模式，即综合医院“平”时在保证传染病收治能力的前提下，其床位资源要发挥综合医院的医疗作用，用于收治普通病人以保证医疗机构的正常运行；同时要组建一支专门救治传染病患者的应急医疗队伍，制订应急预案，定期进行应急救治的演练，一旦突发重大传染病疫情，全院立即进入“战”时状态，进行传染病专科专病收治。其主要理念是“平”时“以练养战”，主要救治普通患者；“战”时则“招之能来、来之能战、战之能胜”，可迅速完成改建任务，实现扩充救治的功能。

广东省作为2003年“非典”疫情防控的主阵地之一，在传染病救治方面积累了丰富经验。2004年，广东省政府将广东省第二人民医院确定为全省唯一的省级应急医院。2010年，原卫生部将广东省第二人民医院正式确定为全国6家国家级紧急医学救援队之一，并由政府斥资新建一个“平战结合”的应急备用病区，进一步奠定了广东省第二人民医院在应急医疗救援体系建设方面的领先地位。广东省传染病医疗收治体系由传染病专科医院、传染病收治后备医院、县及县以上综合医院传染病科（病区）等传染病收治机构和传染病医疗救治技术队伍以及技术装备组成，构成省、市、县三级传染病收治网络，其中，传染病专科医院和综合医院传染病科是传染病防治的基本保障，是正规军和主力军。

相比小汤山医院应急备用模式，“平战结合”模式可以很好地平衡医院日常运营和重大疫情应急需求，“平”时按综合医院运转，突发重大疫情时转为传染病专科医院，无须单独建设，切换速度比新建一家医院快得多，也避免了陷入小汤山医院平时不投用、不维护的困境。对比以黄冈和孝感为代表的将现有医院改造为传染病救治医院的模式，在“平战结合”模式下，医院传染病救治专业化程度更高，设施设备更加齐全，有更好的救治条件和效果。

8.4.2 五种应急备用模式对比分析

以上五种不同的应急备用模式的共同点为可随时应对突发公共卫生事件，为患者提供救治服务。同时，每种模式又是不一样的，其适用情况、优缺点以及定位均有所不同。为了更加清楚地了解这五种模式，我们将对其展开对比分析，如表8.8所示。

表 8.8　五种应急备用模式对比分析

应急备用模式	适用情况	优　　点	缺　　点	定位
小汤山医院应急备用模式	适用于大中小城市	集中优质医疗团队对大规模患者进行隔离救治，能控制疫情蔓延	是临时的建筑医院，无法长期留存，面临着去留和维护的难题	被动应急措施
公共卫生临床中心应急备用模式	适用于一线超大型城市	收治能力更强，功能齐全，可以应对一般的传染病暴发，可以紧急扩建	平时维护运营成本较大，只有大型城市才能运转	主动应急措施
方舱医院应急备用模式	适用于大中小城市	灵活性较强，搭建较简单，能快速增加床位	医院的医疗设施设备不够完善，无法治疗重症患者	被动应急措施
改造现有医院应急备用模式	适用于普通的中小型城市	比建造临时医院难度低，减少了应急时间，医疗设施和设备齐全，可为收治患者做好准备，有良好的治疗条件	面临平衡新冠肺炎疫情患者和普通患者救治的难题	被动应急措施
“平战结合”应急备用模式	适用于一线超大型城市	能平衡医院日常运营需求和疫情期间的应急需求，无须单独建设，切换速度快	平时维护运营成本较大，只有大型城市才能运转	主动应急措施

这五种不同的应急备用模式各有特点，各个地区都可以对号入座找到最适合自身特点的应急备用模式。每一种模式都不是十全十美的，各有自身的优缺点，但不同模式的不足可以相互弥补。各个地区在建设自己的应急备用模式时，可以参考以上五种模式，并在此基础上进行归纳和创新。

8.5　应急医疗准备机制优化建议

结合新冠肺炎疫情中出现的问题，本节提出三点应急医疗准备机制，为应对类似传染病的发生提供可参考的建议。

8.5.1　建立临时医院应急备用新模式

为在以后从容应对传染病肆虐问题，让患者得到有效治疗，及时控制传染风

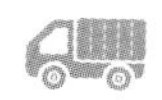

波，各省（自治区、直辖市）需要吸取新冠肺炎疫情防控过程中的教训，根据自身经济情况，培养医疗备用战队。结合“平战结合”的方式，参考象飞天在“项目思维”微信公众号发布的《你的城市，应该建设什么样的传染病应急备用医院》的观点，本节提出了各种应急备用新模式。

人口规模超大城市和省会城市，由于人口规模大，人员流动性强，经济实力强，可建立大型公共卫生临床中心，或增强现有的传染病专科医院治理能力，保证大型公共卫生临床中心和传染病专科医院的正常运转和长期备用。

人口超过100万的非省会城市，由于经济能力较强，可重点加强一两所传染病专科医院的救治能力，以保障传染病患者重症和危重症的主要治疗，满足城市的治疗需求。

经济欠发达地区，有条件的城市需建立传染病专科医院，或将现有的综合性医院改造成传染病专科医院，以保证传染病突发时的救治能力；条件不足的城市，可参考小汤山医院应急备用模式建造医院，医院内可以设置简单的医疗设施，平时可以向普通患者开放，可以安排实习医生或医术水平有限的医护人员在此驻扎，为普通患者开药，患者不必排队等号，疫情传播时期可以作为医疗备用站，接纳隔离病人。

这种应急备用模式考虑了各座城市的人口和经济情况，保证了资源的合理利用，既保障了医院的正常运营，又保障了传染病疫情发生期间有充足的床位供应。

8.5.2 健全医疗物资供应保障机制

2020年4月27日，习近平主持召开中央全面深化改革委员会第十三次会议，会上提道，要加强顶层设计、优化部门协同，按照集中管理、统一调拨、平时服务、灾时应急、采储结合、节约高效的要求，围绕打造医疗防治、物资储备、产能动员“三位一体”的物资保障体系，完善应急物资储备品种、规模、结构，创新储备方式。本节从应急医疗物资的生产、储备及运输三方面提出健全医疗物资供应保障机制的相关建议。

8.5.2.1 提高物资生产能力

要保障疫情期间稳定长期的医疗物资供应，最主要的是保障高效的生产能力。疫情期间，大多数人居家隔离，减少外出，避免交叉感染。同时，大部分企业停工，劳动力资源缺乏，生产能力低下。此时，政府利用其统一管理的能力，由所在市、县、乡的应急防控指挥部或领导机构组织特定物资生产企业，并联合社会志愿者集中生产。随后，市场监管局细化任务分工，靠前指导工作，力保企业复工期间各项疫情防控有效、到位。各级政府多措并举，紧急组织企业迅速复工达产，采用多种方式扩大产能和增加产量，实行国家统一调度，开辟绿色通道，保障重点地区医疗物资供应，提高应急物资保障能力，促进部门协同，优化产能保障和区域布局，确保重要应急物资关键时刻调得出、用得上。

8.5.2.2　增强物资储备能力

为应对传染病等突发公共安全事故，各级政府需根据应急管理部的保障储备文件要求，由市政办组织建立应急医疗物资分级储备库：国家应急医疗物资储备库、省级应急医疗物资储备库、市级联合应急医疗物资储备库、市级应急医疗物资储备库、区级应急医疗物资储备库（县级应急医疗储备库）。上一级储备库当且仅当下一级储备库预计不足以供应时使用。国家应急医疗物资储备库可以 48 小时救灾物资到位为半径，重点打造东、北、南、中四个方向的区域型存储中心。

应急医疗物资具有周转利率极低的特点。为提高应急保障服务水平，减少不必要的闲置损坏，可与公立医院构建联合存储模式；公立医院在保证自身正常运转的条件下进行协议代储，保证仓库的应急医疗物资符合对应储备库的正常储备量。对达到商品保质期 1/3 的期限以内的易耗物资实行动态补充、定期更换，并进行内耗流程的管控，从而达到对不同种类应急物资的有效管理，推动完善社会化的应急医疗物资储备模式，建设区域联动的应急服务体系。

8.5.2.3　完善应急物流系统

医疗应急物流系统的构建目标是在应急医疗物资分级储备库的基础上对分级物流服务进行延伸，以及完成其他公共调配事项，推进网络化布局和物资储备规划。为避免政府各部门安排的自有车辆处于长期停滞状态和配送效率低等问题，应急医疗物资的运输车辆需依托第三方物流企业，与其签订运输协议，保障公共卫生事件突发后应急车辆的及时调度。同时，应急防控指挥部领导机构应规范各部门职责，疫情时期简化审批传达手续，提高行政效率，尽快安排应急医疗物资的配送种类与数量，使响应达到高度统一，构建应急物资统一存放、统一管理、统一配送的链条化管理体系。

各级政府需建立一套基于企业协同的应急物流服务系统，这需要能吸纳大众参加的社会化大应急物流体系的支撑。这种社会化大应急物流体系依靠政府，吸纳更多社会企业和相关组织以及个人参与，最终形成公开透明的平台体系结构。在速度上，社会的自组织反应速度比政府的强组织更快；而在大规模调配方面，

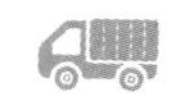

政府的组织则动员能力更强。可以结合两者在紧急情况下的资源配置优势，政府应该充分调动企业资源，用互联网来链接和协作各参与者有序地为救灾、救助提供高效的服务。

8.5.3 完善临时医院应急响应机制

省、自治区、直辖市人民政府根据全国突发公共卫生事件应急预案，制订了各自行政区域内的应急预案，具有战略指导意义，但其仍需结合具体实际进行完善。在习近平关于疫情的讲话中也提道，要完善疫情防控暴露出的预防性应急响应较慢等制度问题。

本节主要在应急医疗响应机制方面，将突发公共卫生事件划分为Ⅲ级应急响应机制、Ⅱ级应急响应机制和Ⅰ级应急响应机制，其严重程度依次递增（见图8.1）。由于传染病疫情具有不确定性、广泛传播性与严重危害性等特点，政府需根据疫情的细微变化选择相对应的医疗响应机制。

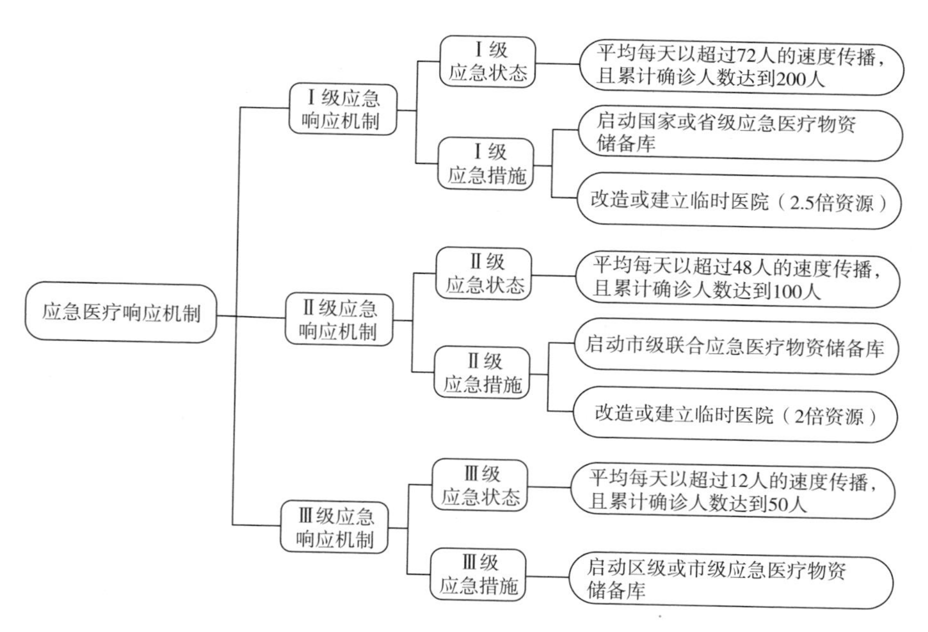

图8.1 应急医疗响应机制

针对疫情传播的人数与发展速度，可确定级别响应标准，建立应急医疗响应机制。

8.5.3.1　Ⅲ级应急响应机制

Ⅲ级应急状态是指疫情传播区域呈现的一种紧张状态。2020年1月15日及之前，新冠肺炎累计确诊人数为41人。自1月16日起，患者逐渐增加，该日同比增长9.76%。接下来的5天，湖北省确诊人数同比增长率不低于36%，最高时达到95.16%，最多新增确诊人数为105人，这意味着每小时至少有4人被确诊为新冠肺炎，为之后的疫情迅速扩散创造了条件。因此，应在疫情开始持续扩散时启动Ⅲ级应急响应机制。

本节以扩散的第二天为起点，设定Ⅲ级应急状态的标准为每天以超过12个人的速度传播，且累计确诊人数达到50人，即平均每两个小时至少有一人确诊时，启动Ⅲ级应急响应机制。对应此次新冠肺炎疫情，起点即为2020年1月17日。当日，湖北省新增确诊人数为17人，累计确诊人数为62人，疑似人数不明，死亡2人。在Ⅲ级应急状态下，所有人员及机构需听从政府统一指挥调度，必要时可调用区级或市级应急医疗物资储备库的物资，防止疫情发生到不可控的地步。

8.5.3.2　Ⅱ级应急响应机制

Ⅱ级应急状态是指疫情传播区域呈现一种紧急状态。本节设定平均每天以超过48人的速度传播，且累计确诊人数达到100人，即每个小时至少有2人确诊时，启动Ⅱ级应急状态。由于疫情传播速度较快，且需求量不可预知，为防止疫情继续快速扩散，启动Ⅱ级应急响应机制，提高居民的警惕性与重视程度，防范疫情。2020年1月18日，湖北省新增确诊人数为59人，累计确诊人数为121人，疑似总人数不明，死亡3人，达到Ⅱ级应急状态条件。此时，应采取Ⅱ级应急措施，该省可调用市级联合应急医疗物资储备库的物资，充分利用所有资源，分散治疗，将资源充足地区的剩余资源调往资源紧缺地区，将床位不足医院的患者调往有空余床位的医院。

虽然此前已建有应急医疗物资分级储备库与传染病应急备用医院，但为避免事态严重化，且医院建造需要时间，应根据实际情况开始改造或建立临时医院。改造的临时医院主要用于疑似人员的隔离治疗，因这部分人员人数居多，且需用的医疗设备与医护人员较少，便于临时收治。改造或建立临时医院时，需提前预计床位最快用完时间以及医院的建成时间，以最坏的情况进行粗略预测，保证所供资源是所需资源的2倍，极力让每一位患者都能得到及时治疗。

8.5.3.3　Ⅰ级应急响应机制

Ⅰ级应急状态是指疫情传播区域呈现一种特急状态。本节设定平均每天以超

 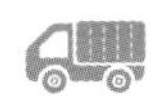

过72个人的速度传播且累计确诊超过200人，即每一个小时至少有3人确诊时，启动Ⅰ级应急状态。此时，由于疫情传播速度非常快，且需求量无法估计，故需启动Ⅰ级应急响应机制。结合本次疫情事例，2020年1月20日，湖北省新增确诊人数为72人，累计确诊人数为270人，疑似人数为50人左右，死亡6人，达到Ⅰ级应急状态条件。此时，该省可调用国家或省级应急医疗物资储备库中的应急物资，极力保证供大于求，省级政府合理安排医护人员与医用物资的调度。同时，按照每日患者人数确定医院的建造数量及空床位，极力保证所供资源是所需资源的2.5倍，以防患者人数暴增。

参考文献

［1］武悦，李燎原，张姗姗，等．智慧医疗救援模式下的移动应急医院设计探索［J］．建筑学报，2019（S1）：111-116.

［2］蔡卫华，葛锋．传染病专科医院综合化战略转型发展探讨［J］．中国医院管理，2018，38（8）：40-42.

［3］张义丹，丁宁，胡豫．新冠肺炎疫情下武汉方舱医院运行管理模式及实践探析［J］．中华医院管理杂志，2020，36（04）：281-285.

［4］高和荣．健康治理与中国分级诊疗制度［J］．公共管理学报，2017，14（02）：139-159.

［5］曹海峰．新时期国家应急预案体系再定位与系统重构［J］．国家行政学院学报，2018（06）：68-72，188-189.

［6］王喜芳，刘霞．以风险防控预警为导向的新型应急预案体系研究及其构建方法［J］．上海交通大学学报（哲学社会科学版），2018，26（06）：65-72.

9 临时医院应急物资供应

9.1 临时医院建设背景与现状

9.1.1 临时医院建设背景

新型冠状病毒引发的疫情来势汹汹，武汉作为疫情重灾区，疫情发展尤为迅速。武汉积极采取措施，2020 年 1 月 21 日设立 61 家发热门诊收治发热患者，并在三家定点医院设 800 张床位，后另增设 1 200 张床位用于救治患者。尽管如此，由于人们对新型冠状病毒潜伏期长及强传染性等特点认识不足，防控不到位，疫情仍呈继续发展态势。感染者持续增加，现有的医疗基础设施已不足以支撑患者救治和疑似患者隔离观察需求，扩大医院规模刻不容缓。活动板房建设相对简单，速度快，费用低，可用于紧急情况下满足大量房屋需求。1 月 23 日，武汉决定参照北京小汤山医院的模式建设火神山医院，两天后决定再建雷神山医院。两所医院在施工期面临交付时间紧张、物资采购困难、材料运输延迟等问题，而当医院正式投入使用后，如何保障医疗物资的供应成了关键问题。两所医院的建设与运营关系着感染者的生命安全，因此有必要总结本次临时医院应急物资供应的经验与问题，提出可以优化的方面。

9.1.2 临时医院建设现状

雷神山、火神山两所临时医院建造牵头公司为中建三局，在接到党中央的指示之后，中建三局立即针对此次应急工程成立指挥部，在施工现场进行指挥调度。就火神山医院来说，中建三局牵头，武汉建工、武汉市政、汉阳市政共同参与建造，建筑面积达 2.5 万平方米，设1 000张床位，项目建造涉及多个方面，包括基础工程、土建施工、消防系统、供电通电等，工程量大，需要大量机械以及机械操作人员。据了解，主体施工的整个施工期间，项目部按照两班倒的方式日夜不停地施工，高峰期有1 500名建设者和 280 台施工机械设备同时作战。整

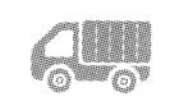

个工程下来，管理和施工总人员达7 000余人，工期为10天。雷神山医院规模超过两个火神山医院，但速度却与火神山医院不相上下。从火神山医院开建到雷神山医院正式交付不超过17天。在这17天中完成人员和机械调度、各种建材和医疗设备供应与安装，可想而知遇到了极大的挑战。两所医院的建设基本情况见表9.1。

表9.1 火神山与雷神山医院的基本情况

基本情况	火神山医院	雷神山医院
建筑面积	3.39万平方米	7.99万平方米
床位	1 000张	1 600张
工期	10天	15天
管理人员和施工人员	7 000余人	
分设区域	重症病区、普通病区以及感染控制、检验、特诊、放射诊断等辅助科室	
施工单位	由中建三局牵头，武汉建工、武汉市政、汉阳市政3家企业共同参与	
施工涉及	基础工程、土建及装饰工程、给排水及消防系统、供配电系统（不含外部线路）、照明与监控、通风空调系统、通信弱电、医用气体工程、净化工程、室外及市政配套、污水处理设施等	

湖北省住房和城乡建设厅在借鉴火神山医院、雷神山医院的实践经验之后，组织编撰了《呼吸类临时传染病医院设计导则（试行）》（以下简称《导则》）。通过研读《导则》文件，我们归纳得出临时医院建设过程中各项工程的主要关键点，具体见表9.2。

表9.2 临时医院各项工程的关键点

临时医院工程	应急物资供应的要点
选址	靠近公共交通能够到达的区域，便于应急物资运输，同时注意避开交通繁忙地段
上部结构	宜采用标准化、模块化、密封性能好的装配式结构，供应商应具备国家设立的标准资质
基础工程	基础采用天然地基，基础上应设支墩，以满足架空地板和设备管线的安装要求，支墩采用方钢管或预制混凝土块
室内装饰	属于污染区、半污染区的医疗区域，使用的地面、墙面、顶棚等房屋原始材料以及构造应该便于清洗、消毒；使用的家具、门窗、扶手等可分离设施应当满足被消毒液喷洒、浸泡1小时不损毁的原则

续表

临时医院工程	应急物资供应的要点
给水排水	管道系统材料应具有不渗漏、耐温、耐腐蚀的特性，且应具有足够的明露管道空间，能够完成清洁、维修工作；饮用开水的排水管道应采用金属排水管或耐热塑料排水管
地漏	宜采用带过滤网的无水封地漏加存水弯；用于手术室、急诊抢救室等房间的地漏应采用可开启的密封地漏
消防	室内应设置消防软管卷盘或轻便消防水龙；贵重设备用房、病案室和信息、中心（网络）机房应设置气体灭火装置
通风空调	传染病区应设置机械通风系统以及空调设施。高精度医疗用房宜采用净化空调系统，其他区域宜采用热泵型分体空调。负压隔离病房的送风应经过粗效、中效、亚高效过滤器三级处理
医用气体	设置氧气、负压吸引及压缩空气等医用气体，氧气气源宜采用液氧罐
照明系统	医疗场所设置紫外杀菌灯或空气灭菌器插座，紫外杀菌灯应具有专用开关
通信系统	移动运营商负责移动电话信号覆盖系统的设计与安装，医院采用全覆盖的 5G 网络通信设计以及 VR/AR 远程医疗系统
市政配套	道路结构层底应采取防污水和废弃物渗透的措施

9.2 临时医院应急物资供应问题分析

本章研究的应急物资主要分为两大类：建筑物资和医疗物资。从雷神山和火神山医院的实际建设与运营情况来看，两所临时医院的应急物资供应主要遇到以下主要问题。

9.2.1 建筑物资采购量庞大

对于临时医院需要的建筑材料，中建三局首先采取网上招标方式。雷神山和火神山两座临时医院所需的建筑物资数量庞大。据不完全统计，火神山医院建设的部分物资数据，见表 9.3。

表 9.3 部分企业提供的火神山医院建设的部分物资数量统计

公　　司	物　　资	数量或价值
天鼎丰控股有限公司	土工布	16 万平方米

续表

公　　司	物　　资	数量或价值
深圳市泰和安科技有限公司	消防报警设备	价值 100 万元
惠达卫浴	马桶和龙头	5 931件
佳强节能等三家企业	装配式集成房	3 500套
中国一冶	钢构件	4 800套
株洲麦格米特	电源设备	50 套
上海冠龙	阀门	2 000台
上海昕诺飞	紫外消毒灯	930 套
乐普医疗	电子体温计	2 000支
乐普医疗	指夹血氧仪	700 台

表 9. 3 中数据仅为火神山医院建设中部分企业提供的部分物资，另外还有大量其他种类的物资，都需要在短期内获取、投入建设使用。根据项目负责人介绍，火神山项目大约需要1 600间箱式板房、混凝土1. 4万方、各种门1 500扇、HDPE 膜 10 万平方米，雷神山医院的需求量是火神山医院的两倍多。这种规模的采购在平时就有一定的困难，加之这次建设项目适逢春节假期，生产工人大都回家过节，供应商企业劳动力不足，增加了物资供应的难度。供应商前期仅靠库存供应，库存量少，因此需要从多家供应商进行采购。符合要求的产品不足，对于使用时可进行修改和微调的物资则放宽采购标准，施工时再进行调整修改，这不免为建设施工增添了不必要的工序，但是缓解了一部分物资供应不足的压力。

针对一些放宽采购标准（尺寸、型号等方面）还是空缺的物资，中建三局向以前合作过的供应商，如提供抗菌医用地板的北新公司、提供空调设备的金永利公司等发出邀请。同时供应商也加快复工复产的步伐，最终，在多方人员的努力下，火神山与雷神山医院最终按期交付，并且分别于次日开始收治病人。

9. 2. 2　特殊材料定制周期长

雷神山和火神山两座医院是传染病医院，在救治患者的同时，还要考虑医护人员的防护以及周边居民感染的问题。因此，设计师在《传染病医院建筑设计规范》《传染病医院建设标准》《ICU 病房医院感染预防与控制规范》等国家标准文件的指导下，选择了许多特殊的建筑材料。例如，负压病房的墙面材料为了配合消毒的需要，选择了符合耐腐蚀、防潮、耐消毒液擦洗等性质的优质钢材；在污染区域，需要使用紫外线杀菌灯具进行消毒；地面材料最后决定采用耐酸碱腐蚀、易清洁的 PVC 材料。一些需要特殊定制的材料，交货周期较长，如果不能寻找到存货，对火神山和雷神山两所医院的建设进度影响很大。其中一个典型的例子就是 CT 室的防污染铅板和铅玻璃。这两项特殊材料的定制周期至少需要 15 天，建设采购项目组只能通过多个渠道，寻找多家企业的存货，甚至将其他项目中使用的铅板、铅玻璃拆卸下来供给临时医院建设。最终在简化招标采购各项流程的前提下，才未耽误建设工程进度。

9.2.3 医疗物资供应渠道复杂

临时医院的医疗物资供应渠道主要由以下几方面组成。第一是政府采购，按照《招标投标法》和《政府采购法》进行物资采购。对于确实急需的物资，遵循“谁采购，谁负责”原则，自主对采购方式进行选择，做好采购记录。第二是全国各地援助武汉的医疗队伍带来的医疗物资。各地的医疗队伍在集结的同时，也会准备大量医疗防护物资和医疗器械，随队伍一起带往武汉，负责接管火神山和雷神山各个病区的医疗团队也不例外。第三就是社会捐赠，包括企业与个人直接向两所医院捐赠的医疗物资。由于武汉市红十字会捐赠物资分配风波的影响，火神山医院相关负责人表示，社会对雷神山和火神山医院的捐赠是定点捐赠，由两所医院负责人直接接收，若确认物资可使用，再向红十字会补办手续，这样减少了物资倒运环节，效率提高。三个渠道共同为两所医院的医疗物资供应提供保障，缓解压力。但是同时也存在医疗物资供应源头分散的问题，不利于医疗物资总供应量信息快速整合。如果两所医院没有做到全局把控各渠道的供应信息，可能会导致医疗物资实际供应量与计划数量不相符、供需不匹配的问题。

9.2.4 应急采购无完善法律依据

针对此次疫情，财政部下发通知指出，为促使紧急采购便利化，使用财政性资金采购疫情防控相关货物、工程和服务的，应以满足疫情防控工作需要为首要目标，建立采购“绿色通道”，可不执行政府采购法规定的方式和程序，采购进口物资无须审批。财政部首先考虑疫情防控需要，政府采购让位于非政府采购，紧急采购的时效性得到保障。

时效性得到保障的同时，审批流程的简化不免暴露出其他问题，如质量参差不齐、哄抬物价等。《政府采购法》第 85 条规定：“对因严重自然灾害或其他不

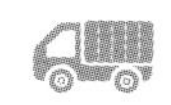

可抗力事件所实施的紧急采购和涉及国家安全和秘密的采购，不适用本法。”应急采购属于例外条款，并无规范的程序可循，当出现紧急采购时只能临时讨论制定政策，对于违规操作行为的追责也是如此，无法起到规范和警醒作用。本次临时医院的紧急采购主要为小批量采购的形式，难以形成规模效益，导致最后成交价格较高，国家利益受损。另外，采购时间的紧张导致市场竞争缺乏，物资的质量难以接受政府、社会的多方监督。由此可以看出，我国迫切需要出台一部关于应急采购的立法，规范操作流程，做到有法可依。

9.3 临时医院建设各层面举措

9.3.1 临时医院应急物资生产供应

政府各个部门统筹协作，国务院工信部、财政部等积极配合临时医院应急物资的生产，对央企和党员做出要求，对防护物资的生产能力、质量标准等进行严格审核监督，对生产企业实施一系列税收优惠政策保障应急物资及时供应，具体措施见表9.4。

表9.4 政府支持临时医院应急物资生产的举措

日　期	具　　体　　内　　容
1月27日	湖北省发布《省减灾办关于做好疫情防控期间安全生产和防灾减灾工作的通知》
1月28日	中共中央印发《关于加强党的领导、为打赢疫情防控阻击战提供坚强政治保证的通知》，要求央企充分发挥优势，全力支持疫情防控，充分调动资源和力量组织生产、保障供应
1月29日	工信部召开国务院应对新型冠状病毒感染的肺炎疫情联防联控机制物资保障组驻企特派员部署会议。会议做出部署，工信部向15家疫情防控重点物资生产企业派出驻企特派员。 国务院印发《关于疫情期间防护服生产使用有关问题的通知》，提出当医用防护服不足时，可使用紧急医用物资防护服，并明确了紧急防护服的标准规格和使用范围
2月2日	工信部举行疫情防控医疗物资保障专题新闻发布会，提出四项措施加强医疗物资保障工作。其中包括聚焦骨干企业产能挖掘，狠抓复工达产，快速增加有效供给
2月3日	湖北省应急管理厅摸清所有疫情防控物资突击生产企业，做好安全生产服务指导工作

续表

日 期	具 体 内 容
2月5日	在国务院常务会议上，对企业多生产的重点医疗防控物资，全部由政府兜底采购收储，列出了《政府兜底采购收储的产品目录》
2月6日	财政部发布《关于支持新型冠状病毒感染的肺炎疫情防控有关税收政策的公告》，重点保障物资生产企业享受税收优惠政策
2月18日	湖北省印发《关于做好疫情防控物资扩产、转产、新建“三个一批”工作实施方案》，对重点防疫物资的期望日产量提出了具体要求

负责建设项目的企业主动协调，优先供给雷神山和火神山医院建设物资，全力配合雷神山和火神山医院建设项目的进行。此次负责雷神山和火神山医院建设项目的牵头企业中建三局，在接到任务后，负责人立即联系熟悉的合作对象，抽调工人进行现场施工，据统计，从湖北省外抽调来近30%的工人。中建三局为了节省建设的时间，抽调其他在建项目的板房材料，将火神山医院建设物资需求放在首要位置。由于只有一条路可以进出现场运送物资，管理员积极进行协调，但入口处太过拥挤，几乎处于饱和状态，为更快地得到建设物资，管理员徒步引导车辆，使其顺利通行，保障了施工进度。另外还有中信设计、中铁重工、武汉市政、武汉建工等一大批建筑团队过硬的企业的全力支持和配合。

9.3.2 临时医院应急物资的采购与捐赠

疫情暴发阶段，国内原先的医疗物资产能已经不足以满足武汉各医疗机构的需求。政府决定通过全球采购和扩大国内产能相结合的手段来缓解这一情况。为了提升进口物资采购的效率，政府出台一系列文件办法，简化应急物资进口流程与手续，具体情况见表9.5。

表9.5 政府对于进口防疫物资的采购与使用要求

日 期	具 体 内 容
1月26日	财政部发布《关于疫情防控采购便利化的通知》，提出要建立采购“绿色通道”，可不执行政府采购法规定的方式和程序，采购进口物资无须审批
1月29日	国务院印发《关于疫情期间防护服生产使用有关问题的通知》，指出当医用防护服不足时，可使用紧急医用物资防护服，并明确了紧急防护服的标准规格和使用范围

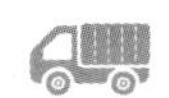

续表

日　期	具　　体　　内　　容
1月30日	武汉市公布《武汉市新型冠状病毒感染的肺炎疫情防控暂行办法》要求保障物资供应，保障疫情防控所需资金，鼓励组织和个人捐赠 国务院印发《关于疫情期间防护服进口等有关问题的通知》，明确规定可应急使用的进口医用防护服满足条件
2月2日	工信部在医疗物资保障的专题发布会上，提出其他措施：第一，加强动员部署和组织协调进一步完善工作机制，动用中央储备来保证疫区需要；第二，推动出口标准和中国标准的衔接，使符合欧盟、美国标准的出口产品能够在国内使用；第三，加强国际合作，推动国际采购
2月3日	商务部印发了《关于积极扩大进口应对新冠肺炎疫情有关工作的通知》，要求各地商务主管部门，结合本地实际做好扩大进口有关工作。商务部会同相关商协会，已向地方商务主管部门提供14个国家（地区）的51个医疗物资供货商或供货渠道信息

无论是在雷神山和火神山医院的施工建设阶段，还是在救治病患阶段，各行业企业无偿捐赠的应急物资都占了总体物资不可或缺的一部分。按照物资种类，分别列出每一类物资的典型代表企业捐赠情况，具体见表9.6。

表9.6　部分企业为雷神山和火神山医院捐赠物资情况

物资类别	企业名称	具体捐赠物资
医疗设备	西门子	CT机、移动DR
电源设备	易事特集团	ICU病房使用的设备电源
信息系统	紫光集团	网络通信与信息安全产品设备（包括核心交换机、汇聚及接入交换机、无线网络、安全防护等相关设备）
IT设备	联想集团	电脑、平板电脑、打印机、桌面IDV软件、服务器
电　器	TCL华星	公共显示LCD、冰箱、洗烘一体洗衣机、具备IFD除菌功能的冷暖空调
	美的集团	新风+无风感空调、热水器、饮水机
卫　浴	恒洁卫浴	洗脸盆、整体浴室、马桶

9.3.3　临时医院应急物资运输保障

运输是物资到达施工场地以供使用的关键环节，它保证了应急物资的时效性。政府为保证运输的畅通，采取建立物资交通保障组、开辟绿色通道、防控物资运输车辆免费且优先通行、重点保障专项建设物资运输畅通等措施，切实缓解物资运输过程中的压力，具体措施见表 9.7。

表 9.7　政府保障临时医院应急物资运输的举措

日　期	具　体　内　容
1 月 24 日	湖北省交通运输厅建立高速公路免费放行应急救灾物资机制
1 月 25 日	交通运输部提出疫情防控物资和人员应急运输车辆免费通行、优先通行
1 月 26 日	李克强召开中央应对新型冠状病毒感染肺炎疫情工作领导小组会议，要求湖北省和武汉市要层层落实责任，加快建设集中收治医院。统筹调配全国资源，物资调运开辟绿色通道
2 月 1 日	交通运输部印发《关于切实保障疫情防控应急物资运输车辆顺畅通行的紧急通知》，就做好应对疫情各类应急物资、生活物资、重点生产物资、医护及防控人员的运输保障工作做出部署
2 月 3 日	湖北省应急管理厅向各地紧急调拨中央和省级救灾物资，建立由多部门组成的物资交通保障组，协调医疗、应急物资通行保障事项
2 月 4 日	湖北省召开“新型冠状病毒感染的肺炎疫情防控工作”新闻发布会，要求重点保障火神山、雷神山项目建设物资运输畅通

为保证两所临时医院的物资运输顺利，国内多家物流公司联合开通了应急物资到达武汉的绿色通道，承担起了免费为武汉运输来自国内外应急物资的职责，京东、顺丰、EMS、韵达等公司，都参与到这项工作中来。同时，一些物流企业直接负责火神山和雷神山医院的应急物流任务。在此列举部分物流企业为临时医院提供运输服务的案例，具体见表 9.8。

表 9.8　部分物流企业为临时医院提供运输服务的案例

物流企业	案　例
京东物流	1 月 27 日，恒洁卫浴企业计划向武汉火神山医院捐赠一批卫浴建材。京东物流立即调拨紧急运输车辆，运用供应链高新科技合理规划行车路线，使该批物资第一时间抵达了恒洁的物流中心。并且，在当天完成了装货以及发运等工作。依托布局全国的物流基础设施网络，这批物资以最快的速度到达了武汉。进入武汉之后，当地车队立即对其进行配送，这批物资于 2 月 1 日顺利抵达火神山医院

续表

物流企业	案例
顺丰物流	沈阳迈思医疗设备企业生产的高流量湿化仪和无创呼吸机是新冠肺炎重症患者的关键救治设备，然而自沈阳到武汉没有直达的航线。顺丰物流在疫情暴发之后，增开了深圳、杭州、北京等地至武汉的货运航线。因此，顺丰公司承担起了迈思公司医疗设备中间城市转运的任务。2月4日，火神山医院正式接收患者，顺丰转运的600台呼吸机正式投入使用
EMS	武汉市江夏区邮政分公司在疫情期间，开通绿色通道，为临时医院输送大量生命物资。截至3月31日，武汉市江夏区邮政分公司一共为雷神山医院运送各类物资6 409件。其中，医疗、防疫、保障等各类物资5 385件
韵达物流	1月27日，上海大巨龙集团和浙江卡曼国际决定向雷神山、火神山医院捐赠一批医用板材。韵达公司在收到需求信息之后，启动抗疫物资寄递绿色通道，当天紧急组织当地运力，制订完善的运输方案，优先保障这批物资的运输

9.3.4 保障临时医院应急物资的其他措施

为保障雷神山和火神山医院的建设进度、建设质量，政府多次派遣考察队伍，对医院的安全建设情况进行监督指导。同时，财政部发布多项财税优惠政策，扶持临时医院应急物资供应企业，中央直接拨付资金用于两所医院的设施设备采购，具体措施见表9.9。

表9.9 政府保障临时医院应急物资的其他措施

日期	具体内容
1月29日	国务院国资委党委书记连线火神山医院的施工现场，对施工任务做出要求，对保障施工人员健康安全做出指示
1月30日	财税部门联合发布系列公告，明确自2020年1月1日起实施一系列聚焦疫情防控关键领域和重点行业的税收优惠政策，助力打赢疫情防控阻击战 武汉市防控疫情建设指挥部紧急通知，要求中铁十一局支援火神山医院建设
2月3日	湖北省新冠肺炎防控指挥部召开指挥长会议，要求进一步完善火神山医院配套建设 湖北省应急管理厅组织专家组赴蔡甸区火神山医院、江夏区雷神山医院在建工地进行现场安全指导并跟踪服务

续表

日　期	具　体　内　容
2月5日	国务院常务会议明确了四项财税政策：对防控重点物资生产企业扩大产能购置设备允许税前一次性扣除，全额退还这期间增值税增量留抵税额；对运输防控重点物资和提供公共交通、生活服务、邮政快递收入免征增值税；对相关防疫药品和医疗器械免收注册费，加大对药品和疫苗研发的支持；免征民航企业缴纳的民航发展基金
2月14日	中央拨付湖北省中央基建投资补助资金5亿元，主要用于支持武汉雷神山和火神山医院的基本建设和设备购置，以及相关医院重症治疗病区建设

疫情发生之初，医疗物资的供应一直比较紧张，截至2020年2月初，雷神山和火神山医院医疗用品的供需存在缺口。一些互联网招标采购网站，利用多年的自身行业经验以及资源，为临时医院与医疗物资生产企业提供沟通渠道，协助物资供需双方的对接。另外，一些物流企业通过建立智能供应链平台，直接打通应急物资供需双方的沟通渠道，使用智能技术进行供需快速匹配。部分互联网平台企业，在疫情中为临时医院应急物资供应做出了贡献，具体见表9.10。

表9.10　部分企业建立互联网平台对接供需双方

平台名称	具体措施
京东“应急资料信息发布平台”	打通医疗物资B2B、B2G信息沟通的“直通车”，帮助政府和医疗机构实现医疗物资供求信息的精准对接。该平台运用云计算、人工智能技术对物资需求信息进行智能搜索匹配，快速对接供需双方
阿里“防疫直采全球寻源平台”	该平台主要针对防疫急需的医疗物资进行全球寻源。平台涉及的事项包括供应商报价流程、物资需求发布、各项审批流程、普通用户传播分享流程
招标采购导航网	运用公司现有资源，为雷神山医院物资采购寻找合适的供应商。其中，导航网在发布雷神山采购微压计信息一个小时之后，就为中建三局找到了供应商
比比网	作为一站式全流程招标采购服务平台企业，比比网每天在平台上更新9万多条采购信息，其中一部分是医院直接发布的采购或者捐赠物资需求

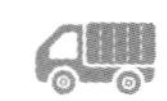

9.4 临时医院应急物资供应优化建议

9.4.1 明确临时医院应急物资种类范围

习近平在中央全面深化改革委员会第十三次会议中提出："完善应急物资储备品种、规模、结构，创新储备方式，优化产能保障和区域布局，健全公共卫生应急物资保障工作机制，确保重要应急物资关键时刻调得出、用得上。"根据民政部救灾司的数据显示，我国目前的应急物资储备主要以抗震救灾类物资为主，比如帐篷、救生包、折叠床等。此次临时医院物资供应遇到的一系列问题，让我们看到应当将公共卫生物资和一部分容易短缺的建筑物资，也纳入应急物资储备的范围之内。为了加强国家公共卫生应急物资的储备体系，首先要明确地给出公共卫生应急物资的清单，对目录上物资的规格品种要求做出清晰的说明。根据国家卫健委发布的《各级疾病预防控制中心基本职责》的要求，全国各级疾控中心应当负责公共卫生应急物资的储备工作，主要的储备物资种类包括诊断试剂、医疗器械、防护用具、消杀用品等。其次，各级疾控中心对于公共卫生应急物资的科学储备数量也要进一步完善，使得管理人员能够在日常盘点时，实现精细化的管理，在突发性公共卫生事件发生之后，也能够及时获取应急物资需求量缺口的信息。

另外，针对一些需求数量大、生产周期长的建筑材料容易产生短缺的问题，本次临时医院的建设承包单位应当协同国家卫健委，列出建造传染病临时医院所需核心材料的规格与标准，以供相关负责储备的部门进行采购。这样的话，建设雷神山和火神山医院的大量物资筹备经验就能够供全国各地的卫生疾控中心参考借鉴，避免日后再需要修建传染病临时医院之时，出现某些建筑物资缺货、建设单位花费时间四处寻找库存材料的现象。

9.4.2 建立全国性应急物资整合平台

应急物资，顾名思义，是用于应对紧急情况的物资，因此，时效性必须得到保障。在雷神山和火神山医院建设过程中，所需物资一部分来自储备，而大多数则属于临时调配、临时采购。负责人积极联系供应商，协调物资，保障供应，费时费力。另一方面，自愿且有条件提供资源的组织和个人，自发组织，输送物资，进行援助。多途径、无组织输送导致车辆众多，施工现场道路阻塞，反而影

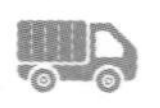

响了施工进程。为了避免供需信息不透明情况的发生，我国迫切需要建立一个全国应急物资资源整合平台，将各方信息和资源整合起来，进行统一调配。建立的应急物资整合平台的基本结构和流程见图 9.1。

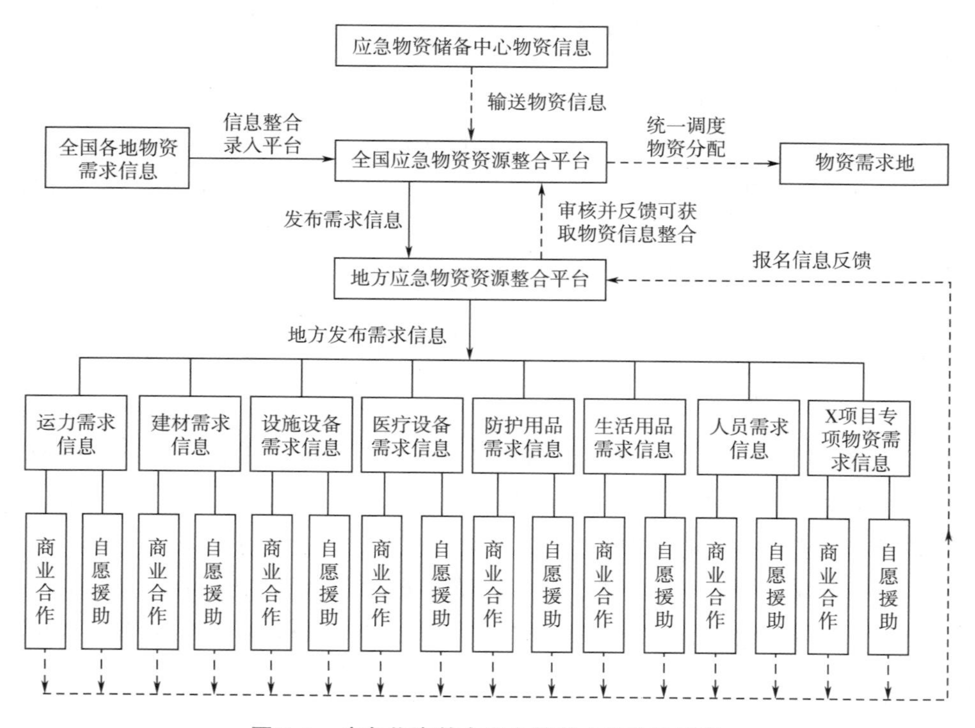

图 9.1　应急物资整合平台的基本结构和流程

当发生重大灾害或者事故时，国家应急管理部门在第一时间统计救援所需要的物资信息，并且发布在全国应急物资资源整合平台。全国应急物资资源整合平台与地方应急物资资源整合平台对接，由地方发布各项物资的需求，可将物资需求数量、规格、质量标准等信息公示，具有满足公示物资标准的供应商可以报名，选择所提供的物资，并填写数量、价格等信息，确认后反馈至地方应急物资资源整合平台进行审核，审核通过即自动生成商业采购合同。有意愿进行无偿捐赠的组织和个人也可在此平台填写信息，提供捐赠，每份捐赠最终生成一份捐赠报告，同时反馈至地方应急物资资源整合平台。地方应急物资资源整合平台统计可用物资反馈至全国应急物资资源整合平台，应急管理部门将反馈信息和应急物资储备信息相结合，在全国范围内进行统一调度，保障物资供应。

 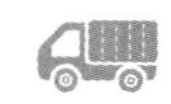

同时，为了保障专项物资供应，应开辟专项物资需求信息窗口，就如此次疫情，火神山医院建设需要的不仅是防护物资，更多的是建设材料、施工人员和技术设备。设立专项窗口，体现其紧迫性与特殊性，更为重要的是有利于短时间内完成大量物资整合调配需求。

建立全国性应急物资资源整合平台，遇重大灾害时全面开放，地方政府可以按图索骥，迅速完成采购任务，避免仓促寻找货源导致供不应求，同时防止供应商持价待沽，从而实现国家层面对重大灾害的统筹应对，减少灾害发生地政府因货源信息不足而造成的物资短缺和采购延误。

9.4.3 加强物资供应商日常评价管理

应急物资的采购注重时效性，势必会对采购活动的经济性和采购商品的质量产生一定的影响。因此，为了最大程度地保障国家利益不受损害，采购部门能够又快又好地完成任务，如何对供应商进行快速遴选以及准确评价成了一个关键的问题。为达到能够快速挑选优质供应商、降低临时医院应急物资供应链风险的目标，可以在事件发生之前就对供应商进行有效的绩效管理。美国的 GSA 机构针对救灾物资的供应商，建立了供应商数据库。该数据库是可以比较各供应商综合能力的信息系统。我国可以借鉴美国 GSA 的做法，建立应急物资供应商管理平台，交由应急管理部门进行管理。对于与政府长期合作的供应商，可以在供应商管理平台中进行备案。应急管理部门应当就这些供应商以往完成的政府采购订单，对其进行绩效评价。具体的绩效指标不仅包括常规的一些指标，比如供货的质量、成交的价格等，还应当提高应急物流指标的权重，要着重考虑供应商的应急物流配送能力以及应对供应链上下游需求和供给波动的能力。当紧急事件发生之后，可以优先选择已备案且综合能力评价较高的供应商进行应急物资采购，提升应急物资的供应稳定性和供应质量。同时，还要预留一部分抗击灾害的应急物资采购资金，由应急管理部门制定管理制度，对其进行日常监管，保证此项基金的专款专用，加强应急物资采购的效率。

9.4.4 设立应急物资储备库

灾害事件发生时建设临时医院，需要在极短时间内集合各种建设材料和医疗设备，要加强政府对关键物资和特殊物资的把控能力。

应急管理部门应设立应急物资储备库，参照此次疫情临时医院的建设规模和数量，采购一定比例建设临时医院的关键物资和特殊物资进行储备。这些物资主要是为了缓解紧急情况下，临时医院建设短时间内大量物资供应不足和特殊物资定制时间长等的压力。平时，应急物资储备库储存的应急物资，一方面，为各种小型突发事件提供帮助和服务；另一方面，大量物资储备占用资金的同时，增加了库存成本和管理费用。因此，这批储备可根据产品市场价格进行交易，在更新产品的同时弥补管理和储存等费用。需要注意的是，在进行买卖时要保证下批补充货物短期可得到或者部分进行交易，避免突发情况下储备库无可用物资的情况。当发生类似此次疫情这种大规模紧急事件时，应急管理部门紧急核实应急物资储备库可用物资数量，率先分配调拨用于紧急使用，弥补前期采购延误的工期。

应急物资平时的交易，不仅保障了物资储备，还加强了应急管理部门与各类应急物资供应商之间的联系。通过长期合作，了解各供应商的实力和经营状况，对优质供应商的筛选评价工作有所帮助。紧急情况发生时，优先寻找优质供应商合作，由以往经验快速估计短期内可得到的物资数量，以便对物资进行统筹分配。

9.4.5 出台应急物资采购的相关法律

习近平在《求是》杂志发表的文章《全面提高依法防控依法治理能力，健全国家公共卫生应急管理体系》中提出：“要建立国家统一的应急物资采购供应体系，对应急救援物资实行集中管理、统一调拨、统一配送，推动应急物资供应保障网更加高效安全可控。”应急物资采购的相关法律是应急物资采购供应体系的重要组成部分。目前我国关于物资采购的法律有《政府采购法》《招标投标法》，但是应急采购却属于例外条款，并没有纳入正式的立法，针对应急物资采购的具体操作也没有明确规定，在紧急采购中容易出现采购行为无制度参考、管理者无法决策等情况。在应急物资紧急采购过程中，应急物资所具有的时效性、特殊性和数量巨大等特点，很容易成为各个供应商和其他主体的谋利点，因此需要进一步完善立法。

应急采购立法中应该规定形成应急采购具备的条件、应急采购的方式方法。对采购人和供应商建立行为主体责任规范，规范应急物资采购流程、审批流程，强化主体责任意识，起到事前提醒、事中规范、事后追责的作用，以避免哄抬物价、质量参差不齐以及腐败现象的出现。

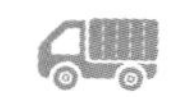

参考文献

［1］陈少贤．国外公共卫生危机管理经验与启示［J］．人民论坛，2020（Z1）：142-145.

［2］赵路．加强我国公共卫生管理的若干建议［J］．中国科学院院刊，2020，35（02）：190-194.

［3］李维安，张耀伟，孟乾坤．突发疫情下应急治理的紧迫问题及其对策建议［J］．中国科学院院刊，2020，35（03）：235-239.

［4］常非凡，林坤．公共卫生应急管理短板如何补［J］．人民论坛，2020（14）：104-105.

［5］孟晓梅．疫情下的国际应急采购管理实践与思考［J］．国际经济合作，2020（02）：51-58.

10 临时医院闭院后的物资处置

10.1 临时医院概况及存在的问题

10.1.1 临时医院概况

在疫情期间，武汉市为控制传染源、切断传播途径、扩充救治容量，利用各类医院对患者进行隔离与治疗。疫情期间主要有四类医院，如表 10.1 所示。

表 10.1 疫情期间医院主要类别

类　别	功　能	典型医院	布　局
传统定点综合医院	疫情重症定点救治、常规医疗救治	武汉金银潭医院	医疗功能单元、病房单元、技术保障单元
专科非定点收治医院	特殊患病人群服务	武汉市妇幼保健院	
方舱临时医院	轻症收治、隔断传染源	江汉方舱医院	入口接待区、床位区、治疗区、重症观察区、生活区、医护区、物资存放区、安保区
新建医院	集中收治新型冠状病毒感染的肺炎患者	火神山医院、雷神山医院	

本章讨论的临时医院主要指短时间新建的火神山医院和雷神山医院以及通过征用场地搭建的 16 家方舱医院。火神山医院与雷神山医院是参照 2003 年抗击“非典”期间北京小汤山医院模式建立的集中收治新冠肺炎患者的临时医院。其相关医疗设备设施及物资完善，是疫情期间起主要救治作用的临时医院。

方舱医院是通过征用公共设施的场地进行临时改造后形成具有收治轻症患者能力的临时医院。从 2020 年 2 月 3 日中央指导组决定设立方舱医院到 2020 年 2 月 27 日，武汉已累计建设 16 家方舱医院，总共开放床位 1.3 万多张，截至 2 月 4 日就有超过21 865件医用物资和6 306吨生活物资运抵武汉临时方舱医院。

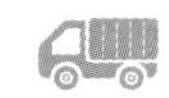

10.1.2 主要问题

截至2020年4月15日，所有临时医院全部休舱，各临时医院对院内物资进行整理和终末消毒，然后就地封存。然而对于封存物资的后续处置并没有制定出相应的解决办法，因此，封存在临时医院的物资的后续处置，如物资的分类、物资的后续存放、物资的闲置与折旧及信息化管理等问题急需解决。新冠肺炎疫情期间，各企业纷纷向临时医院捐赠物资。例如：美敦力公司和上海联影医疗科技有限公司分别向火神山医院捐赠了价值500万元和1.1亿元的医疗设备。这些捐赠给临时医院的救治工作带来了极大帮助，但是在临时医院休舱关闭后，对这些价值高昂的医疗设备和其他物资进行了就地封存的处理。如果不制订这些封存物资的后续处置方案，势必导致物资的闲置，造成极大的经济损失和资源浪费。

10.1.2.1 物资的分类问题

疫情期间，各大医院对于各类物资需求暴增，包括药品、医用防护物资和取暖设备、日用品等各类物资，而使用后的物资如何保证后续有效利用，哪些物资需要撤出与回收成为关键问题。不同物资的分类处理目前没有统一规定的制度，物资清点与整理工作不高效，为物资回收利用带来了极大的困难。以武昌方舱医院医疗物资为例，仅医疗设备设施一项就超过50种，还有其他生活设备、医药物资等，种类繁多。

10.1.2.2 物资的后续存放问题

临时医院中的方舱医院在恢复原设施功能时，封存在病区的物资需要新的存放点。临时医院中的火神山与雷神山医院由于是新建的临时医院，因此物资可以长期封存在临时医院内部。但是，方舱医院是临时征用社会公共设施改造的医院，因此方舱医院需要考虑使用后恢复征用场地原有设施功能。在恢复公共设施原貌时，需要将场地进行清理，因此，就地封存在方舱医院病区的物资需要转运至其他地点进行储存。

10.1.2.3 物资的闲置与折旧问题

临时医院内部的物资因封存而得不到有效利用，物资也会因时间推移有所折旧甚至报废，造成资源的浪费。物资的搁置本身就是极大的资源浪费行为，同时许多医用物资由于保质期短，长期封存可能会导致医用物资过期，进而产生危害环境安全等新问题。

截至2020年4月15日，临时医院已经全部休舱，其基本物资和医疗物资在消毒盘点后，就地封存。其对物资的处置措施参考了2003年“非典”期间的小汤山医院的措施，仅仅是将物资就地封存，并没有对封存物资的处置做出进一步的安排。2003 年“非典”结束以后，北京小汤山医院在完成历史使命后，剩余物资被存放在临时库房内，直到医院被拆除也没有再次使用过，造成了资源的极大浪费。

10.1.2.4 物资的信息化管理问题

新冠肺炎疫情期间暴露了医疗物资管理的信息化、智能化程度明显偏低的问题，缺少统一的系统化、数字化、信息化的物资管理平台，对于物资相关信息的掌控力度不够，大部分临时医院的工作人员甚至还在使用纸张记录物资使用情况，效率低且不便保存，更不利于疫情结束后对剩余物资的处置。

疫情暴发高峰期间，临时医院的物资大多来自政府调配及社会捐赠，物资种类多，数目大，消耗速度快，每日物资使用情况及剩余情况统计困难，物资来源、数目等重要处置参考信息不明确，数据采集及更新工作没有专人处理。目前设备及耗材管理有较为成熟的数字化管理系统，但主要是管理流程上的信息化，对于关键的物资储存状态与设备运行状态的监控能力明显欠缺，导致应急状态下的物资信息化管理不够。

10.2 临时医院闭院后的物资处置措施

10.2.1 临时医院的物资处置措施

10.2.1.1 军队医护人员组织封存

临时医院的基本物资和医疗物资经由医护人员清点、整理和消毒后，就地封存。2020 年 3 月 8 日，武汉首批规模最大的方舱医院——客厅方舱医院休舱，随后，武汉市 16 家方舱医院陆陆续续关停。截至 3 月 10 日，最后一个方舱医院——武昌方舱医院关闭。所有方舱医院在休舱后对于物资的处理方案基本一致。所有物资进行清点、整理和消毒后，就地封存，一旦疫情发生反弹，临时医院将能够第一时间再次投入使用。

2020 年 4 月 14 日和 15 日，雷神山、火神山医院在军队医护人员对所有物品进行清点、整理和终末消毒后，对物资设备等进行就地封存。封存前，雷神山、火神山医院按照护理部制定的《病区整理方案》对病区进行整理，将医院所有物资分门别类放置在病区内。按照此方案，对病区每一样物资进行整理、分类，小到每一个电视遥控器、大到各式医疗设备，整齐划一地摆放。将收治

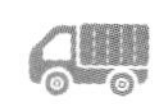

患者的病区改造成储蓄间，用以存放物资。此外，对物资的细致清点、整理工作，方便后期交接。地方人员到火神山医院进行交接时不需要进入病区，通过查看图片，即物资的清单表等数据，就能清楚获得火神山医院封存物资的种类、数量等具体情况。

10.2.1.2 各医院制定相关物资管理办法

由于医院类别不同，医用物资分类及管理需要根据具体情况制定。目前国内虽然还没有统一规定的物资分类管理办法，但各大医院根据实际情况对医疗物资进行了盘点。以武昌方舱医院为例，武汉大学人民医院团队组成的方舱医院医用物资保障部，承担着繁重的医用物资保障任务，为加强医用物资的管理，她们陆续制定了《武昌方舱医院物资管理办法》《武昌方舱医院入库信息登记表》《武昌方舱医院物资申请表》等一系列管理规范。这些有效的管理制度得到市指挥部的高度认可，并在其他15所方舱医院医用物资保障工作中推广。

10.2.1.3 制订医疗设备处置的方案

为了做好相关医疗设备的合理使用，在中央指导组的指导下，国家卫健委会同国家发展改革委以及湖北省政府，研究制订疫情后医疗设备处置的方案，切实加强疫情应急医疗设备的统筹管理和科学调配。同时，也利用这次机会来提升湖北省各级医院和基层医疗卫生机构的装备水平。

对于疫情期间紧急安装的设备，特别是隔离区域的常规诊疗设备，其院内所有权会归属到医院备机租赁平台，以便于疫情期间统一管理和调配，待疫情结束后再按需分派到各医院的临床科室。

10.2.2 物资处置措施的经验

新冠肺炎疫情期间，对于疫情的防控工作做得较为完善，以“中国速度”建立了比较全面的应急体系。就物资相关处置措施来看，新冠肺炎疫情期间的物资处置措施相较于2003年“非典”疫情期间的处置措施有了巨大进步。

10.2.2.1 明确物资处置管理责任

相比于“非典”时期物资后续处置存在的管理混乱、责任不明确等问题，新冠肺炎疫情期间临时医院的物资处理则显得更为有序。临时医院的物资处置明确由国家卫健委牵头，各省级卫健委领导，当地医院组织，社会力量参与，形成了更为系统化的组织管理体系，保证了责任到人、物资处置到位。

10.2.2.2 合理化物资分类措施

在新冠肺炎疫情期间，临时医院的物资封存都有完善的规章制度，如《武昌方舱医院物资管理办法》，雷神山、火神山医院的《病区整理方案》等，各临时医院遵照规章制度对物资封存进行了再盘点与再分类，并且通过大数据等信息技术对其进行实时监控与检测，大大降低了物资统计难度，为后续对封存物资的进一步处理提供了便利。

10.2.2.3　完善物资封存处理措施

新冠肺炎疫情得到基本控制后，各临时医院陆续休舱，物资封存工作相较于“非典”时期更为完善，消毒、盘点、分类、整理及信息化处理的流程更为细致。对于精密医疗器械进行定点定时定人维护，对于特殊药物进行专门处理，随时做好疫情反弹物资重新使用的准备。

尽管此次疫情期间物资的处置还存在一些问题与不足，但经过疫情之后，我国从中吸取了经验，从物资保障到后续撤出处置有了更加系统化、信息化、组织化的方案。这有利于整个疫情下的防控工作顺利展开与收尾，降低疫情期间产生的经济损失，对于物资进行充分利用，优化医疗资源配置。

10.3　临时医院物资处置建议

10.3.1　建立明确完善的物资分类标准

物资分类影响着后续进一步的处置，必须建立应急状态下物资类别标准，为物资管理的其他环节提供依据。临时医院内的物资种类多，且每种物资的数量也不一样，建议分为以下几类分别陈放。在仓库存储时，按照类别有条理地进行堆放，便于调用，提高紧急状况时物资输送效率。救灾物资分类如表10.2所示。

表10.2　救灾物资分类

种　类	项　　　目
生活类	帐篷、活动板房、移动厕所、净水设备、照明设备、个人生活用品等
救援类	探索检测设备、破拆设备、医疗急救设备、救援机械等
医疗类	常用医疗器械、高值医疗器械、监测器械、消毒器械、救护车、医疗药品、防护服等
通信类	应急通信设备、卫星电话、可移动网络基站等
食品类	方便面、压缩饼干、速食饺子等

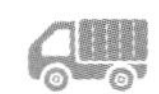

续表

种　类	项　　　　目
供电类	大型发电车和发电机
其他物资	—

10.3.2　方舱医院封存物资集中转存

对方舱医院的物资进行统一集中转存，将封存物资由分散在武汉市各地的方舱医院转运至指定仓库统一分类存放，以便于更好地保存物资和为后续物资的再利用提供方便。方舱医院是征用公共设施临时改造的医院，在方舱医院结束使命后，需要将征用的公共设施恢复原状，此时就需要将封存在方舱医院的物资转存到指定仓库集中存储。集中存储除了能更好保存物资，也为后续的物资处置提供方便。因为后续对封存物资进行处置时，会对物资进行调度，如果方舱医院的封存物资并不在一个地方集中存储，而是分散在各地进行存储，势必会为物资的统计、统一调度增加难度。因此，统一存放可以更为方便地进行后续物资的处置。

10.3.3　制订封存物资处置方案

封存物资长时间存放后必然导致物资闲置的资源浪费和设备损坏、过期等折旧问题。需要尽快拿出封存物资的后续处置方案，实现封存物资的再利用。

对于封存物资的处置方案应该从以下几个维度思考。

其一，物资的可存储性。保质期长且不易折旧的物资可以考虑进行长期集中存放，以应对其他紧急事件。例如：为患者提供的床位，其价值低，闲置后不会造成太大资源浪费，同时床位可以长期存储，因此可以考虑集中存储。临时医院中的消防设施、插线板、电视、对讲机等无法长期存储的物资就应考虑以分配或者捐赠等方式处理。

其二，物资的来源。临时医院物资的来源构成，大体可分为社会捐赠物资、征用物资、采购物资三种。根据不同种类的物资，在后续处置方案的设计时，应该分别拿出不同的解决方案。有些物资是社会捐赠物资，可以不用考虑遣返，而是考虑其他处置方法。例如，净水器生产企业捐赠的净水器，在疫情结束后可以将其分配给各学校，供师生使用。有些物资是征调的，例如，武昌区教育局为武昌方舱医院征用的800套桌椅，在疫情结束后需要遣返回原学校。有些物资是政府采购的，则政府有直接支配权。

其三，物资被需要程度。物资受到对象、地域等因素的影响，因此其被需要程度不一样。例如，武昌区图书馆联合湖北省图书馆为武昌黄鹤方舱医院配送的1 200册书刊，因其在偏远地区被需要的程度高，因此应考虑捐赠。一些县级医院缺少专业医用床位、CT扫描仪等，在考虑封存医用物资的处置方案时，应该考虑将这些物资尽可能调配到急需这批医用物资的医院。

根据以上对处置方案的思考，本章给出了封存物资的处置方案。封存物资处置方案类别如图10.1所示。

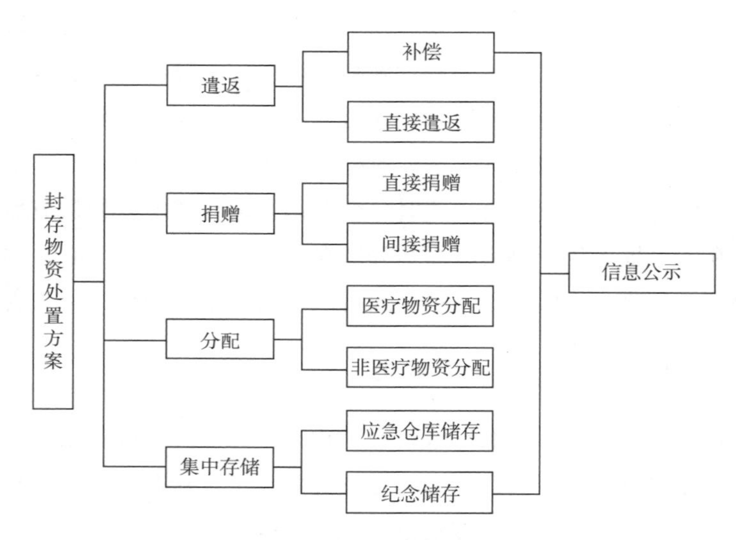

图10.1　封存物资处置方案

10.3.3.1　物资遣返

对于需要遣返的物资，原单位根据之前的调配单据，在信息中心核实单据，确认种类、数量等，在核实结束后将遣返物资运输至原单位。其中，对使用过程中造成损失的物资，给予一定资金的补偿，具体补偿价格应由政府相关部门制定。例如，武昌区教育局为武昌方舱医院提供的800套桌椅，为黄鹤方舱医院提供的课桌椅1 000套，这些桌椅在疫情结束后要遣返回教育局所征调桌椅的学校，由学校清点，确认无误后签收。社会捐赠中，不合规格的口罩，如美容口罩、厨用口罩等物资，按照捐赠信息进行捐赠物资的遣返退回。

10.3.3.2　物资捐赠

物资捐赠，分为间接捐赠与直接捐赠。其中，间接捐赠指将物资捐赠给专业

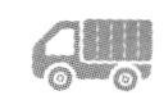

捐赠机构，如红十字会等，由专业捐赠机构负责捐赠物资的统一调度。直接捐赠是指由捐赠方直接将物资捐赠给被捐赠方。例如，武昌区图书馆联合湖北省图书馆为武昌黄鹤方舱医院设立“方舱书屋”，配送 1 200 册书刊和海量数字资源，供患者和医护人员阅读，疫情结束后，可由专业捐赠机构收集并捐赠给其他落后偏远地区的学校。

10. 3. 3. 3　物资分配

对于需要被分配的物资，分为医疗类物资与非医疗类物资，根据各自具体的分配方案实施物资分配，实现物资的再利用。例如，国家卫健委与湖北省政府计划将封存在临时医院的医疗设备分配给湖北省各级医疗机构，提升湖北省医疗设施水平。疫情结束后，根据已制订的医疗设备的分配方案，由各级医疗机构出具证明至封存物资集中存储中心领取分配物资。

10. 3. 3. 4　物资集中存储

对于集中存储的物资，应运输至应急储备中心，集中存储，在下一次应急事件发生后能快速从应急储备中心调拨物资。例如，16 家方舱医院的 13 467 张床位，经过整理和消毒后，将床位运输至应急储备中心，单独存放。

对于具有纪念意义的物资，应当予以保留，如成立新冠肺炎疫情的纪念馆，将这些物资运输至新冠肺炎疫情纪念馆进行陈放。例如，写满祝福、画着各种图画的隔板等具有纪念意义的物资，应当在纪念馆陈放。

10. 3. 3. 5　处置信息公示

最终制订的处置方案应向社会公示，做到信息的透明与公开。同时，按照处置方案进行的活动所产生的信息，包括出库信息、运输信息、核算信息等，在每一环节都需要与信息中心交互，实现物资的监督与管理，防止出现物资的丢失、调换等情况，以保证这些物资得到妥善处理与利用。

10. 3. 4　建立储备物资更新制度

封存物资后续处理中，有部分物资需要作为储备物资存储至就近应急储备中心，以便于再次发生疫情时能够做到快速响应，迅速从应急储备中心调运物资至抗疫一线，保障民众生命安全。对于这部分储存在应急储备中心的物资应该建立储备物资更新、轮换制度，以保证储备物资不会因为长期存放导致储备物资过期、报废等情况发生，进而导致资源的浪费。

将每一个储备物资的基本信息录入物资管理信息平台，平台通过获取的基本数据按照每一种物资的更新和轮换的制度安排，输出每一个储备物资进行更新和轮换的具体时间，以便与应急储备中心的人员进行储备物资的更新和轮换。例如，手提式干粉灭火器的保质期是8年，规定其更新期限为5年。将每一个手提式干粉灭火器的出厂日期等基本信息录入物资管理信息平台，平台通过基本数据获得每一个手提式干粉灭火器的更新时间，由工作人员对需要更新的手提式干粉灭火器进行更新。将被更换下来的手提式干粉灭火器送至消防部门，让其能够在保质期内尽快得以使用，以实现物资的合理利用，减少资源的浪费。

10.3.5 建立和完善物资管理平台

目前，具备物资调配功能的公共平台主要为医疗设备租赁平台，但由于涉及的设备类别有限，且不涉及设备外的其他物资，该平台在医疗物资的调配上作用有限。因此在应急状态下，物资的统一调配和监管缺乏完善的章程和管理平台，应急物资的状态和去向监管能力较为薄弱。

为方便应急状态下医院医疗物资的统一管理，应建立长效的全类型通用物资调配平台系统，并搭建物联网环境，用于日常设备和物资的院内租赁以及应急条件下的集中调配和监管，例如，通过传感器网络加强对物资存量动态变化过程以及设备运行状态、位置的监管。引入数据挖掘技术，构建数据模型，用于应急物资储备保障能力的预判和评价，使得医院物资调配有章可循，并有计划地定期进行压力测试来验证平台调配物资的能力，以应对不断变化的物资保障需求。

参考文献

[1] 宋劲松，刘杰．我国大规模传染病应急产品产能储备研究［J］．南京社会科学，2020（03）：28-36；47.

[2] 王颖，鲁志卉，王蕾，等．新型冠状病毒肺炎定点救治医院医疗防护物资管理［J］．护理学杂志，2020，35（09）：4-7.

[3] 王兴玲，程维国，邹晶．医院精细化物资管理体系构建与应用研究［J］．卫生经济研究，2019，36（03）：59-62.

[4] 陈晶晶．新冠肺炎疫情防控期间医疗机构捐赠物资管理和风险应对探讨［J］．经济师，2020（05）：30-32.

[5] 韩超，周幸，徐晓莉．突发疫情条件下军队医院应急物资管理标准化建设的实践和思考［J］．军事医学，2020，44（04）：291-295.

11　公共卫生事件下医疗机构超负荷运转的应对措施

11.1　医疗机构超负荷运转问题

2020年年初全球暴发了一场公共卫生事件：新冠肺炎疫情。面对突如其来的疫情，医疗机构承受了前所未有的挑战和压力。医疗机构作为救死扶伤的阵地，在抗击疫情方面做出了巨大努力，无数医护人员夜以继日奋战在疫情最前线，成为医疗救治和控制疫情蔓延的主力军。疫情前期，由于众多不确定性因素，医疗机构出现了一些超负荷运转问题，主要表现为床位超负荷运转、医护人员超负荷运转、发热门诊超负荷运转、120急救中心超负荷运转、医疗物资超负荷运转。截至2020年3月，我国医疗机构在这次疫情中暴露的超负荷运转问题已得到有效解决。此次我国医疗机构超负荷运转问题的有效解决，提高了医疗机构应对突发性公共卫生事件的能力，响应了国家的号召，展示了我国的制度优势，可为其他国家的疫情防控工作提供宝贵经验。

11.1.1　床位超负荷运转

据2018年统计资料显示，在2018年全国医院综合排行榜中，湖北省武汉市拥有5所百强医院，每千人床位数为8.6。而此次疫情暴发后患者数量急剧增加，床位数在这场战“疫”中却显得不足，引发了医疗机构的床位超负荷运转。例如，截至2020年2月5日，包括已经投入使用的火神山医院，武汉28所定点医院的开放床位为8 574张，而确诊病例为10 117例，仍存在1 543张床位缺口，由于此时疫情并没有得到有效控制，床位缺口将会持续扩大。在此次疫情阻击战中，造成医疗机构床位超负荷运转的原因主要有以下几点。

11.1.1.1　未及时启用大型三甲综合医院

在此次疫情中，武汉市的定点医院多为二级医院，而作为具有更多优势的大型三甲综合医院大多不是定点医院，反而以派遣专家方式接管定点医院参与战

“疫”。二级医院与大型三甲综合医院在仪器设备、床位数量、专家资源等方面存在较大差异。按照国家标准，二级医院开设床位数应大于100张，大型三甲综合医院开设床位数应大于500张。而在此次疫情中没有及时启用大型三甲综合医院，直接导致了“一床难求”的现象。

11.1.1.2　医院内部结构不合理

此次疫情所需病房均为传染病病房，而武汉市仅有两家医院能提供传染病病房。面对急剧上升的确诊人数，武汉市紧急改建现有非传染类医院，使其符合传染病医院三区两通道的标准。但武汉市许多医院无法改造或改造难以符合要求，无法成为定点医院，引发医疗机构床位超负荷运转。

11.1.1.3　医院间联动不合理

首先是民营医院与公立医院联动不合理，2017年调查结果显示，武汉市共有354家医院，民营医院占比72.9%，综合医院床位数占比83.86%，但武汉市参与此次疫情的定点医院中仅有4家民营医院，无法提供大量床位，患者无法及时住院。其次是基层医院与定点医院联动不合理，基层医院在面对定点医院缺少床位、无法收纳所有疑似病人时，没有承担起集中隔离疑似病人的责任，使大量疑似病人进行居家隔离，疫情进一步扩散，给后期定点医院造成更大压力。

11.1.1.4　病人救治时间长

此次疫情扩散迅速，而病人救治时间长，一个病人从住院到治愈出院至少需要20天，以平均20天的住院时长再加上10—12天的观察期来计算，武汉开设的8 000张床位仅一半能运转，加剧了医疗机构床位超负荷运转现象。

11.1.2　医护人员超负荷运转

疫情暴发后湖北省武汉市感染人数急剧增加，长时间、高强度的工作给医护人员带来巨大的生理和心理压力。例如：截至2020年2月5日，全国107支医疗队共10 596名医护人员支援湖北，但仍存在2 250人缺口；除此之外，湖北省武汉市医院取消所有医护人员的休假，采取三班倒的工作机制，为了救治更多的患者，医生和护士主动延长工作时间，减少吃饭或休息时间，甚至有医务工作者穿着厚厚的防护服，累得在地上休息。在此次疫情阻击战中，造成医护人员超负荷运转的原因主要有以下几点。

11.1.2.1　医护人员需求猛增

首先是疫情前期，湖北省武汉市每日确诊人数出现大幅增长，对医护人员需求急剧增长，而医护人员数量不足，直接导致其超负荷运转；其次是此次疫情的

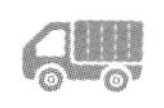

救治工作需要传染科、肺科、重症科、呼吸科等多科室进行联动，一位重症病人需要多位医生进行会诊，多次重复的救治工作造成了医护人员的生理疲劳，加剧医护人员超负荷运转。

11.1.2.2　医护人员感染

在疫情早期，医护人员由于认知不足、防护不到位等原因，存在感染情况，在本就缺乏医护人员的境况下又缩减了战斗力。截至2020年2月11日，湖北省武汉市已有1 102例医务人员确诊新冠肺炎，占全国的64.22%，这些医务人员有的是在非隔离区被感染的，有的是做完神经外科手术后出现症状的，医护人员感染、死亡等事件对医务工作者造成了巨大的心理压力。

11.1.3　发热门诊超负荷运转

发热门诊作为疫情防控极其重要的一环，担负着疫情防控的重要使命。疫情暴发后，发热病人逐日增多，对发热门诊的快速响应能力提出了更高的要求。例如，湖北省武汉市在高峰时段前往发热门诊就诊的人数超过了1.5万人，远远超过平时的就诊人数，新冠肺炎的确诊手段单一，医护人员需要严格执行“首诊负责制”，连续24小时坚守在岗位，进行询问患者、临床查体、影像检查等一系列的工作，但仍出现了大量发热病人排队就诊的现象，对后期防控工作造成巨大压力。在此次疫情阻击战中，造成发热门诊超负荷运转的原因主要有以下几点。

11.1.3.1　居民防护意识薄弱

首先，由于早期对疫情认知不足，在已知新冠肺炎存在“人传人”的情况下，仍出现人群大量聚集，没有采取佩戴口罩等措施进行防护；其次，由于疫情的大规模暴发，多人排队等待检查，且不做好相应的防护措施，造成交叉感染，使疫情更加严重，造成发热门诊的超负荷运转。

11.1.3.2　潜伏期患者多

新冠肺炎感染人群与其他人群无明显差别，病毒潜伏期长。疫情前期，不了解病毒的特点，许多潜伏期患者不知已患病，春节期间参加聚会等活动，造成集群感染，导致患者数量成倍剧增。大量患者前期症状表现为发热，在治疗时优先选择发热门诊，造成发热门诊超负荷运转。

11.1.4　急救中心超负荷运转

随着疫情的迅速扩散、感染人数的剧增，急救中心也面临着超负荷运转危机，持续高强度的工作对医护人员、急救专线人员、急救车等提出了更高的要求。例如：自2020年1月22日湖北省启动突发公共卫生事件Ⅱ级应急响应开始，急救中心的接听人员全部进入紧张的工作状态，一天工作12小时；疫情最危急的时候，120急救中心的急救专线最高峰达到1.5万人，而武汉市仅有329辆负压救护车，所以救护车一直高速运转；120急救中心面临专线电话打不进，急救车严重短缺导致无车可派、接到的病人无医院可送等紧急局面。造成急救中心超负荷运转的原因主要有以下几点。

11.1.4.1　病人数量剧增

随着武汉市疫情的蔓延，确诊病人、疑似病人数量不断增加，导致急救中心处于高强度的作业环境中。出于对疫情的恐慌，许多发热病人选择拨打120电话咨询，导致120热线电话数量大幅提高。此外，发热病人数量也大幅增加，急需大量120救护车，造成急救中心超负荷运转。

11.1.4.2　武汉市封城

2020年1月23日10时起，武汉市所有交通全部停止运营，武汉市的封城举措增加了武汉市民呼叫急救专线的概率。市民们出行受阻，无私家车居民仅能依靠呼叫急救中心救援。急救中心作业人员24小时不间断工作，需完成判断病患的身体状况、确定位置、派遣医护人员出诊等一系列工作，进而导致急救中心超负荷运转。

11.1.5　医疗物资超负荷运转

随着确诊病人数的急剧增加，对防护物资、医疗设备的需求增多。2020年1月23日多家医院相继发出公告面向社会求助，医院物资库存严重不足，医护人员为节约防护物资，进病房后争取不出来，少吃少喝，延长防护物资使用时长。医疗设备不足，例如救治重症患者的利器——ECMO（体外膜氧合器，又称体外膜肺），全国仅有约400台器械，而提供了5 400张床位的中南医院，仅2台ECMO。造成医疗物资超负荷运转的主要原因有以下几点。

11.1.5.1　物资需求猛增

面对突发的疫情，对各类防护物资产生爆发性需求。2020年1月24日，某三甲医院护士表明，N-95型口罩、防护服、护目镜每天每种物资大约各消耗1 000件，库存严重不足。武汉封城时城内人口近千万，每个人都需要口罩，且按照国家标准，职业暴露人员使用口罩不超过4小时，不可重复使用，显然防护物资供给存在巨大缺口。以防护服为例，1月26日湖北省需求达10万套，而此时医用防护物资生产企业复工复产率仅40%，日产约1万套，无法满足需求从而

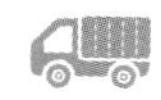

造成医疗物资超负荷。

11.1.5.2 物资储备不合理

医疗机构应急物资储备体系不完善。武汉市医院没有储备足够的防护物资、医疗设备、检测试剂，且其他医疗机构也没有充足的应急物资储备，导致医院无法尽可能多地治疗或容纳病人，病人由于确诊或治疗不及时等原因而导致病情加重，为前期患病人数的剧增和中后期疫情的防控压力的加剧埋下隐患。

11.1.5.3 企业停工停产，供应链中断

医药供应链中断是导致医疗物资超负荷运转的重要原因。目前我国医疗机构药品实行集中采购模式，医药供应链（见图 11.1）易中断，即使突发情况下医疗机构可自行采购，也难以应对此次突发状况。当时正值春节，生产企业停产，供应链上游中断，生产企业无法在短时间内恢复正常的生产制造工作。而疫情暴发迅速，所需医护物资数量巨大，企业没有足够的、标准的医疗防护物资库存，短时间内应急物资需求远大于供给。物流企业停工，供应链整体中断，物资不能及时运送到所需地点，医疗机构紧急采购以及社会援助都无法快速响应，为医护人员展开救治工作带来了困难。

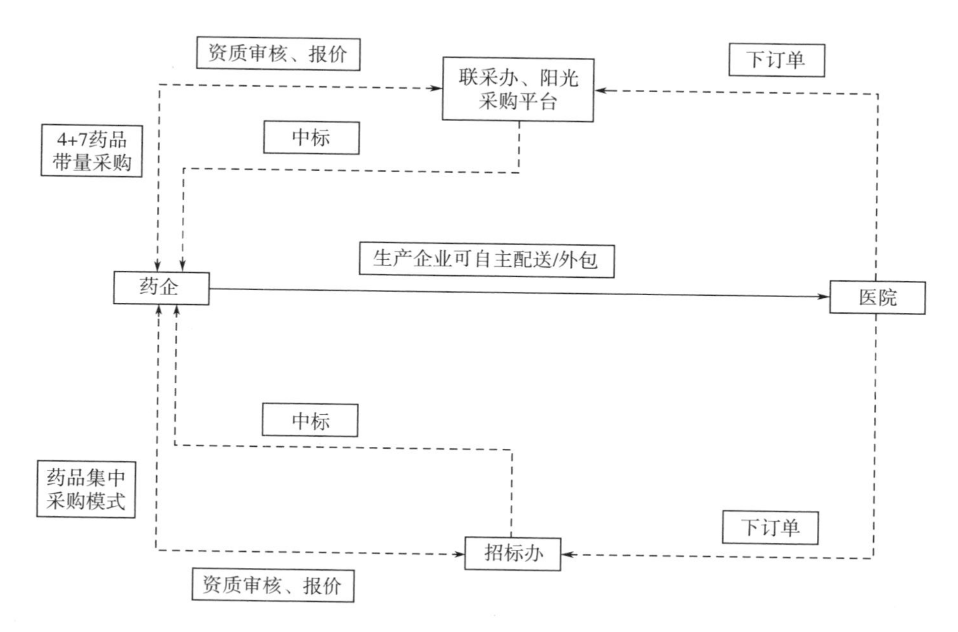

图 11.1 医药采购流程

11.2 医疗机构采取的措施

疫情期间医疗机构出现的超负荷运转问题造成极其严重的后果，面对如此严峻的形势，政府、企业以及国内外社会各界人士纷纷采取措施，缓解医疗机构的超负荷运转问题，其中医疗机构也在积极地寻求自救的方法。医疗机构采取的主要措施主要有以下几个方面。

11.2.1 针对床位超负荷运转

11.2.1.1 建造医院增加床位

2020年1月24日湖北省启动一级应急响应，紧急兴建火神山医院，开设约1 000张床位并于2月4日投入使用，主要收治武昌医院、汉口医院等定点医院的患者。兴建雷神山医院，开设约1 500张床位于2月8日交付使用，收治来自武昌医院、青山医院、硚口医院等定点医院患者。改建方舱医院16家，主要收治轻症患者。从2020年2月5日开始收治患者，运行33天，累计收治轻症患者约1.2万人。

11.2.1.2 改造医院增加床位

医疗机构积极响应政府举措，及时进行医院改造工作。按照专业传染病医院的标准进行改造，划分“三区两通道”——清洁区、潜在污染区（缓冲区）和污染区，医护人员通道和患者通道。已经确定为定点医院的医院及时转移其他疾病住院患者，增加空余床位，多渠道扩增床位，全力收治新冠肺炎患者。

11.2.2 针对医护人员超负荷运转

11.2.2.1 全国增援并调整人员班次

全国医疗机构团结作战，及时向疫区派遣医护人员和相应的应急物资。截至2020年3月15日，全国累计29省、兵团、解放军，均派出医护人员紧急支援武汉，累计约120支医疗队，共计约4.2万人驰援武汉。在疫情紧急时期，调整医护人员班次，采用三班倒的排班制度。控制医护人员工作时长，在救治病人的同时保证医护人员休息时间，缓解医护人员超负荷运转现象。

11.2.2.2 对医护人员再培训

对医护人员防护意识进行强化，对防疫知识进行再培训。针对医护人员防护措施的穿戴规则和步骤、消毒的步骤、心理疏导等进行培训。降低医护人员感染

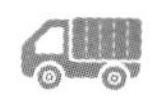

病毒的风险，让更多医护人员投入一线，间接缓解医护人员超负荷运转现象。

11.2.3 针对发热门诊超负荷运转

11.2.3.1 疫区开展线上问诊

武汉市各医疗机构联动医疗平台，开展线上问诊模式。2020 年 1 月 25 日，疫区开通 24 小时在线问诊，多科室专家在线答疑，为市民排忧解难。主要鉴别市民是否有必要去医院就诊，减少人群集聚，降低二次传染，缓解发热门诊超负荷运转情况。

11.2.3.2 非疫区联动线上门诊

全国各地专科医生积极参与线上问诊，免费对疫区群众问诊，尽量缓解疫区发热门诊超负荷运转现象，间接避免人群交叉传染的可能性，让疫区医生投入一线。疫情期间，阿里健康、春雨、企业医生、平安好医生等 10 余家互联网医疗平台纷纷加入此次线上问诊活动，为疫区加油。据统计，2020 年 1 月 22 日至 2 月 25 日，好大夫线上问诊总量超过 426 万次。

11.2.4 针对急救中心超负荷运转

11.2.4.1 健全调度问诊流程

增加 120 急救中心作业人员电话问诊流程，如增加询问是否发热、是否有外出史等重点问题。相关出诊医院在接诊发热病人时，询问近期是否有外出或与确诊病人接触史，对疑似病例及时上报并按照有关流程规范处置；除了出诊接诊外，针对接到的群众咨询新冠肺炎的相关问题，急救中心制定了详细的解答流程，安排调度员给予耐心细致的解答。

11.2.4.2 增加急救中心作业人员

急救中心全体作业人员暂停休假，充分发扬“急在分秒之间，救在生死边缘，120 为生命赢取每一秒”的工作理念，坚守在调度一线。在社会上紧急招募志愿者，坚守岗位全力以赴防控疫情。除此之外，帮助出诊人员和车辆消毒，有效杜绝交叉感染，用实际行动展现了 120 急救人员崇高的使命担当和职业精神，保证 120 生命线高速运行。

11.2.5 针对医疗物资超负荷运转

11.2.5.1 向社会求助

在疫情前期防护物资缺口大时，直接面向社会求助。2020 年 1 月 24 日多家医院面向社会求助，急求护目镜、N-95型口罩、防护服等，以求多渠道获得物资，缩短物资中转时间，缓解医疗物资超负荷运转。在中国人民抗击新冠肺炎疫情最困难的时候，国际社会为中国提供了宝贵的支持和医疗物资捐助，例如，日本各界捐赠的在包装箱上印有“山川异域，风月同天”的抗疫物资，“巴铁”（对巴基斯坦的友好称谓）紧急调集全国储备的“硬核”驰援。习近平表示，在中方最困难的时候，国际社会许多成员给予中方真诚地帮助和支持，我们会始终铭记并珍视这份友谊。

11.2.5.2　积极订购医疗物资

武汉市定点医院在物资告急时在国内外紧急采购物资，包括试剂盒、采样管、移动CT、无创呼吸机以及负压救护车等。除此之外，医院改变以往等医药物流公司送货上门模式，利用空闲救护车去“抢购”由于分配不及时而堆积的世界各地的捐赠物资。

11.2.6　其他措施

11.2.6.1　病例溯源

对于确诊病例，按规定进行病例溯源。落实确诊患者病例溯源，及时公布行动轨迹，并对其密切接触者实施医学观察。依法对可能受到危害的人员进行调查，根据需要采取必要的控制措施，降低二次传播的可能性。

11.2.6.2　调整确诊与治疗方法

根据疫情调整确诊手段，在疫情中期物资匮乏时，开设临床诊断与核酸检测双渠道；疫情局面控制住后，核酸试剂充足且检测能力提升，取消临床诊断。根据临床经验，治疗方法不断更新，增减临床药物，确定血浆治疗价值，确定中药治疗价值。结合新冠肺炎病征特点，启用中西医结合治疗，减少轻中度患者向重症患者转化的概率，平稳重症病人血氧饱和度。

11.2.6.3　集中四类人员

落实“四类人员”分类集中管理措施，真正做到应收尽收、不漏一人。对四类人员（确诊患者、疑似患者、无法排除感染可能的发热患者、确诊患者的密切接触者）进行集中收治和隔离工作。确诊患者集中收治，疑似患者集中隔离，发热患者、密切接触者集中隔离观察。控制传染源，坚决切断传染途径，坚决遏制疫情扩散。

11.2.6.4　军队护航

积极发挥军队力量，出动运-20、运-9和伊尔-76等运输机，护送医护人员

 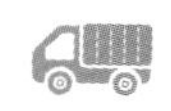

和医疗物资。其中，医护人员来自海军、陆军、空军、火箭军、战略支援部队、联勤保障部队、武警部队等。解放军驻扎武汉某仓库，保障军队防疫物资的运转和维护，火神山医院移交军方接管。

11.2.6.5 省际对口支援帮助

充分调动全国资源，明确各省（自治区、直辖市）救助任务。借鉴汶川地震经验，一省（自治区、直辖市）对口帮助一市或几市，对疫区实行全面救助，充分发挥我国制度优势。国家统筹安排 19 个省（自治区、直辖市）对口支援湖北省除武汉市以外的 16 个市州及县级市（见表 11.1），缓解疫区压力。

表 11.1 各省（自治区、直辖市）对口支援湖北省（武汉除外）

支援省（自治区、直辖市）	受援地	支援省（自治区、直辖市）	受援地
重庆市、黑龙江省	孝感市	内蒙古自治区、浙江省	荆门市
山东省、湖南省	黄冈市	山西省	仙桃市、天门市、潜江市
江西省	随州市	贵州省	鄂州市
广东省、海南省	荆州市	云南省	咸宁市
辽宁省、宁夏回族自治区	襄阳市	广西壮族自治区	十堰市
江苏省	黄石市	天津市	恩施土家族苗族自治州
福建省	宜昌市	河北省	神农架林区

11.3 关于医疗机构超负荷运转问题的优化策略

11.3.1 充分发挥大型三甲综合医院优势

11.3.1.1 床位优势

大型三甲综合医院开设床位多，若疫情前期第一时间启用大型综合医院，则能迅速解决“一床难求”问题。按照国家医院分级与分等标准，二级医院病床数大于 100 张，而区域大型三级甲等综合医院，病床数一般超过 500 张。以武汉市排名前五的综合医院为例，武汉协和医院、武汉同济医院、武汉大学人民医院、武汉大学中南医院、华中科技大学同济医学院附属同济医院光谷院区，其总病床数约 2 万张，而截至 2 月 11 日武汉累计确诊约 2 万人。建议在突发公共卫生事件时第一时间启用大型综合医院，及时收治病患，拯救生命。

11.3.1.2　设备优势

大型三甲综合医院仪器设备先进、种类丰富。例如，大型综合医院拥有救治重症病人的利器 ECMO，若第一时间启用大型综合医院，则能让更多病人得到更好的救治。大型综合医院重症病房设备配置齐全，能实现 24 小时监控，医护人员熟悉设备操作，能保证病人得到更好的治疗，降低死亡率。

11.3.1.3　专家优势

大型三甲综合医院专家多，医疗水平高且经验丰富，若专家直接参与救治，有助于提高救治率、降低死亡率。大型三甲综合医院开设科室齐全，救治力量充足，对急危重症和疑难复杂疾病有救治经验。面对此次疫情，大型三甲综合医院能更快认识疾病，提供科学有效的治疗建议，有助于降低死亡率。

建议在突发卫生事件时第一时间启用大型综合医院，利用其床位优势、设备优势、专家优势，及时收治病患，拯救生命。

11.3.2　医疗机构内部资源优化整合

11.3.2.1　建造临时医院

临时医院能提供大量床位，收治轻症患者或充当隔离医院，缓解医疗机构超负荷运转，有效避免交叉感染。临时医院是为了预防潜在疫情风险加剧，以“宁可备而不用，不可用而无备”为原则，开工建设的本地临时医院。“平”时临时医院可作他用，“战”时可迅速弥补现有医疗资源的缺口。临时医院可以迅速为医院提供大量床位，减轻床位压力，有效提升可收治病患的床位供给水平。根据各省市现有医疗水平，选择性地建设类似雷神山、火神山这样的临时医院，以备不时之需。除此之外，在突发公共卫生事件来临时，还可将大型场所迅速改建成方舱医院，加强方舱医院的创新性研究，以备不时之需。

11.3.2.2　优化医院内部结构

优化医院内部结构，使其符合传染病防治定点医院的要求，缓解医疗机构超负荷运转，特别是缓解“一床难求”的现象。应设置一套医院改造计划，优化现有医院的内部结构，例如，医院的改建、扩建以及综合医院病区的内部优化，应遵守传染病医院的建设标准，做到规模适宜、功能完善、装备适度。在面临突发公共卫生事件时，可将其迅速改造为符合标准的传染病医院，及时投入使用，减轻疫情的扩散速度。

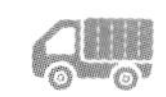

11.3.2.3 打造医患信息平台

打造医患信息平台，精准定位医院信息，使医患双方信息顺畅，避免不确定因素的影响。通过以电子病历为核心的临床信息系统打造医患信息平台（见图11.2），使各大医院的基本信息集中化、专业化、精确化。例如，在疫情期间，医患信息平台可以迅速定位病人所处位置，从而智能推送医院、医生、床位等信息，避免无床位、医生外出等不确定因素影响救治的情况。疫情过后，利用我国先进信息技术，打造全方位的数字化医院，打破地域差异，利用各大医疗机构的医学资源优势，同时还要和疾控中心进行无缝对接，力求及时准确地为患者选择医院及医生。

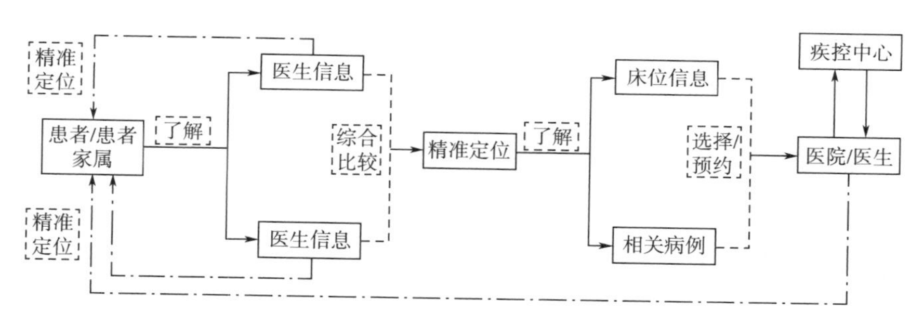

图11.2 医患信息平台

11.3.3 重视医生培养

11.3.3.1 全科医生

全科医生能够应对综合性疾病，在面对突发公共卫生事件时，能够更快更全面地做出判断。在疫情期间，若更多全科医生参与救治，有助于缓解医护人员的超负荷运转，且能够救治更多的感染人员。目前国内全科医生数量较少，且全科医生培养制度不完善，而国外十分重视培养全科医生。英国、美国拥有健全的、严格的全科医生培养制度。美国的家庭医生培训从大学起至少需要11年的时间，而在德国，家庭医生的培训也需要10年以上，新加坡主要是引进国外的医师。我国应加强全科医生的培养力度，健全培养制度，培养更多全科医生。培养过程应遵循科学的管理制度，学习早期识别、分诊、预检的突发疫情知识，比如普通门诊、肠道门诊、发热门诊，包括转院病人甚至病人家属的探视等，把好入门关。

11.3.3.2 院感医生

“院感医生”的职责是确保医护人员的安全，避免在工作期间出现交叉感染。“院感医生”能对医院感染进行有效的预防和控制。“院感”培训就是对全院各级人员进行分层次强化培训，使医护人员掌握医院感染防控规范、隔离防护等实际操作流程。在此次疫情中，医护人员感染人数超过一千人，若医护人员都接受过培训，感染率定能降低。院感医生在医院的建造、改造和运行中，可以有效控制医源性感染风险，为患者和医护工作者保驾护航。应加强院感医生的培养，“平”“战”结合，提高医护人员的防控知识，进一步保证医护人员和患者的安全。

11.3.4 提高医药供应链应对风险的能力

从供应链中断的应对主体——生产方（主要指医药生产企业，以下简称“药企”）、需求方（医疗机构）、配送方（主要指物流企业）的角度进行分析，以期提高供应链弹性，降低供应链中断的概率，千方百计保证医药供应链畅通。

11.3.4.1 生产方

确保产出，鼓励生产企业进行资源重组、合并。面对灾害时，根据各类企业的不同优势进行协同作业，联合生产，整合资源，高效利用原材料，尽最大可能保证供应链的畅通，例如鼓励具有采购优势的企业与具有生产优势的企业联动。医药行业不同于其他行业，患者对医药的依赖性极高，断药极有可能造成生命危险，所以医药企业应尽最大可能保证产出。

企业进行协同作业需要多部门协同配合。政府应为企业复工复产开辟绿色通道，为医疗物资供应开通绿色通道。政府全力支持疫情防控急需物资的生产企业迅速复工达产，鼓励企业以多种方式扩大产能和增加产量，支持生产线改造，例如改造食品生产线为医疗物资生产线，千方百计保障重点地区医疗物资供给。

11.3.4.2 需求方

设置安全库存，提高应对突发事件的能力，保障需方短时间的供给。医疗机构在满足自身安全库存外，应设立联盟库存中心，缩短供应商交货前置期。根据各地实际情况，可在市级、省级或跨省建立联盟库存中心。中标企业与联盟库存中心对接，联盟库存中心与医疗机构对接。实行集中采购的药品必须进入联盟库存中心，此时药品集中采购供应链如图 11.3 所示，中标企业将各区域所有医疗机构的订单，运输到该医疗机构联盟库存中心，联盟库存中心进行订单整合，再进行集中化配送。联盟库存中心承担各联盟医疗机构自身安全库存以外的安全库

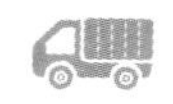

存，安全库存的数量由各地历史数据决定。面对突发状况时，联盟库存中心可提供应急物资，缓解受灾区用药压力。配送模式从多对多，整合为多对一、一对多模式，减少受灾区人员装卸搬运次数。

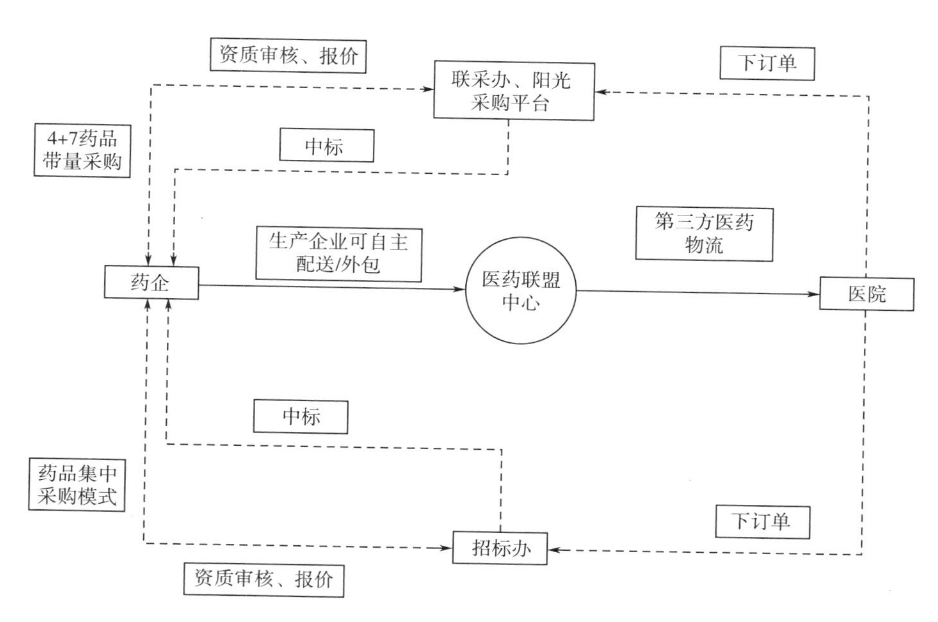

图 11.3 医药集中采购流程

11.3.4.3 配送方

确保物流通畅，保障物资能够及时配送到需方。配送方特指物流企业，不包含具有运输能力的生产企业。物流企业创新配送方式，优化物流网络布局，加快技术创新进程。针对我国频发的自然灾害，设计不同类型的配送方式。如针对传染类卫生事件，采用无接触式配送、智能人工配送等。针对地震灾害时，采用无人机作业。物流企业应设计一套详细的流程，在灾难发生时能够及时高效地完成配送任务。

参考文献

[1] 刘璠，刘家国．供应链中断应对策略研究评述［J］．中南财经政法大学学报，2019（03）：148-156.

[2] 王明喜，胡毅，乔晗．招标采购制度下药价虚高的根源及防阻机制

[J]. 系统工程理论与实践，2017，37（02）：379-388.

[3] 温志强，郝雅立. 转危为机：应急管理体系的完善与发展困境：汶川地震十周年回顾 [J]. 理论学刊，2018（04）：62-69.

[4] 郭茜，蒲云，李延来. 供应链中断风险管理研究综述 [J]. 中国流通经济，2011，25（03）：48-53.

[5] 周慧文. 重大公共事件中社会保障的和谐稳定作用：以非典事件中社会保障的支持作用为实例 [J]. 生产力研究，2005（07）：95-97.

12 医疗废弃物收运

2020年伊始我国暴发新冠肺炎，疫情来势汹汹，传染性极强，大量医疗废弃物得不到及时标准处置，抗疫难度大大增加。在2020年2月21日中共中央政治局会议上，习近平发表了关于“加快补齐医疗废物、危险废物收集处理设施方面短板”的重要讲话，强调全国各地医疗废弃物有效收集、转运、处置，实现百分百覆盖和落实。各级政府积极响应号召，陆续出台“规范操作医废收运处置环节”、“严厉打击违法处置医废人员”和“鼓励企业研发医废设备”的政策指示，为疫情阻击战赢得了宝贵的时间。随着疫情持续蔓延，多地医疗废弃物突增，医疗废弃物收运处置出现收运率低、收运处置水平不均衡和医疗废弃物处理基础设施不足的问题。本章从全局角度出发详尽分析问题，据此提出了“加强应急物流宣传培训”、“建立信息化数字化监管流程”和“推广武汉改进式处理模式”的优化建议。这对解决我国突发公共卫生事件时的废弃物收运问题、提升应急物流水平具有重要意义。

12.1 医疗废弃物收运问题分析

12.1.1 废弃口罩收集率不高

在疫情暴发高峰期，武汉全市日均处置社会源废弃口罩数量超过30万只。武汉开发区（汉南区）城管局快速组织专班加强环卫作业，及时排查暴露垃圾、卫生死角、乱堆乱放等问题，共出动人员1 638人次、各类转运车辆47台次，消除卫生死角35处，各类垃圾231吨，对所辖11 016个垃圾容器、2个垃圾转运站、13个垃圾收集站进行消毒，设置的205个废弃口罩垃圾桶每天能收集约150公斤的废弃口罩。

武汉市作为疫情重灾区，防控任务异常艰巨，为了有效应对疫情，市政府等相关部门必须每天召开新闻发布会来公开疫情发展状况。在2020年1月26日召开的新闻发布会中，发言人指出，由于大家丢弃垃圾的习惯问题，因此废弃口罩收集率还未达到100%。废弃口罩的处理问题在疫情期间尤为重要：一是居民分类意识不强，对医疗废弃物处置不当，常将废弃口罩混入生活垃圾中进行投放，口罩作为防疫的关键物资，它的处理具有专业化的特点，混在生活垃圾中的废弃口罩可能因无法通过专业的处理流程而对普通收运人员造成二次感染，增加了社区对于医疗废弃物的收运压力和控制疫情的难度；二是由于某些社会人员素质低下，为了谋求私利，回收废弃口罩来进行二次销售，不法商贩制造和二次销售的劣质口罩，不仅无法帮助居民进行有效防疫，而且会更大规模地传播疫情，加重整个社会的防疫负担。

随着疫情的不断蔓延，口罩作为防范疫情的主力军，其使用量正在呈几何级数增长，但使用过后的废弃口罩收集率不高，这给政府防控疫情增加了难度。2020年1月24日，一段15秒的短视频在网上流传开来，视频内容是居民在安徽马鞍山花鸟市场发现疑似有人回收废弃口罩进行二次售卖（后被警方查证情况不实），同期一张某人在垃圾桶里回收旧口罩，试图再次加工的图片也被疯狂转载。一时间，医疗废弃物的收运处理安全性问题引起热议。

12.1.2 医疗废弃物收运监管流程粗放

2020年2月24日，由国家卫健委印发的《医疗机构废弃物综合治理工作方案》，明确规定医疗机构要按照《医疗废物分类目录》等要求制定具体的分类收集清单，严格落实危险废物申报登记和管理计划备案要求，依法向生态环境部门申报医疗废弃物的种类、产生量、流向、贮存和处置等情况。要按照《医疗废物集中处置技术规范（试行）》转运处置医疗废弃物，防止丢失、泄漏，探索医疗废弃物收集、贮存、交接、运输、处置全过程智能化管理。

在疫情肆虐的情况下，医疗废弃物的防丢失管理是至关重要的一个环节，稍有不慎就会造成废物泄漏或丢失，对医护人员及患者造成很大威胁。疫情期间，武汉医疗废弃物产量由日均49吨骤增至200多吨，这些医疗废弃物数量庞大，且传染性极强，要求现有集中收运体系能够在精细化的医疗废弃物监管流程下，安全、快速地对医疗废弃物进行收集转运，以减少其暴露时间，降低二次感染风险。

但是目前医疗废弃物监管仍存在很大的漏洞，很多医疗机构的医疗废弃物监管流程仍停留在医院称重—医院相关负责人手工登记—医院相关负责人签字确认—医疗废弃物入库—医疗废弃物出库复称重—专业运输车运输—医疗废弃物销毁的非信息化阶段中。整个医疗废弃物监管流程全程手工登记，在进行医院医疗

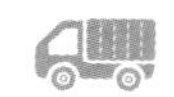

废弃物交接环节时，很容易造成登记不详实或者是监管流程形同虚设；政府规定登记资料要至少保存三年时间，三年间会产生大量的登记信息，一旦出现问题将无法精确定位。种种迹象都表明医疗废弃物收运流程很难做到精细化监管，过程不可追溯性极高，监管过程出错率居高不下，称重后无法进行有效比对，流于形式。

12.1.3 应急处理设施严重缺乏

2020 年 2 月 21 日，中共中央政治局召开会议，研究新冠肺炎疫情防控工作，部署统筹做好疫情防控和经济社会发展工作。会议要求“坚定不移打好三大攻坚战”，明确提出“打好污染防治攻坚战，推动生态环境质量持续好转，加快补齐医疗废弃物、危险废物收集处理设施方面短板”。

在疫情最为严重的湖北省一共有 13 个地级市，但是只有 2 个地级市配备 2 家具有危险废物运营资质的医疗废弃物处理企业，其他 11 个地级市均只有 1 家从事医疗废弃物集中收集和处置的企业，全省医疗废弃物处置设施收集能力为 180 吨/天左右，但就疫情期间来说，仅武汉一市每天产生医疗废弃物总量就达 200 多吨，这暴露了各地级市应急处理设施严重缺乏的现状。

据了解，原来每名病人每天产生约 1.5 千克医疗垃圾，疫情期间则增至四五千克。“疫情发生前，武汉医疗废弃物产量日均约 49 吨，日处置能力约 50 吨。但在 2 月上旬，每天产生的医疗垃圾量骤增至 200 多吨，最高峰时达到 247 吨，远远超过了常规处置能力。”武汉市生态环境局局长阎忠宁说。无法及时得到处置的医疗废弃物只能存放在医院暂存处和临时改造的集装箱中，直到 2020 年 2 月 29 日，武汉市生态环境局开展了为期 3 天的积存医疗废弃物“清零行动”。3 月 2 日，武汉市前期积压暂存的医疗废弃物清零，并持续保持日产日清。2020 年 2 月 25 日，生态环境部环境规划院环境工程部主任孙宁以此次疫情为背景发文，指出我国医疗废弃物应急处置管理和应急处置设施管理中存在明显的问题和短板，主要表现为应对医疗废弃物处置的应急管理和应急处置装备（包括转运车辆、转运箱、暂存处、应急处置设施等）储备明显不足，导致医疗废弃物积压一月有余。

12.2 政府和企业的医疗废弃物收运措施

12.2.1 加强医疗废弃物收运处置操作规范化

疫情暴发后，中央政府积极应对，出台了各项指示。在医疗废弃物收运处置方面，国家卫健委等部门强调要对医疗废弃物的收集、运输、存储和处置等流程进行规范化操作并进行专项整治排查，对违规违法进行医疗废弃物处置的机构和个人严加处置，加大对医疗废弃物收运处置的整改力度，推动构建高效透明的医疗废弃物收运处置一体化流程。这类政策指示涉及的医疗废弃物收运处置环节全面、可实施性较强，且具有宏观指导意义，不仅为各级地方政府提供医疗废弃物收运处置操作标准化的指导，也有益于提升大众对于医疗废弃物收运处置的关注力度，如表 12.1 所示。

表 12.1　中央政府针对医疗废弃物收运操作标准化的重要举措

时　间	主　体	重　　要　　举　　措
2020 年 1 月 28 日	国家卫健委办公厅	发布《关于做好新型冠状病毒感染的肺炎疫情期间医疗机构医疗废物管理工作的通知》，严抓疫情期间医疗废弃物的处置，强调加强医疗废弃物的分类收集和加强医疗废弃物的运送贮存
2020 年 2 月 24 日	国家卫健委	印发《医疗废弃物综合治理工作方案》，指出要做好医疗机构内部废弃物分类、管理和处置，开展医疗机构废弃物专项整治，落实各项保障政策，做好医疗机构内部废弃物分类和管理
2020 年 3 月 11 日	国务院联防联控机制	提出目标：到 2022 年 6 月，在全国所有的县区都要形成医疗垃圾从收集到转运、到处置的科学体系

各级地方政府积极响应中央规范医疗废弃物收运处置操作的号召，结合实际疫情情况科学部署医疗废弃物收运处置的细则化工作，主要包括医疗废弃物收集箱特殊标注、规定医疗废弃物收运处置时限、医疗废弃物包装运输工具专业化、医疗废弃物收运处置信息共享化等。2020 年 1 月 24 日，武汉市人民政府在《关于规范废弃口罩分类处置的紧急通知》中指出设置专用容器和引导规范投放等；2020 年 2 月 7 日，浙江省生态环境厅印发了《关于明确新型冠状病毒感染的肺炎疫情医疗废物环境管理各环节工作要求的通知》，强调使用专用车辆运输医疗废弃物，并于 48 小时内将其转运至处置设施，处置单位优先采用高温焚烧法进行处置，暂时贮存时间不超过 12 小时；2020 年 2 月 19 日，山西省卫健委和山西省生态环境厅联合制定发布了《新型冠状病毒感染的肺炎疫情期间医疗废物收运处置技术指南（试行）》，强调对医疗废弃物包装工具实行专业化处理。

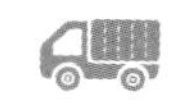

这一系列的工作细则对医疗废弃物标准、安全和及时的收运处置操作进行了更加完善和系统的安排，在各地整治医疗废弃物收运处置操作方面具有较强的针对性和借鉴意义，为各地疫情防控攻坚战赢得了先导性的胜利，成为各级地方医疗废弃物科学收运处置操作的坚强后盾。

疫情暴发后产生大量医疗废弃物堆积，不能得到及时有效的科学处置，除了政府强有力的干预指导，社会中也涌现出很多充满责任心的企业单位，它们多为废弃物处置公司或科技公司，凭借长期以来对于废弃物处置的实践经验，并结合医疗废弃物易感染的特性，提出了严谨而高效的医疗废弃物收运处置流程。2020年4月5日，上海市固体废物处置有限公司采用“白+黑”模式，日间收运普通医疗废弃物，夜间收运疫情医疗废弃物，实行定时、定人、定线、定点的方式收运疫情医疗废弃物，最大限度地减少了交叉感染的风险；2020年4月14日，湖北省中油优艺环保科技有限公司提出在分类与暂存环节，必须做到双层（双袋）包装、鹅颈式封袋、分区存放，在处置环节要求医疗废弃物处置中心适当调整处置流程，设置专用警示区。这些流程将收运处置环节再次细化，将分解的活动逐一标准化，与各地政府指示相辅相成，有助于提升医疗废弃物收运处置操作的科学化水平。

12.2.2　利用设施设备提升效率

中央政府意识到要提升医疗废弃物收运处置效率和水平，仅从收运处置操作标准化入手还远远不够，必须要保障医疗废弃物收运处置相应的配套设施设备（转运箱、装运车和处置设施等），鼓励企业积极将新技术应用于收运处置设备中。中央政府出台的举措由表及里、逐渐细化，在防控疫情、减少医疗废弃物二次感染中起到了中流砥柱的作用。地方政府积极落实中央政府重视医疗废弃物收运处置设施设备的精神，主要内容包括使用应急专用车辆和研发医疗废弃物处置设备等。这些举措将大大提升医疗废弃物处置的效率和安全性，如表12.2所示。

表12.2　政府针对医疗废弃物收运效率化的重要举措

时　间	主　体	重　要　举　措
2020年2月21日	中共中央政治局	应急所需装备和设施（医疗废弃物转运箱、医疗废弃物转运车和全套防护用品等）应纳入省级安全应急防护设施清单中进行采购和储备；生态环境部向武汉市调拨10台处置设施

续表

时　间	主　体	重　要　举　措
2020年3月9日	联合国工业发展组织和生态环境部对外合作与交流中心	采用车载移动式高温蒸汽医疗废弃物处理技术支援武汉疫区医疗废弃物应急处置，既降低了医疗废弃物长距离运输过程中的传染风险，又可作为集中处置设备检修期间的备用处理能力的补充
2020年5月7日	深圳市生态环境局	全面落实一对一监管服务；涉及疫情的医疗废弃物由医疗废弃物处置单位专车、专人、专线收运，医疗废弃物即到即烧

政府发布研发医疗废弃物收运处置设备的指示，激发了企业及社会强大的责任感，多地积极研发医疗废弃物处理设备，包括口罩智能处理机、医疗废弃物焚烧设施和移动焚烧方舱等，一部分设备已投入实地运行，医疗废弃物收运处置效率提升了3—4倍。河南洛阳某公司自主研发废弃口罩智能处理机，集合了无接触感应投放、自动损坏、紫外线消毒杀菌等功能，全封闭型专人管理，有效避开不法分子对医疗废弃物的收集，并且能就地完成破碎和消毒工作。2020年2月22日，100台废弃口罩智能处理机驰援武汉。重庆智得公司提供成套设备和技术，在14天内配合中国节能完成了日处理能力为30吨的武汉医疗废弃物应急处理中心的建设工作。这些创新设备为我国疫情防控争取了宝贵的时间，同时大大降低了医疗废弃物二次感染风险。

12.2.3 完善医疗废弃物处理模式

以我国疫情中心湖北武汉为例，武汉地区积极探索医疗废弃物处理模式，为提升医疗废弃物处置水平做出了重大贡献。从2020年1月30日开始，位于湖北襄阳的中油优艺环保科技有限公司，通过收集武汉部分医疗机构产生的废物并运输至襄阳进行异地处置的方式，处理武汉产生的医疗废弃物。在火神山和雷神山医院建设过程中，配套建设就地处置设施，2月初先后投运。随后，随着小型就地处置设施陆续到达武汉后，方舱医疗机构和一些产生量较大的定点医疗机构采用小型设施开展就地处置医疗废弃物。该期间武汉市生活垃圾焚烧厂协同处置医疗废弃物30余吨。

武汉医疗废弃物主要通过医疗废弃物集中处置设施（当地和外运）、就地新建焚烧处置设施和就地新建非焚烧处置设施三种方式进行处置，其中就地处置均

 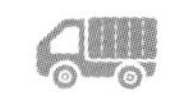

为分散型。截至 2020 年 2 月 19 日，武汉全市实际处置医疗废弃物 110 吨/日左右。中国节能集团环保公司紧急援建 30 吨/日的医疗废弃物高温蒸汽处理设施，在 2 月底投入运营；生态环境部南京环境科学研究所、南京中船等单位共同援建的医疗废弃物焚烧处置方舱，完成现场安装并投入使用，全市可形成 170 吨/日以上的处理能力。各界力量源源不断地流向湖北、流向武汉，为疫情的控制和医疗废弃物的合理收运做出了重要的贡献。

12.3 医疗废弃物收运经验及不足

12.3.1 医疗废弃物收运经验

2020 年 5 月 8 日，中共中央召开党外人士座谈会，习近平发表重要讲话："经过艰苦卓绝的努力，武汉保卫战、湖北保卫战取得决定性成果，疫情防控阻击战取得重大战略成果，统筹推进疫情防控和经济社会发展工作取得积极成效。"在疫情暴发后，我国政府积极应对，在医疗废弃物收运方面，中央及时下达了"加强医疗废弃物分类收集和运送储运"的指示，提升了疫情期间对于医疗废弃物收运的重视程度，为各级地方政府医疗废弃物收运做出了重要的战略指示。

各级政府在疫情暴发后积极响应中央号召，纷纷出台各项工作方法，为当地医疗废弃物的合理收运提供了具体操作方法，成为实时指导医疗废弃物收运的关键指示。由于各级政府重视、企业与社会各界积极响应，改进医疗废弃物处理模式、研发医疗废弃物收运新技术等措施和提高医疗废弃物处理柔性，取得了显著成效。截至 2020 年 3 月 12 日，湖北省医疗废弃物处置能力从疫情前的 180 吨/天提高到 667.4 吨/天，增加了约 2.7 倍；武汉市由 50 吨/天增至 265.6 吨/天，增加了约 4.3 倍。武汉市医疗废弃物应急处置能力已实现平衡，其余市州处置能力还有一倍以上的富余能力。

12.3.1.1 新技术投入使用

为应对医疗废弃物处置压力，中央政府积极向疫情严重的地区调动高科技处理设备。2020 年 2 月，生态环境部向武汉市调拨 10 台处置设施，各区紧急采购 15 台移动式处置设施，另外，武汉市还接受了一台赠送的移动处置设施。

各企业也积极为疫情防控贡献力量。河南洛阳某公司自主研发废弃口罩智能处理机，对医疗废弃物处理实现全封闭和专人管理，在高效处理医疗废弃物的同时，也有效避开不法分子对医疗废弃物的收集。重庆智得公司提供成套设备和技术，大大提升了疫情重灾区医疗废弃物的收运能力。中国船舶集团旗下公司联合研制出了移动式医疗垃圾焚烧方舱，基本能满足300—500个床位产生的医疗垃圾废物焚烧需求。新技术的投入使用大大提升了医疗废弃物的收运效率和收运水平。

12.3.1.2　增强设备多元化处置水平

2020年1月21日，根据全省抗疫情医疗废弃物处置会议精神，受湖北省生态环境厅委托，武汉市生态环境局负责人赴武汉北湖云峰环保科技有限公司，要求暂停焚烧工业废物，应急处置医疗废弃物。公司设备维修部根据生产转型工艺制订7项设备设施技改方案，立即投入技改工作。从第一桶医疗废弃物进厂到2月18日，26天时间，武汉北湖云峰环保科技有限公司为全市处置医疗废弃物近200吨。这样的企业还有很多，应时势而变将工业废物处置转化为医疗废弃物处置，为我国疫情攻坚赢得了宝贵的时间。

12.3.2　医疗废弃物收运的不足

12.3.2.1　相关人员专业化水平较低

疫情暴发后，我国多地尤其是疫情较为严重的地区对于医疗废弃物的处理，大多通过医护人员和企业员工进行操作。面对短期剧增的有强感染性的医疗废弃物，他们对于收运过程中的规范化收集分类、专业化储存运输以及处理过程中的高效化防止二次感染等环节，操作水平有限，一定程度上影响了医疗废弃物的有效收运处理。

12.3.2.2　各地收运处置水平差异较大

疫情暴发后，我国各地区的医疗废弃物收运标准不统一、专业化水平存在较大差异。农村地区长期存在的医疗废弃物收运不规范、医疗水平薄弱问题成为隐患。此次疫情在农村并没有大规模暴发，主要归因于各乡镇政府在疫情初期的截断式防范。农村地区医疗废弃物处置客观存在着以下问题：农村医疗废弃物的安全运送管理和储存交接水平较低，农村地区医疗废弃物收集运输过程中操作不规范，农村医疗废弃物处理过程中存在高感染风险。这些问题已逐一暴露。

12.4　优化建议

12.4.1　加强应急物流的宣传和培训

废弃口罩回收率低的问题，不仅是由大众对于医疗废弃物收运意识的淡薄导

 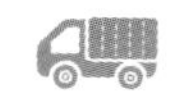

致的，还因为专业人员对其收运规范认识的不达标。应急物流各项工作的处理缺乏专业性，存在二次感染和医疗废弃物收运处理不专业、不规范的问题。为了改善这一局面，由国家卫健委牵头，联合地方政府组织医疗机构人员定期学习医疗废弃物收运处理等应急物流知识，鼓励各单位、社区积极学习医疗废弃物收运知识，提升大众尤其是医务人员对于医疗废弃物收运处理的认识水平。

统筹城市生活垃圾分类和无废城市宣传工作，充分发挥中央主要媒体、各领域专业媒体和新媒体作用。各级卫健委及各级政府可邀请专业人员拍摄医疗废弃物收运处置的宣传片和纪录片，在教育及科学频道定期滚动播放；借助自媒体（如微信公众号、微博和 b 站等）开启有奖竞猜活动，答题内容以医疗废弃物合理收运处置等应急物流为主，用以大力宣传医疗机构废弃物科学分类、规范处理的意义和有关知识，引导行业、机构和公众增强对医疗机构废弃物处置的正确认知，重点引导其对输液瓶（袋）回收利用的价值、安全性有更加科学、客观和充分的认识。

同时要公开听取各方面意见，既广泛达成社会共识，也做好知识普及。加大对涉医疗机构废弃物典型案件的曝光力度，形成对不法分子和机构的强力震慑，营造良好社会氛围。以上宣传措施有益于提升大众对医疗废弃物正确收运处置的认识，有利于促进大众在生活小事中合理处理医疗废弃物。

12.4.2 建立信息化、数字化监管流程

2020 年 2 月 24 日，国家卫健委印发《医疗机构废弃物综合治理工作方案》，强调要对医疗机构废弃物加强源头管理，要求充分利用电子标签、二维码等信息化技术手段，对药品和医用耗材购入、使用和处置等环节进行精细化全程跟踪管理，鼓励医疗机构使用具有追溯功能的医疗用品、具有计数功能的可复用容器，确保医疗机构废弃物应分尽分和可追溯。

为了使医疗废弃物收运监管流程实现信息化、数字化，在国家政策的引导下，软件厂商或与地方政府合作，或自行开发出医疗废弃物收运监管系统，并结合互联网+、物联网+云端技术，对医疗废弃物进行精细化、可溯源化监管。2019 年 1 月 11 日，浙江省绍兴市卫生计生监督所与浙江省公众信息产业有限公司正式合作开发医疗废弃物信息采集运输终端项目，建立医疗废弃物智慧监管平台系统，卫生监督执法机构可以实现对医疗废弃物信息化管理，全过程留痕可追溯，建立起一系列的精准、长效监督机制。上海哲策电子科技有限公司针对院外医疗废弃物流通同样制订了详细的监管方案，此方案打破了院内与院外的信息壁垒，

做到了真正意义上的从产生到销毁的全流程监管。目前该方案已在多地区医疗废弃物处置中心及卫健委通过可行性讨论并实施。

该流程通过互联网+、物联网+云端技术，实现了医疗废弃物在医院内的分类收集、转运、暂存，直至处置公司收运等各道程序，各项数据实时扫码录入、上传，具体包含交接部门、种类、重量、交接人员、时间，还包括医疗废弃物在院内的转运轨迹，流程具体内容如图 12.1 所示。

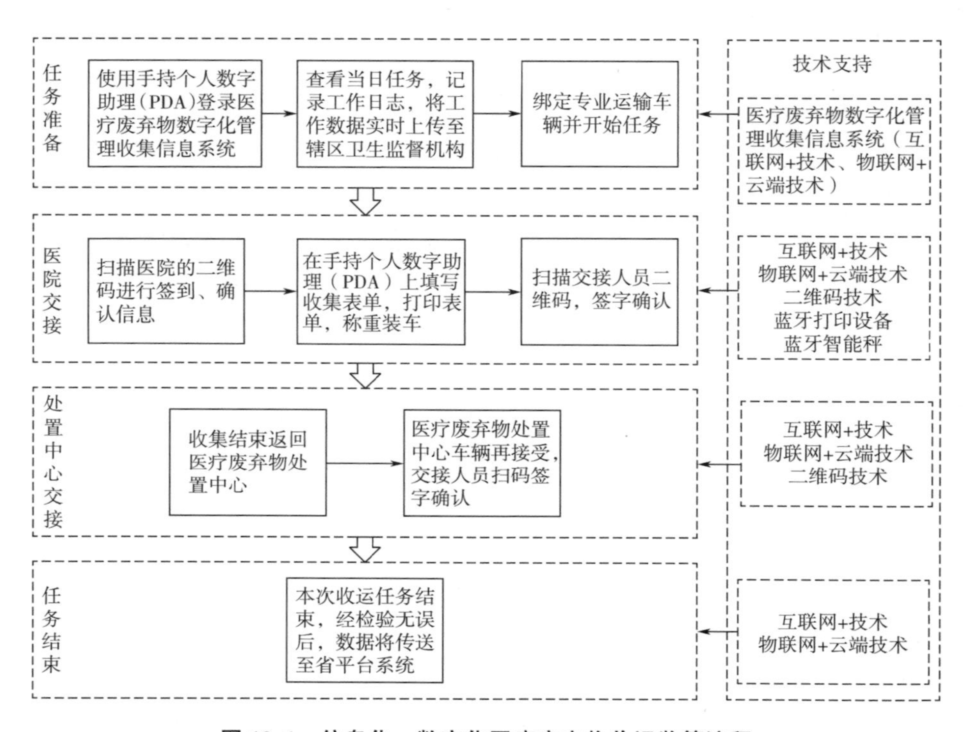

图 12.1　信息化、数字化医疗废弃物收运监管流程

由图 12.1 可知，所有数据通过网络实时传输至辖区卫生监督机构，使得医疗废弃物从产生、收集、转运、暂存，直至处置公司收运等各环节交接，符合医疗废弃物政策法规要求，实现规范化操作和管理。同时，所有数据、功能模块应确保与省平台系统完全对接、交换。该系统可推广至农村地区，便于地方政府实时和准确掌握、统计、分析该地的医疗废弃物收运数据，加强政府对农村的医疗废弃物收运过程的规范、引导和监督。在该系统协助下，卫生监督执法机构可以实现对医疗废弃物信息化管理，全过程留痕可追溯，从而建立起一系列精准、长效的监督机制。

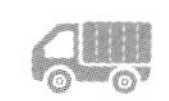

12.4.3 推广武汉改进式处理模式

我国现在绝大多数地级市主要采用的医疗废弃物处理模式为集中式医疗废弃物处理企业处理模式，这种模式对于医疗废弃物的处理效率有限。面对数量暴涨的医疗废弃物，需要实时结合疫情来调整废弃物处理模式，发挥医院及移动式医疗废弃物处理设备的最大潜能，使医院能够分担疫情期间医疗废弃物集中处理企业的负担，尽力避免高传染性医疗废弃物从医院到医疗废弃物处理企业的暂存、转运环节的扩散风险，以降低二次感染风险。改进式医疗废弃物处理模式可由国家卫健委牵头，联合地方政府各生态环境局进行推广，认真贯彻习近平关于加快补齐医疗废弃物、危险废物收集处理设施方面短板的重要指示精神，深入贯彻落实党中央、国务院决策部署，加强医疗废弃物管理，防止疾病传播，保护生态环境，保障人民群众生命健康。

传统的医疗废弃物处理模式由医院、医院内部的暂存区和医疗废弃物处理企业三个主体组成。

医院的医疗废弃物由专人进行分类、交接、登记、称重后，使用封闭车辆对其进行装载，按回收专运路线，送至医院内部的医疗废弃物暂存处。随后，暂存处的专职管理人员按规定与医疗废弃物集中处理中心进行交接处理。具体模式如图 12.2 所示。

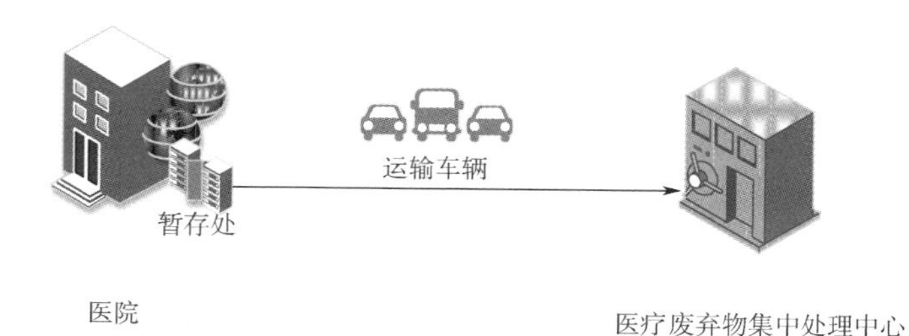

图 12.2 传统医疗废弃物处理模式

武汉市作为此次疫情发生的中心，每日的医疗垃圾产生量不断递增。根据武汉市生态环境局局长阎忠宁所说，疫情发生之前每名病人每天产生约 1.5 千克医疗垃圾，疫情期间则达到四五千克，再加上病人数量当时还在不断增加，远远超过整个流程常规处置能力。

为了保证医疗废弃物能够做到“日产日清”，武汉市对传统医疗废弃物处理模式进行了改进。传统模式中所有的处理压力都集中在医疗废弃物集中处理中心，得不到及时处理的医疗废弃物只能积压在医院暂存处和临时改建的集装箱中。而改进式的医疗废弃物处理模式分担了医疗废弃物集中处理中心的压力，通过引进移动式处理设备，包括航天移动式医疗废弃物处置方舱和移动式医疗废弃物高温蒸汽处理装置等应急处理设备，使医院同样具备了处理医疗废弃物的能力，再加上移动式应急医疗废弃物处理设备安全可靠、机动灵活，为武汉市在医疗废弃物的收运处置工作上提供了有力的安全保障。具体模式如图 12. 3 所示。

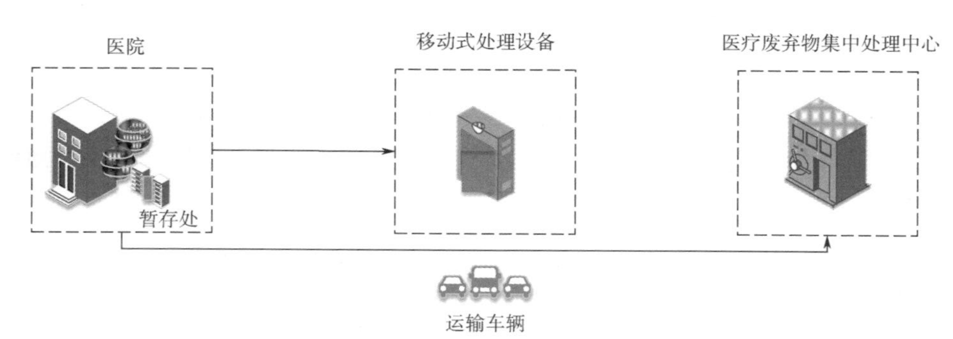

图 12. 3　武汉改进式医疗废弃物处理模式

采用移动式非焚烧技术既降低了医疗废弃物长距离运输过程中的传染风险，又有效避免了二噁英的产生和排放，不仅能在疫情期间提供机动现场处理服务，还可作为集中处置设备检修期间的备用处理能力的补充，实现了长期提升疫区医疗废弃物应急处置能力的目标。

参考文献

[1] 聂丽. 美国医疗废弃物管理对我国的启示 [J]. 中国卫生事业管理，2014 (03): 196-198.

[2] 石丽红，范厚明，翟志伟，等. 城市医疗废弃物回收处理流程及车行路径优化 [J]. 大连海事大学学报，2010 (03): 50-56.

[3] 蒲松，夏嫦. 城市医疗废弃物回收路径的鲁棒优化模型 [J]. 系统工程，2018，36 (06): 117-123.

[4] 常杪，唐艳冬，杨亮，等. 国际医疗废物管理与处理处置体系分析与借鉴 [J]. 环境保护，2020，48 (08): 63-69.

[5] 郭志达，白远洋. “无废城市”建设模式与实现路径 [J]. 环境保护，2019，47 (11): 29-32.

13 医疗废弃物的处理

13.1 医疗废弃物处理问题分析

13.1.1 医疗废弃物处理背景

由于新冠肺炎疫情的暴发，确诊患者以及医务工作者产生的医疗废弃物数量急剧增加。医疗废弃物的日产生量由疫情前的40多吨增加到疫情最高峰时的240多吨，武汉市医疗废弃物暂存库在疫情最严重时，医疗垃圾的存积量约为190吨，医疗废弃物的处理成为战胜疫情重要的一环。疫情中产生的医疗废弃物极有可能含有新型冠状病毒，而且具有极强的传染性，如果处理不当很可能造成二次污染并且危及生命。在疫情暴发初期，武汉市医疗废弃物的处理能力严重不足，导致大量医疗废弃物的积压以及存放的不合理，造成了极大的安全隐患。武汉市医疗废弃物处理能力的不足体现在清运的人员、车辆以及处理设备等方面。清运医疗废弃物的工作人员是除了一线医务工作者之外离病毒最近的群体之一，要面对来自身体和心理的巨大压力。医疗废弃物的处理作为战胜疫情的重要环节，在举全国之力救治患者的同时，也要集中所有能集中的力量来同步打响这场疫情医疗废弃物应急处置攻坚战。

13.1.2 医疗废弃物处理存在的问题

13.1.2.1 医疗废弃物存放空间不足

在新冠肺炎疫情之下，随着确诊患者的持续增加，医疗废弃物呈现爆炸式增长的态势。医疗废弃物清运能力不足造成的清运不及时，使得很多医院预备的医疗废弃物仓库被全部填满，不得不将医疗废弃物暂存在医院的地下室，或者在医院的露天区域开辟一片空地来存放，这样会造成很大的安全隐患。武汉同济医院中法新城院区的医疗废弃物原来是存放在医院地下室的暂存间的，使用药水和红外线对医疗废弃物进行消毒。新冠肺炎疫情下医疗废弃物的产生量接近平常的

10倍，为了解决暂存医疗废弃物造成的安全隐患问题，中法新城院区将积压的感染性医疗废弃物转存到了医院停车场人迹罕至的露天暂存处，24小时之内要不停地进行消杀工作。这样的存放方式虽然在一定程度上缓解了存放空间不足的问题，但传染性医疗废弃物的长时间暴露仍会带来二次污染的风险。

13.1.2.2　医疗废弃物处理设备不足

在疫情发生之前，武汉仅有汉氏环保这一家公司具备医疗废弃物的处理资质，处理能力为50吨/天，基本处于满负荷状态，疫情发生后，仅仅依靠汉氏环保公司明显不足以满足医疗废弃物处理需求。汉氏环保公司只有24台运输医疗废弃物的车辆，虽然公司也有应急储备，但是根本无法应对疫情下医疗废弃物的急剧增加。疫情的暴发改变了医疗废弃物的构成，一次性防护服、棉纱等废弃物体积大、产生量大、重量轻，增加了清运的难度，在最严重的时候，汉氏环保公司门口清运医疗废弃物的专用车辆排队七八百米，从工厂内的上料口一直排到厂区门外。汉氏环保公司的两条生产线，通过提高焚烧炉的温度和延长工作时间来增加对医疗废弃物的处理量，调集了几乎能够调动的一切资源，但还是难以应对这次的紧急情况。

13.1.2.3　医疗废弃物清运人员不足

疫情暴发在春节期间，很多工作人员已经返乡，留在公司的在岗人员比较少。武汉在封城之后，外面的人很难进去，在市内招工比较困难。武汉北湖云峰环保科技有限公司总经理表示，最大的困难就是人手不足，在封城的状态下，员工返回公司很难。在武汉市内发布的招聘信息也很难招到人，例如，招聘的运输司机在到公司处理现场看过之后都没有留下来，即使工资已经开到了一万块。由于疫情持续时间长而且工作强度大，战斗在一线的处理人员工作压力很大，有的处理人员的工作量甚至是平常工作的五倍。处理人员的不足也使得换岗比较困难，有的工作人员连轴转50多天，这给他们的身体上和精神上都带来了巨大的挑战。

由于此次新冠肺炎病毒的传染性，医疗废弃物如果不能得到科学合理的处理，有造成二次感染的风险，同时还会对除了一线医护人员之外的离传染源最近的医疗废弃物处理人员的生命造成威胁。由于清运医疗废弃物的人手、设备不足等原因，在疫情初期医疗废弃物没能得到及时的处理。后来，在多方的支持与援助下，这一问题得到了解决，国家和各地区也会从这个问题中吸取教训并总结经验。经过这次疫情，相关部门也会提高对医疗废弃物的处理的重视程度。

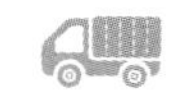

13.2 处理措施与经验总结

13.2.1 处理措施及能力的提升

在这次举全国之力抗击疫情的过程中，我国的企业也积极投身到一线来抗击新冠肺炎疫情。下面对奔赴在处理医疗废弃物一线相关企业的措施做详细的分析总结。

13.2.1.1 医疗废弃物全程“不落地”

武汉汉氏环保工程有限公司是武汉市疫情前唯一具备医疗废弃物处理资质的公司。疫情暴发前，武汉汉氏环保每天处理的医疗废弃物数量大约为1 700桶，正常的处理量为50吨/天。疫情发生后，需要处理的医疗废弃物数量急剧上升，达到约2 300桶，使得在疫情前期就已经处于满负荷运转的处理中心面临巨大的压力。桶数的增加除了医疗废弃物本身的增加，还有医疗废弃物性质的变化，医务人员使用过的防护服、患者使用过的床单等物品质量轻体积大，增加了清运的难度。为保证医疗废弃物全程“不落地”，汉氏环保在最多的时候投入6 800个医疗废弃物垃圾桶用于循环使用。随着疫情逐渐好转，越来越多的患者治愈出院，处理医疗废弃物的压力逐渐降低。

据“凤凰网湖北综合”报道，在焚烧处置中心，焚烧炉采用热解气化技术。在焚烧炉中，经过1 150℃的高温焚烧，废物中的病毒被消灭；高温焚烧后产生的炉渣，在重金属检测合格后，作为一般的生活垃圾进入垃圾填埋场进行卫生填埋；焚烧产生的飞灰在固化后送至具有危险废物经营资质的单位进行集中处置。对于有害的气体，在进入布袋除尘器前会加入活性炭、消石灰等物质进行进一步的吸收拦截。在烟气排放方面，环保部门会24小时进行在线监测，疫情期间，所有的排放指标均达标。

13.2.1.2 工业危险废弃物处置改医疗废弃物处置

最先加入武汉废弃物处理的公司是武汉北湖云峰环保科技有限公司（以下简称“云峰公司”）。云峰公司原本经营工业危险废弃物的处理，为缓解疫情中武汉医疗废弃物积压的问题，云峰公司暂停原有业务，改造工艺来应急处置医疗废弃物。医疗废弃物和工业废弃物的处理原理基本一致，虽然云峰公司没有处理医疗废弃物的经验，但是凭借着处理工业废弃物的经验，可以承担应急处置这一任务。医疗废弃物和工业废弃物最大的不同就是医疗废弃物的传染性，因此在转运方面遇到了问题，在后期转运能力提升后，处理能力稳定在10—15吨。

13.2.1.3 医疗废弃物运输

襄阳的湖北中油优艺环保科技有限公司（以下简称“中油优艺公司”）主要经营危险废物的处理，在抗击“非典”中做出了极大的贡献，也积累了丰富的医疗废弃物处理经验。在这次疫情中，中油优艺公司“不讲条件，不计代价”为医疗废弃物的处理贡献自己的力量。在疫情高峰期间，中油优艺公司自己出车出人，自己带防护设施援助武汉。白天到医院装好医疗废弃物，晚上连夜运回到襄阳进行处理，协同处理的医疗废弃物数量高达266吨。

13.2.1.4 建立医疗废弃物应急处理中心

武汉市政府与中国节能环保集团计划在半个月的时间内在武汉快速建设一家医疗废弃物应急处理中心，日处理量为30吨，由重庆智得热工工业有限公司（以下简称“重庆智得”）提供全套设备及技术。日处理量达到30吨的医疗废弃物处理中心的建设周期通常约10个月，要在15天之内完成是一个巨大的挑战。在这个危急关头，重庆智得马上开始执行任务，在组织技术团队进行突击设计的同时进行物资的采购。在客户的理解和政府的援助下，仅仅用了14天的时间就完成建设并且顺利投入使用。武汉市医疗废弃物应急处理中心的快速建成，是医疗废弃物处置建设的一个奇迹，极大地缓解了武汉市医疗废弃物积压的问题。

13.2.1.5 医疗废弃物处理能力提升

疫情初期，武汉医疗废弃物处理能力不足，产生了大量的医疗废弃物库存堆积。在国家、社会以及企业的援助下，武汉处理医疗废弃物的能力逐步提升，将库存的医疗废弃物全部清理完毕，做到日产日清。下面根据国家生态环境部公布的数据及情况，对武汉市医疗废弃物处理能力的提升进行总结，见表13.1。

表13.1 武汉市医疗废弃物处理能力总结

日　期	医疗废弃物处理情况
2月11日	全市医疗废弃物实际处置能力为100.5吨/天，比疫情发生前增加50.5吨/天；全市共收集医疗废弃物47吨，全部按涉疫情医疗废弃物处置；当日集中处置57吨（含库存10吨），平均负荷率为57%；库存已全部处置完毕。自1月20日以来，全市累计处置医疗废弃物1 123.8吨

续表

日　期	医疗废弃物处理情况
2 月 24 日	武汉市收集医疗废弃物 200. 8 吨，包括定点医疗机构疫情医疗废弃物 112. 8 吨，实际本市集中处置 179. 7 吨，襄阳市和黄石市协同处置 21. 1 吨。武汉市还有约 190 吨医疗废弃物暂存在医疗废弃物贮存库中，生态环境部将指导督促武汉市尽快进行安全处置
3 月 3 日	武汉市处置能力从疫情前的 50 吨/天提高到了 261. 7 吨/天。武汉市产生的 209. 7 吨医疗废弃物当日全部收运处置。截至 3 月 2 日，武汉市前期积存的 192 吨医疗废弃物已全部清运处置完毕
3 月 14 日	武汉市处置能力从疫情前的 50 吨/天提高到了 265. 6 吨/天。武汉市收集的 209. 5 吨医疗废弃物当日全部处置完毕
3 月 21 日	武汉市处置能力从疫情前的 50 吨/天提高到了 265. 6 吨/天。武汉市收集处置 178. 0 吨医疗废弃物

图 13. 1 为武汉市医疗废弃物处理能力的增长变化图。

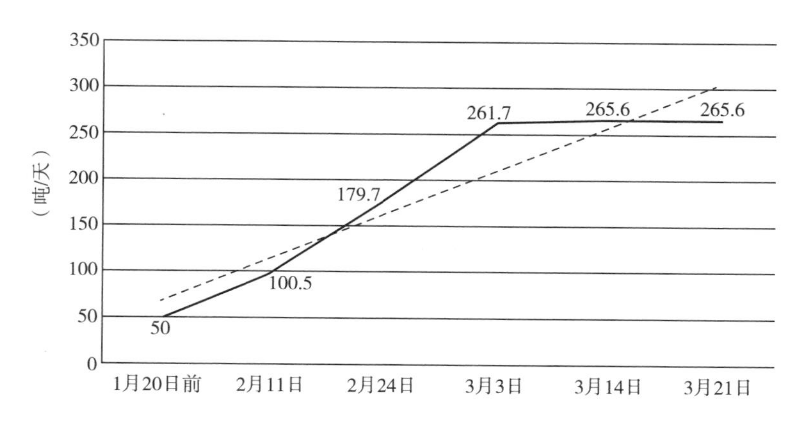

图 13. 1　武汉市医疗废弃物处理能力的增长变化

13. 2. 2　经验总结

13. 2. 2. 1　医疗废弃物微波消毒处理

在江西省医疗废弃物处理企业的医疗垃圾处理处置项目中，医疗废弃物微波消毒设备只采用电力驱动，干净卫生节能环保，没有压力容器，安全度高。处理过程中不外排废水，不产生二次污染。处置 1 吨医疗废弃物仅需 200 度电、0. 07 吨水。

河北翔宇环保科技有限公司的设备运作原理是，破碎后的医疗废弃物进入带有6—12个微波发生器和一台蒸汽发生器的消毒单元进行消毒，蒸汽和微波的热效应与微波独特的非热效应（生物效应）共同作用于病菌，达到快速彻底灭菌的目的。经过处理的医疗废弃物经螺旋输送机输送至设备外，体积减小到原体积的1/3以下。在微波场中，细胞结构遭到破坏，导致细胞内外物质失去平衡，进而致细胞死亡。消毒效果大于99.99%，符合国家有关标准。技术特点为：消毒时间短、速度快，穿透能力强，里外温度均匀，节约能源；微波与蒸汽的协同作用增强消毒效果；不产生二噁英和恶臭气体，无废水排放。

13.2.2.2　医疗废弃物干热灭菌处理

在辽宁省环保有限公司的医疗垃圾处理处置项目中，高温干热灭菌技术采用有机热载体锅炉供热，通过循环泵输送高温导热油，热能循环利用率高，能源费用低。5t/d（处理能力5吨/天）的医疗垃圾处置燃油费用仅150元左右，工艺设备的总耗电费用仅约200元/天。首先，医疗废弃物进入双齿轮破碎机破碎，随后进行高温蒸煮，在蒸煮过程中喷入消毒液，同时在真空负压状态下进行消毒杀菌。最后运输车将废弃物残渣运走，一部分残渣归到垃圾焚烧厂，一部分残渣直接填埋。技术特点为：医疗废弃物经破碎再进入蒸煮锅，能充分吸收导热油的高温热量，灭菌效果好；蒸煮过的夹层内设有扰流导流片，使导热油作紊流运动；灭菌舱内温度梯度较小，提高了热传导效率和灭菌效率。

13.2.2.3　医疗废弃物高温蒸汽处理

在重庆市固体废弃物处置企业的医疗废弃物处理项目中，采用先进的废液隔离集成处理技术，凝结水与废液严格分隔，无废液排放，凝结水直接达标排放，无须单独处理；不采用液环式真空泵，节省能源，缩短整个处理周期；冷凝水循环利用，节约水资源；独有热力除臭技术，减少尾气处理环节，节约处理成本，合计年运行成本约为195万元。这种方法操作简单，将医疗废弃物倒入高温蒸汽处理锅，破碎毁形后直接进入后续处理环节。在这个过程中，高温蒸汽处理锅要进行预真空、后真空操作，最后排污达到标准释放即可。技术特点为：采用容器钢渗合涂层技术的高温蒸汽处理设备可解决内壁腐蚀问题，延长设备使用寿命。

13.2.2.4　医疗废弃物回收再利用

医疗废弃物处理的方式主要以填埋、高温焚烧为主，但是，在美国有一种绿色环保的处理模式，即回收利用。美国的Triumvirate Environmental Inc.（以下简称TEI）是一家从事危险和医疗废弃物管理的企业，凭借其雄厚的行业资本与多年的管理经验，专门回收塑料含量高的医疗废弃物，通过技术加工，将其转变为

 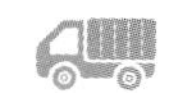

塑料建材。在“塑料新闻中国”的《美国是如何处理医疗废弃塑料的?》文章中提道：医疗用材往往需要用到大量的包装，而这些包装大部分是由塑料构成。它们含有可供再利用的高品质塑料，这种材料的问题在于，塑料的质量等级往往不尽相同，并且混杂着非塑料材料，如纸张和纸板等，所以这种材料很难通过普通的再生手段进行再生。TEI 公司的处理方式为：不仅对塑料进行灭菌、粉碎、复合和挤出，还包括伴随塑料的其他一切材料，如纸张、木材或纸板等，然后对其进行分拣，将分拣出来的塑料进行加工处理，达到再次利用。这种医疗废弃物回收的处理过程绿色环保，经济利益可观，TEI 公司年营业额约为 1.2 亿美元。与此同时，该公司计划将其经过验证的工艺推广到全美各地，实现医疗废弃物的零填埋目标。

13.2.2.5　医疗废弃物处理严格化

在英国，医疗废弃物全部放入专有的塑料袋内，绝不与其他废弃物混装。塑料袋不能装满，且密封存储，分时间段清运，不论废弃物量的多少，必须完成定期运输。据上海市绿化和市容管理局官方微博介绍，英国所有参与废物搬运的人员都要穿着防护服，并明确操作要求，如废弃物袋子应该封口牢固、废物的来源应清楚标注等，此外搬运人员还应懂得废物发生泄漏时的处理方法。医疗废弃物的运输使用全封闭式卡车，内部装有空调，在夏季可保持车内低温。运输废弃物的车辆通常都携带一套手册，上面详细记录各种事故发生时的应急措施。医院管理部门除了要求参与运输废弃物的人员接受良好的培训，熟悉废物事故的应急方案，还采取多种措施确保医疗废弃物自产出直至最终处置始终与外界保持隔离，并处于严格监控之下。医疗废弃物的最终处置途径主要是送入合约企业的废物焚烧炉进行高温焚烧。

13.3　医疗废弃物处理建议

13.3.1　医疗废弃物规范收集

各医疗废弃物产生单位应当建立健全医疗废弃物管理制度，对具有明显标志的专用包装物分类收集，并存放在临时专用存放处。严禁露天存放，远离医疗区、食品加工区、人员活动区和生活垃圾存放处。确定单位内医疗废弃物的交付时间和途径，并在规定的时间内将医疗废弃物交付企业集中处置。禁止将医疗废弃物与生活垃圾混合，严厉打击如转移、销售医疗废弃物或直接排放到环境中等非法行为，并杜绝医疗废弃物的损失。对于可能的重大传染病和各种事故及其他紧急情况，应制订医疗废弃物处置和污染防治的应急预案，配备有关设施，并制定应对措施。

13.3.2 提高医疗废弃物设备水平

医疗废弃物处置设备主要包括蒸汽锅炉、高温蒸汽处理锅、破碎机、清洗消毒设备等。其中，蒸汽锅炉是否节能、高温蒸汽处理锅的材质是否抗酸腐蚀及氯离子腐蚀、处置现场是否恶臭等，都是评价医疗废弃物处理设备的重要因素。医疗废弃物处理设备不会产生、排放有毒有污染的气体或液体，保护公共环境，还可以实现设备的自行运转工作，减少工人的劳动程度。对于医疗废弃物处置的关键设备，凡国内生产能满足使用要求的，选用国内设备；与国外差距较大、不能满足使用要求的可借鉴、引进国外先进技术，开发先进的适用于医疗废弃物处理的技术装备，提高国内装备制造的技术水平，使其定型化、规范化、系列化、标准化，逐步实现设备的本地化和产业化，加快处置设施的国产化进程，提高设备的工作效率。

13.3.3 医疗废弃物多级协作处理

针对医疗废弃物的特点和我国医疗废弃物处理模式中存在的问题，建立医疗废弃物多级协作处理信息平台，在该平台中，由医疗废弃物管理中心、医疗废弃物物流指挥中心、医疗废弃物处理企业、医疗废弃物收集站、医疗废弃物收集点、医疗废弃物运送车辆等组成，如图 13.2 所示。

其中，医疗废弃物管理中心是整个废弃物处理的监督与管理机构，除了主要负责对各医疗机构废弃物的存储和处理信息、对医疗废弃物回收处理企业的废弃物最终处理信息、对运输车辆的废弃物收集与运行信息等进行监管之外，还负责医疗废弃物处理预案与应急预案的制订、基本信息的管理等。医疗废弃物物流指挥中心由第四方物流企业与第三方物流企业（应具备医疗废弃物运送资质）组成，负责医疗废弃物物流中的任务分配、车辆路径优化、应急指挥等。医疗废弃物收集站由一级以上（含一级）医院、社区医疗服务中心组成，负责对应医疗机构内部产生的医疗废弃物的分类、登记与暂存。医疗废弃物收集点由各社区医疗服务站、个体诊所组成，社区医疗服务中心的废弃物收集站还应收集街道范围内的医疗废弃物收集点产生的医疗废弃物（具体收集与运送工作由第三方物流企业承担）。医疗废弃物运送车辆由第三方物流企业和医疗废弃物回收处理企业内

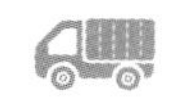

部所有符合医疗废弃物运输标准的车辆组成，负责医疗废弃物的收集、运输、装卸等工作。医疗废弃物处理的物流环节则由物流指挥中心负责协调指挥。

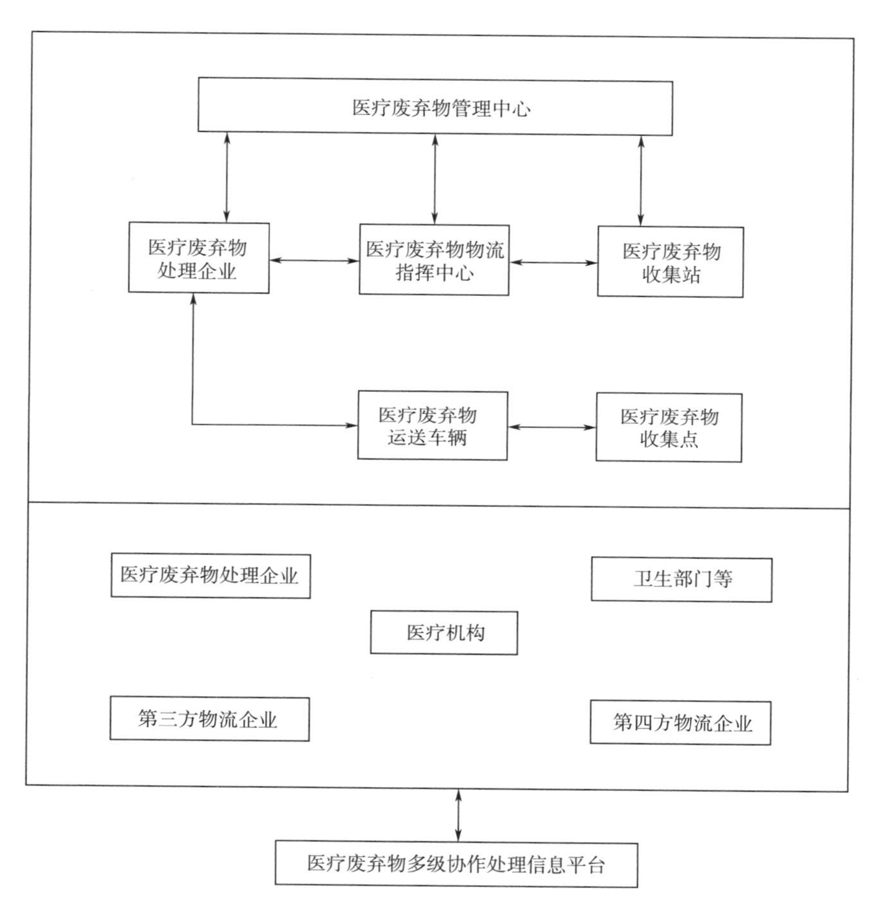

图 13.2　医疗废弃物多级协作处理信息平台

13.3.4　医疗废弃物无害安全化处置

推行医疗废弃物集中无害化处置，建议医疗废弃物处置设施建设要采用先进实用、成熟可靠的技术。医疗废弃物集中处置采用回转窑、热解炉等焚烧技术，规定医疗废弃物焚烧处置设施必须实现自动、密闭、连续进料，自动清渣、清灰，配备烟气净化装置、控制系统、报警系统和应急处理系统等。严禁采用小型单燃烧室焚烧炉、没有自控系统和尾气处理系统的焚烧装置，淘汰各种简易焚烧炉和排放不达标的处置设施，避免二次污染，采用联合焚烧处理和高温蒸汽灭菌处理，实现医疗废弃物安全处置。

医疗废弃物具有较大的危险性、风险性、传染性，比城市废弃物需要更高的燃烧前控制，不能与城市废弃物倾倒在同一废弃物储存容器里，需要采用两个单独的废弃物装载和焚烧设备分别处理医疗废弃物和城市废弃物，所排放的烟气采用一个烟气处理系统进行处理。处理流程如图 13. 3 所示。

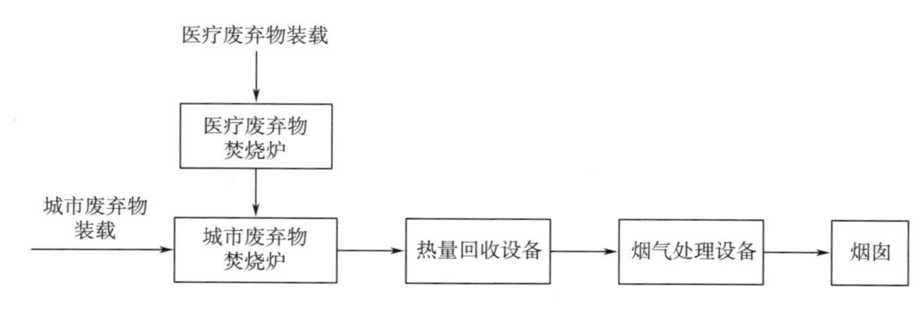

图 13. 3　联合焚烧处理流程

废弃物焚烧处理—蒸汽灭菌法相结合的新型处理技术是管理危险性医疗废弃物的最有效方法，其处理原理是将热回收过程中产生的蒸汽用于压热器处理医疗废弃物（蒸汽处理），经过处理的无菌化医疗废弃物和城市废弃物一起在焚烧炉中处理掉，再回收利用产生的热量，主要分为 5 个工作步骤：收集和运输危险性医疗废弃物到压热器；使用压热器对医疗废弃物进行蒸汽无菌化处理；将处理过的医疗废弃物装入城市焚烧炉的废弃物储存罐内；焚烧废弃物并进行热回收；烟气处理和残留物处理。处理流程如图 13. 4 所示。

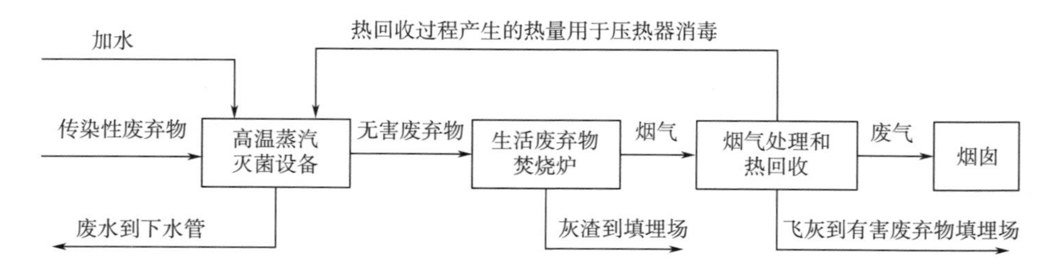

图 13. 4　高温蒸汽灭菌处理

废弃物焚烧和蒸汽灭菌相结合处理技术的优点：利用焚烧炉中的现有蒸汽处理传染性医疗废弃物；充分利用医疗废弃物的高热值；不需要额外空间来处理医疗废弃物；压热消毒技术成熟、可靠；废弃物集中处理；环境影响评价过程简

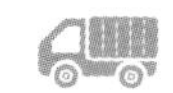

单，有益生态。

13.3.5　分类管理、加强培训

面对越来越多的医疗废弃物，可以对医疗废弃物实行分类管理和处置。一方面，医疗废弃物处理单位应当在分类收集、消毒防疫、分类存放、安全运输、防止泄漏等方面，严格做好各项工作；另一方面，考虑到一些医疗废弃物的危险性和高危险性，应优先处理并使用危险废弃物焚烧设施，对各大方舱的感染患者产生的医疗废弃物和生活垃圾科学分类处理。

对处理医疗废弃弃物的工作人员进行系统培训，包括医疗废弃物的分类、包装、转运、防护措施等。按照《医疗废物管理条例》和《医疗废物分类目录》等文件，严格制定管理制度，由专业培训公司对相关人员进行培训，对培训结果设置评估等级，严禁弄虚作假。以医院工作人员为例，医疗废弃物必须做到随到随处理，所有废物放入专用垃圾袋，一旦放入不可取出，并且双层密封，随即送入指定的废弃物暂存站。医疗废弃物的正确处理与我们的健康息息相关，坚决避免废弃物的泄漏而造成不良影响。加强人员培训，使每个人都能意识到医疗废弃物的危害，做好自身防护。

13.3.6　统筹调配、长远规划

面对医疗废弃物处理能力的不足，紧急状态下，在中央的统一指导下，充分发挥灵活协调联动机制的作用。生态环境部统一分配，协调医疗废弃物处置资源，开辟跨区域医疗废弃物转移处置的绿色通道，确保高压力医疗废弃物处置地区的安全，在安全可行的条件下，将废弃物运至周边地区集中处置，实现医疗废弃物跨地区协同处置。

在医疗废弃物处理方面，要眼光长远，制订好应急方案，努力提高医疗废弃物处理能力。一方面，协调各方力量，解决医疗废弃物基础设施实际建设中遇到的困难和问题，在短时间内实现安全有效处置，建立防疫“最后一公里”安全防线控制；另一方面，科学地协同规划医疗废弃物与其他废弃物，以确保疫情过后医疗废弃物的处理能力不致过大。同时建立应急处置和公共废弃物处置的长期管理机制，确保生活环境的安全。

参考文献

[1] 常杪，唐艳冬，杨亮，等．国际医疗废物管理与处理处置体系分析与借鉴［J］．环境保护，2020，48（08）：63-69.

[2] 本刊编辑部．落实“两个100%”确保医疗废物处置无害化高效化［J］．环境保护，2020，48（07）：2.

[3] 李冠群．科学处理垃圾 建设美丽城市：国外城市精细化管理系列研究之一［J］．当代世界，2018（08）：76-78.

[4] 杨光，刘懿颉，周传斌．生活垃圾资源化管理的国际实践及对我国的经验借鉴［J］．环境保护，2019，47（12）：56-61.

[5] 段向云，陈瑞照．美、德、日流通废弃物低碳处理经验及启示［J］．环境保护，2017，45（13）：65-68.

[6] 卢冰原，黄传峰．物联网下的城市医疗废弃物多级协作处理模式研究［J］．物流技术，2014，33（01）：310-313.

14 医疗废弃物处理基础设施建设

堆积成山的医疗废弃物混合着废水、消毒液，散发出阵阵刺鼻的气味，冲破口罩的防御，从鼻腔直入咽喉。清洁工们已经习惯了在这种环境中工作。2020年1月25日，华中科技大学同济医院中法新城院区被定为新冠肺炎危重症救治定点医院，医院原有的300个医疗废弃物回收桶，加上他处捐赠的200个医疗废弃物桶，直到2月中旬一直处于爆满状态。武汉市唯一具备医疗废弃物处理资质的公司——汉氏环保工程有限公司，在疫情前承担着全市日均50吨医疗废弃物的处理工作。据《中国慈善家》报道，1月23日至4月11日，汉氏环保工程有限公司日均收运量达到2 221桶，超出疫情前平均收运量的37.5%。疫情期间，武汉市医疗废弃物暂存库暂存量最大时达到190吨，医疗废弃物处理基础设施长时间处于超负荷运作状态。显然，人们对未知的恐惧比疾病本身更可怕，医疗废弃物的大量堆积不仅给环境带来了负面影响，也成为病毒二次传染的隐患，易引起市民恐慌。

14.1 医疗废弃物处理基础设施建设问题分析

14.1.1 医疗废弃物处理基础设施问题定义

据国务院令第380号《医疗废物管理条例》，医疗废弃物是指医疗卫生机构在医疗、预防、保健以及其他相关活动中产生的具有直接或者间接感染性、毒性以及其他危害性的废物。本章针对疫情期间医疗废弃物处理基础设施在处理医疗废弃物方面所产生的问题，认为传统医疗废弃物处置基础设施处理能力负荷率过高与医疗废弃物数量持续增加之间的矛盾，是医疗废弃物处理基础设施问题的核心所在。本章将明确以下几个定义：① 医疗废弃物处置公司处理能力：一天24小时内，医疗废弃物处理公司平均处理医疗废弃物数量（单位：吨/天）。② 医疗废弃物处理负荷率：实际医疗废弃物产生量与医疗废弃物处理能力的比值，即

$$负荷率=\frac{实际医疗废弃物产生量}{医疗废弃物处理能力}$$

首先，讨论医疗废弃物处理基础设施是否超负荷运作，有助于具体分析疫情期间全国医疗废弃物处理的基本情况以及产生的问题。

其次，“传统医疗废弃物处理基础设施”指疫情发生前，已具备各项资质并且在正常运作的固定医疗废弃物处理基础设施。

最后，“医疗废弃物数量”主要指医院等集中场所产生的与疫情相关（疫情期间的一般医疗废弃物应视作疫情医疗废弃物）的医疗废弃物的数量。

14.1.2 医疗废弃物处理基础设施的处理能力变化过程

依据医疗废弃物基本处理能力的负荷程度，划分疫情阶段我国医疗废弃物处理的情况，即医疗废弃物处置基础设施处理能力的过程性变化。

14.1.2.1 处理能力盈余时期

基本为新冠肺炎疫情初期，医疗废弃物数量上涨，但处理能力仍在可接受范围内。2020 年 1 月 22 日起，各地政府开始发布相关文章关注医疗废弃物处理情况，且有部分企业勇担重任开始转型介入医疗废弃物处理领域，这在一定程度上缓解了疫情初期各级响应未能精准涉及医疗废弃物处理领域时，医疗废弃物处理日渐增大的压力。

14.1.2.2 处理能力饱和时期

基本为新冠肺炎疫情普遍暴发阶段，医疗废弃物数量急剧增长，传统基础设施平均处理能力已达饱和状态。2020 年 1 月底至 2 月初，各级政府开始重视医疗废弃物处理情况并发布医疗废弃物处理相关条文。同时，一些监管部门也对医疗废弃物处理基础设施进行巡查，确保处理能力、环保能力、防止二次感染措施等基本达到标准。但是随着疫情的持续蔓延，各地区医疗废弃物处理能力基本已达到最大处理水平，主要疫区医疗废弃物处理能力面临超负荷威胁，一些区域已开始协同处理医疗废弃物，很多措施也开始实施以提升医疗废弃物处理能力。

14.1.2.3 处理能力负荷时期

基本为新冠肺炎疫情由持续扩散恶化逐渐转向基本可控阶段，在政府及社会各界的努力下，疫情已基本趋于稳定，但医疗废弃物数量依旧缓慢增加，处理能力虽有大幅度提高，但平均处理能力仍处在高负荷水平。2020 年 2 月以来，疫情渐渐出现拐点，随着医疗废弃物基础设施处理能力的提升，医疗废弃物数量增加放缓。结合火神山医院、雷神山医院、宜昌市中心人民医院等接受的“移动医疗

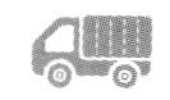

废弃物处置设备”援助、在主要疫区（武汉）“设置临时储存地点”等缓解压力的手段，我国医疗废弃物处理能力基本稳定在平均负荷率50%左右的水平上，已经可以实现医疗废弃物“日产日清”。

上述以疫情为背景，以医疗废弃物处理基础设施的处理能力为尺度，结合疫情发展的时间轴，进行模糊划分，以便理清医疗废弃物处理基础设施在不同时段面临的困境、政府及社会各界所采取的措施、实施措施后产生的积极效果，以及过程中所带来的各种影响等。在处理能力饱和时期和处理能力负荷时期，均出现了医疗废弃物大量堆积无法按时处理的情况，给企业、社会和人民生活环境带来诸多负面影响。因此，提升医疗废弃物处理基础设施的处理能力势在必行。

14.1.3　医疗废弃物处理基础设施处理能力不足的影响

14.1.3.1　医疗废弃物处理行业受到冲击

此次疫情产生了大量的医疗废弃物，由于医疗废弃物的数量激增，且带有传染性较强的新型冠状病毒，医疗废弃物处理基础设施的处理能力及处理方式受到了国家、社会和广大人民群众的高度关注。当前的医疗废弃物处理流程是否规范？处理过程中如何避免医疗废弃物附带的病毒产生二次感染？这些都是当下社会各界关注医疗废弃物处理行业的重点，而医疗废弃物处置基础设施处理能力不足，直接导致了这些问题的严重性上升。

国家卫健委在2020年1月28日发布《国家卫生健康委办公厅关于做好新型冠状病毒感染的肺炎疫情期间医疗机构医疗废物管理工作的通知》，强调了医疗废弃物处理标准，于2020年2月26日再度发布《关于印发医疗机构废弃物综合治理工作方案的通知》以及《〈医疗机构废弃物综合治理工作方案〉政策解读》，加大医疗废弃物处理规范的宣传力度。医疗废弃物处理能力引起社会关注，可以促进医疗废弃物处理行业整体处理能力的提升，以避免再度发生曾频繁出现的医疗废弃物黑色回收加工事件，或类似于“8·29”南京医疗废弃物污染案的重大事件。

14.1.3.2　社会各界承受巨大经济损失

除因疫情影响导致服务型企业经济损失以及不能复工导致的生产企业经济损失外，医疗废弃物的突增也给相关企业造成一定的冲击。由于原有医疗废弃物处理能力不足，政府临时征用相关企业，某些企业也“挺身而出”，缓解了疫情带来的医疗废弃物处理压力。如武汉北湖云峰环保科技有限公司临危受命，转型处理新冠肺炎医疗废弃物，其他项目活动全部停工。该公司为处理新冠肺炎医疗废弃物共用时48小时实现转型，转型后处理厂的处理工作为义务工作，损失了原有业务收入，对于该企业来说，造成了经济损失，但额外收获了一定的社会效益。而在新冠肺炎疫情结束后，该公司同样需要转型回原有模式，整个疫情期间耗费了大量的时间成本、经济成本、管理成本、机会成本等。除此之外，医疗废弃物处理企业与其他企业之间的临时合作转运医疗废弃物的运输费用也属于额外义务支出，这也是相关企业经济成本的一部分。

14.1.3.3　医疗废弃物回流市场，危害健康

医疗废弃物处理能力不足可能会导致医疗废弃物处理过程不规范，从而使医疗废弃物产生外流风险，经过非法处理再次流入市场，严重威胁人们的身体健康。2016 年 12 月，南京栖霞公安分局破获一起医疗废弃物污染环境案件，查实犯罪嫌疑人收购、倒卖医疗废弃物3 000多吨，涉案价值4 000多万元，而且有的医疗废弃物被加工成了一次性餐具或玩具。该事件只是众多医疗废弃物污染事件中的一个，类似事件在每年“3・15”节目中被频频报道。

14.1.3.4　身心健康受到威胁，造成心理恐慌

医疗废弃物若得不到及时处理，将造成积压，不仅对医院工作的医护人员造成压力，也会使医院的病人产生病毒二次传染的恐慌，进而影响治疗的正常进行及整体的工作效率。

而对于普通居民来说，更多的是造成心理恐慌。2020 年 2 月下旬，由于疫情原因，武汉优抚医院产生的大量医疗废弃物无法得到及时处理，将其堆积在该医院的职工停车场，而此地与“传奇悦庭”小区仅一墙之隔，引起了该小区居民的严重恐慌。医疗废弃物能否得到及时处理，既关乎着能否更顺利地度过当下疫情，也关乎着广大人民的身心健康。

14.1.3.5　医疗废弃物处理不当污染环境

医疗废弃物处理不当最为直接的影响便是对环境的污染，这与医疗废弃物处理基础设施也密切相关。医疗废弃物中含有大量病毒和细菌，病菌在适宜温度下会挥发扩散，通过空气传播，有些病菌未经过专业加工处理，存活性很强，无论是在地下水还是空气中，都会对人身体造成威胁。

14.1.3.6　二次污染造成社会安全威胁

疫情期间的医疗废弃物带有大量传染性病毒，医疗废弃物处理不及时，操作不规范，都会导致严重的二次感染，使其成为更危险的传染源，如医疗废弃物因为不能及时处理而导致存放时间过长或运输过程复杂，进而增加二次感染的概率。因此，在疫情期间，从基础设施建设角度提升医疗废弃物处理能力来防止二次感染是医疗废弃物处理的重点之一。

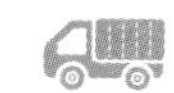

14.2　处理措施与经验总结

14.2.1　政府颁发医疗废弃物处理相关文件

在国家卫健委领导下，多部门联合印发的《医疗机构废弃物综合治理工作方案》（以下简称《方案》）中明确说明：要着力解决医疗废弃物集中处置设施不足的问题，提高医疗废弃物处理能力。《方案》中指明，要在2020年年底前实现每个地级以上城市建成至少1个符合运行要求的医疗废弃物集中处置设施；到2022年6月底，实现每个县（市）都建成医疗废弃物收集转运处置体系。

2020年1月29日，生态环境部印发《新型冠状病毒感染的肺炎疫情医疗废物应急处置管理与技术指南（试行）》，明确指出了肺炎疫情医疗废弃物应急处置技术路线。要求各地因地制宜，在保证处置效果的前提下，可以选择危险废物焚烧设施、可移动式医疗废弃物处置设施、工业炉窑、生活垃圾焚烧设施等应急处理肺炎疫情医疗废弃物；也可以按照应急处置跨区域协同机制，将肺炎疫情医疗废弃物转运至临近地区医疗废弃物集中处置设施处置。

生态环境部又于2020年2月1日发布了《关于做好新型冠状病毒感染的肺炎疫情医疗污水和城镇污水监管工作的通知》，要求监管部门加大农村医疗污水处置的监管力度、禁止医疗污水进入农田灌溉渠道，防范医疗污水污染饮用水源、加大重点场所监督检查力度，做好信息发布共享。

此外，国家发展改革委、国家卫健委、生态环境部于2020年4月30日研究制定并印发了《医疗废物集中处置设施能力建设实施方案》，其中明确了关于医疗废弃物处置基础设施建设的相关系列要求。一是加快优化医疗废弃物集中处置设施布局。二是积极推进大城市医疗废弃物集中处置设施应急备用能力建设。直辖市、省会城市、计划单列市、东中部地区人口1 000万以上城市、西部地区人口500万以上城市，对现有医疗废弃物处置能力进行评估，综合考虑未来医疗废弃物增长情况、应急备用需求，适度超前谋划、设计、建设。三是大力推进现有医疗废弃物集中处置设施扩能提质。各地区要按照医疗废弃物集中处置技术规范等要求，加快推动现有医疗废弃物集中处置设施扩能提质改造。四是加快补齐医疗废弃物集中处置设施缺口。截止到2020年5月，尚没有医疗废弃物集中处置设施的（不含规划建设的）地级市，要加快规划选址，推动建设医疗废弃物集中处置设施，补齐设施缺口。

最后，在某些区域发布的医疗废弃物处理条文中，也提出了一些应急处置管理要求，包括推荐分类分流管理和处理医疗废弃物、合理确定定点应急处理设施、便利医疗机构就地应急处置活动等。其中也涉及医疗废弃物处理的相关规定或指南，如医疗废弃物处置单位应优先收集和处置肺炎疫情防治过程产生的感染性医疗废弃物，可适当增加医疗废弃物的收集频次，运抵处置场所的医疗废弃物尽可能做到随到随处置，在处置单位的暂时贮存时间不超过 12 小时等。

14. 2. 2　相关企业转型支持医疗废弃物处理

疫情的暴发促使很多企业进军医疗废弃物处理领域。针对湖北存在大量废弃口罩处理的难题，盈峰环境旗下在湖北省仙桃市的子公司利用其在当地的垃圾焚烧发电厂和垃圾转运系统，免费提供 500 个废弃口罩收集点，集中收集、专门运输至垃圾焚烧厂进行无害化处理；武汉火神山医院的医疗废水处理采用全封闭运行的专业水务处理方式，需要三级处理后泵送至市政管理网的路径，2020 年 1 月 27 日，海拓环保将所需大型环保设备运往武汉火神山医院，保证该医院建成时即可投入使用。

14. 2. 3　相关企业协同支持医疗废弃物处理

在企业协同处置方面，中国目前具有 60 余家水泥窑协同处置危废资质的企业，核准经营能力 426 万吨。2020 年 2 月 4 日，地处疫情重灾区的湖北武穴市经上级批准，利用华新水泥的干法水泥回转窑生产线协同处置医疗废弃物。2 月 14 日，华新水泥第二条水泥窑协同处置医疗废弃物系统试烧成功，该公司水泥窑协同处置医疗废弃物能力共达 10 吨/日。但目前水泥窑协同处置生活垃圾处于盈亏平衡状态，主要原因在于政府补贴仍然处于较低水平。

14. 2. 4　移动医疗废弃物处理设备增援工作

可移动医疗废弃物处理设备的应用缓解了医疗废弃物处理压力。移动方舱焚烧系统温度可达 850℃，一批废弃物 20 分钟内即可处理完毕，日处理量 120—150 桶。例如，火神山医院 1 200 个床位日产生医疗垃圾约 400 桶，一组方舱每天可焚烧 300—500 个床位产生的医疗废弃物。

14. 2. 5　主疫区设立医疗废弃物临时贮存库

由于医疗废弃物处理能力不足，一些地区设立了医疗废弃物临时暂存区。湖

 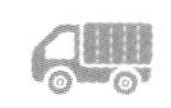

北省各市为了应对医疗废弃物的突增，均建设了医疗废弃物应急贮存库，武汉市已建成17个医疗废弃物暂存库，贮存能力约为1 118.6吨，湖北省的贮存能力更是达到了1 556.2吨。

14.2.6 临时建设医疗废弃物处置基础设施

面对医疗废弃物处理能力不足，也可像火神山医院一样集合各种资源临时建立医疗废弃物处置设施。2020年2月5日，为了缓解武汉市医疗废弃物处理压力，由中国节能环保集团（CECEP）牵头，携武汉市政府及生态环境部在14天内成功建造了医疗废弃物集中处理厂。

经过社会各方具体措施的实施，我国医疗废弃物处置基础设施处理能力逐渐提升（见表14.1）。

表14.1 新冠肺炎疫情期间中国医疗废弃物处理能力

时　间	1月20日	2月11日	2月24日	3月3日	3月10日
处理能力（吨/天）	4 902.8	5 435	5 830.8	5 948.5	6 022

从表14.1可明显看出，医疗废弃物处理能力从疫情初期的4 902.8吨/日，经过20天的努力提高到了6 022吨/日，效果显著。相信经过医疗废弃物处置基础设施的进一步建设及完善，在类似问题再次发生时我们可以应对自如。

14.3 关于医疗废弃物处理基础设施建设的建议

为应对类似公共卫生事件的发生所造成的医疗废弃物量急剧增加的情况，建设传统医疗废弃物处理基础设施是核心，疫情发生前，我国医疗废弃物处理基础设施建设数量在逐年增加（见表14.2）。

表14.2 2014—2018年全国颁发医疗废弃物许可证数量统计情况

年　份	2014	2015	2016	2017	2018
单独处置医疗废弃物设施许可证数量（份）	252	288	305	342	383
危险废物兼医疗废弃物处置设施许可证数量（份）	28	24	27	26	24
处置医疗废弃物设施许可证总量（份）	280	312	332	368	407

从近五年的数据可以看出，我国 2018 年的处置医疗废弃物设施许可证总量 407 份，相较于 2014 年的 280 份增长了 45.4%，单独处置医疗废弃物设施许可证数量增长了 52.0%，平均年增长 8.08%，且增长势头较为强劲。

相较于我国日益增长的医疗废弃物处理需求（如表 14.3 所示，2020 年为预测数据），我国医疗废弃物处理基础设施建设数量的增速与其基本保持持平态势。

表 14.3　2011—2020 年中国医疗废弃物产生量走势

（单位：万吨）

年　份	2011	2012	2013	2014	2015	2016	2017	2018	2019	2020
住院部医疗废弃物产生量	118	114	141	147	152	160	172	184	192	240
门诊医疗废弃物产生量	25	28	29	30	31	32	32	33	34	43
总医疗废弃物产生量	143	142	170	177	183	192	204	217	226	283

我国 2018 年的医疗废弃物产生量 217 万吨相较于 2014 年的 177 万吨增长了 22.6%，平均年增长 8.23%（含预测分析）。针对我国逐年增加的医疗废弃物数量以及处置基础设施的相应增长，在建设传统医疗废弃物处理基础设施方面，本章从以下四个方面对医疗废弃物处理基础设施的建设提出一些建议。

14.3.1　基础设施建设类型分析

首先，按照处理技术方式划分。我国针对疫情医疗废弃物处理所采用的多数都是焚烧技术，少数部分使用的是高温高压蒸汽灭菌技术。焚烧技术消灭病菌更为彻底，但会产生大量的粉尘以及有毒气体，需要进行尾气处理，增加了基础设施建设的成本，衍生了再处理环节；高温高压蒸汽灭菌技术利用高热使病原微生物凝固变性，以达到杀菌的效果，该方法对环境污染较小且杀菌效果显著，但是该技术能耗较高，限制了其使用的普遍性。

其次，按照不同地区水平划分。根据《方案》的要求，每个地级以上城市建成至少 1 个符合运行要求的医疗废弃物集中处置设施。一般地，普通地级市可按照规定建设 1 个常规医疗废弃物焚烧处理厂或以其他微波消解、高温高压蒸汽灭菌等技术代替的医疗废弃物处理厂，以及扶持一个水泥窑协同处置企业，这样可在满足日常医疗废弃物处理需求的基础上，提高应急情况下的反应灵活性；另外，为实现可持续发展战略，省级区域可在政府鼓励下建设一个医疗废弃物可回收再生的医疗废弃物处理企业，像美国的 TEI 公司，通过对医药废弃物进行加工

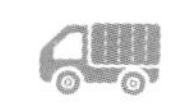

处理，将其转变成为塑料建材，实现绿色循环，达到可持续发展，这应当是时下研究和未来发展的重点。

上述方案可根据各省市医疗机构数量或医疗术平的差异，建设适当数量的医疗废弃物基础设施，例如，山东省、四川省、河北省均有2 000余家医院，对医疗废弃物处理的需求相较于其他省份会更大，对医疗废弃物处置基础设施处理能力的要求就越高。

14.3.2 基础设施建设分布情况

医疗废弃物处理基础设施的分布要考虑服务范围的分配，要考虑到服务范围是否能够做到区域最大化，每个医疗废弃物处置站点的设立要考虑到该地的地理环境以及医疗废弃物处理站的运行条件。其中，地理条件可包括气象条件、地质条件、水文条件、地形条件及“邻避效应”。

第一，医疗废弃物处理厂会排出大量加工剩余废料，其中包括废气，废气即使经过了过滤处理仍然无法保证排出的气体是无害的，所以医疗废弃物处理厂就必须考虑建设在城市的下风口，以免影响城市空气质量。

第二，医疗废弃物处理厂的建设对地质条件也有一定的要求，地质应符合建筑物的建设要求，流沙层、松土层等地质无法建设医疗废弃物处理站。

第三，医疗废弃物处理厂加工运作产生的废水易对河水产生污染，此外，为了避免洪水对医疗废弃物处置站的破坏，选址时应尽量避免临近河流、河滩区和洪水区等区域。

第四，医疗废弃物处理厂的设立要便于医疗废弃物运输车辆的来往，尽量选择地势平坦、开阔的区域，不可在山区以及交通不便的地区设立医疗废弃物处理厂。

第五，由于普通的焚烧环节就已经引起人们的反感，因此，医疗废弃物运输及焚烧流程更是要注意“邻避效应”，平常时期还好，若出现突发公共卫生事件，人们的恐慌引发的后果远大于事件造成的现实威胁。

医疗废弃物处理厂的选址除了要考虑地理环境之外也要考虑其经营运作条件，包括交通运输、成本因素、公共设施条件。

首先，疫情期间，面对突增的医疗废弃物产生量，医疗废弃物处理的各个流程都需要提高运作效率，医疗废弃物处理站的交通运输条件在很大程度上影响着医疗废弃物处理速度。交通便利可节省大量的医疗废弃物运输时间，缩减管理成本，提高运作效率。

其次，面对大量的医疗废弃物处理工作，各个医疗废弃物处理站点在考虑医疗废弃物处理能力的同时，也需要考虑其成本因素。作业量的剧增会使细微的成本产生由量到质的转变，因此，在医疗废弃物处理站点选址的时候，必须考虑如何减少作业成本，如何减少运输费用，如何降低能耗排放等。

最后，由于在处理医疗废弃物时会消耗大量资源，如电、水等，所以医疗废弃物处理站点应尽量建设在资源充足或资源供给顺畅的地区，既保障能源的充足也避免无效能耗的消耗。

综上，在以全国近 300 个地级市为单位建设集中式医疗废弃物处理设施基础上，结合当下日渐火热的医疗废弃物处理市场，可以区县为单位在医疗废弃物处理需求量较大的地区建设小型医疗废弃物处理基础设施，以提高医疗废弃物处理行业集中度，整合行业资源，形成规模效应。

14.3.3 新建基础设施处理能力

针对此次疫情医疗废弃物处理情况，国家对各地区医疗废弃物处理基础设施建设提出了要求。各省市地区医疗废弃物产生量存在差异，且并没有涉及医疗废弃物处置基础设施处理能力方面的规定，所以各地在建设医疗废弃物基础设施时，应根据当地医疗机构数量和医疗废弃物处理需求程度，来建设特定的医疗废弃物处理基础设施。

14.3.4 基础设施建设的宏观要求

2020 年 2 月 21 日，中共中央政治局召开会议，习近平明确指出："加快补齐医疗废物、危险废物收集处理设施方面短板。"2020 年 3 月 10 日，习近平在湖北武汉考察新冠肺炎疫情防控工作时提出："要加强环境保护工作，全力推进医疗废弃物收集处理，切实防范水体、大气、土壤污染风险。"从习近平对于医疗废弃物处理基础设施相关内容的高度关注及指示中可见，中央对于改进提升我国医疗废弃物处理基础设施"质与量"以及总体提升医疗废弃物处理能力的决心。

参考文献

[1] 常杪，唐艳冬，杨亮，等. 国际医疗废物管理与处理处置体系分析与借鉴［J］. 环境保护，2020，48（08）：63-69.

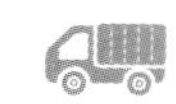

［2］聂丽．医疗废弃物暂存处选址的多目标渐进覆盖模型与求解［J］．中国人口·资源与环境，2018，28（S1）：105-107.

［3］张沁莞，张惠珍．深埋式垃圾桶多目标选址模型研究及其应用［J］．系统工程，2018，36（10）：91-101.

［4］金友良，沈玖柒．废弃物资源化理论研究综述：价值流转视角［J］．资源开发与市场，2018，34（03）：322-329.

15 医疗废弃物安全回收体系构建

15.1 问题分析

15.1.1 问题概述

受新冠肺炎疫情的影响，医疗废弃物产量激增并且带有较强的传染性，这给医疗废弃物处理公司带来了较大的挑战。医疗废弃物激增的原因主要有两方面：一方面，居民生活垃圾产生的防护用品如医用口罩、一次性手套、护目镜等防疫废弃物明显增多，例如，成都市成华区每天的废弃口罩在160—200千克，平均每天170千克。另一方面，全国各个医院尤其是疫情重灾区产生了大量的医疗废弃物。据报道，武汉市每天产生的医疗废弃物高达240多吨，是平时的6倍，而全国22个城市的医疗废弃物处理，也都在超负荷运行。小区中的居民是否被感染并不能完全确定，所以无论是居民日常生活产生的医疗废弃物还是医院产生的医疗废弃物，都可能带有传染性，全国各地的医疗废弃物处理公司都需要及时清运垃圾，保证城乡居民的正常生活和医院的正常运行。同时，我们还要针对此次病毒传染性较强的特点采取一系列的处理措施，如果医疗废弃物不能及时安全清理，会对人们造成二次伤害，处理方式不当容易使水体、土壤、空气受到污染，成为传播病毒的新源头，造成交叉感染，导致疫情进一步扩散。在新冠肺炎疫情影响下，这些医疗废弃物成为病毒的传播途径之一，为做好疫情防控、阻断病毒传播渠道，医疗废弃物处理公司对现有运行体系进行改善至关重要。

15.1.2 医疗废弃物安全应急处置现状分析

突如其来的医疗废弃物暴增，使得废弃物处理公司面临着严峻的挑战。疫情发生后，湖北各个地级市的废弃物处理公司都不同程度地存在处理能力不足的问题，不仅是废弃物处理设备不足，人力资源也严重短缺，而这些表象暴露了废弃物处理公司缺乏应急预案、应急处置的意识和先进的信息技术。本章对医疗废弃

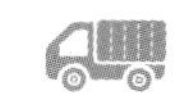

物安全应急处置现状进行了归纳，如图 15.1 所示。

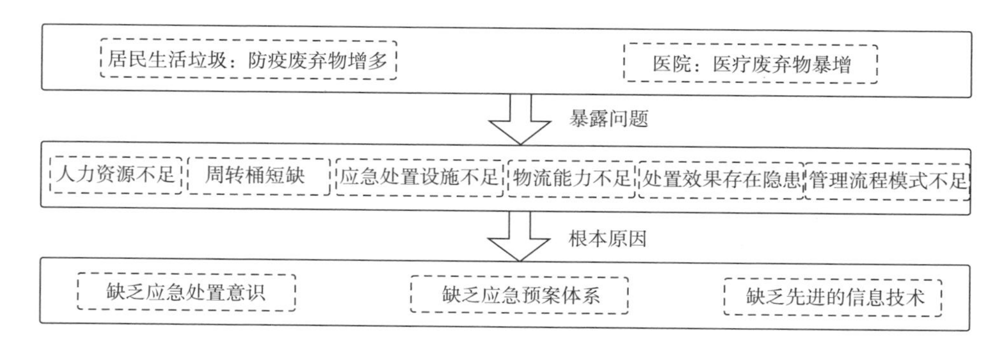

图 15.1 医疗废弃物安全处置现状分析

15.1.2.1 人力资源不足

废弃物处理公司日常处理医疗废弃物数量不多，因此所需配套的人力也较少。而面对突然暴增的医疗废弃物，废弃物处理公司面临着严重的人力资源不足问题，缺乏应急设施现场处置人员。一方面，增加了环保人员的工作压力和劳动强度，据报道，在疫情期间，环保人员每天清运完指定的医疗废弃物已经是凌晨了；另一方面，由于人力资源不足，医疗废弃物难以做到及时清运。

15.1.2.2 医疗废弃物处理设备不足

第一，平常医疗废弃物的数量较少，需要的医废桶并不多，因此医疗废弃物处理公司并没有过多地购进医废桶。医废桶作为周转的容器，在处理医疗废弃物中必不可少，尤其是疫情下，医疗废弃物必须使用医废桶进行装载，最后消毒完才能继续使用。面对突然暴增的医疗废弃物，废弃物处理公司面临着医废桶短缺的问题。例如，面临医废桶告急的情况，中油环保公司在救援武汉时采购了 5 000个医废桶投入武汉，平常使用的医废桶并不多，这是一种额外的投入。

第二，日常一辆 1.5 吨的运输车能同时收集几家医院的医疗废弃物，而疫情期间，一家医院的医疗废弃物就能填满一辆车，每辆车前往处置中心处理并消毒完才能继续装运，因此医疗废弃物转运车辆也面临着告急。

第三，医疗废弃物处理公司的医疗废弃物应急设施严重不足。面对突然暴增的医疗废弃物，处于重灾区的武汉市，由于具备资质处理医疗废弃物的经营单位只有一家——武汉汉氏环保工程有限公司，且废弃物处置设施的处置能力有限，难以负荷起废弃物处置的需求，处于满负荷运行状态，甚至超过其处理能力，导致医疗废弃物难以做到“日产日清”。

15.1.2.3　医疗废弃物处置存在安全隐患

医疗废弃物若处理不当会造成二次感染，所以从废弃物的产生、运输、储存以及最终处置等各个环节都应高度重视。生态环境部环境规划院环境工程部主任孙宁表示，医疗废弃物处理公司所采用的应急焚烧处置设施，由于技术水平不足，设施体系不完善，难以达到正常情况下环境排放标准要求。这种隐患不仅会给环境带来污染，也会威胁到处理人员的身心健康。

15.1.2.4　专业医疗废弃物处理公司物流能力不足

专业医疗废弃物处理公司的物流能力有待提高。专业的医疗废弃物回收处理公司对于废弃物的安全回收、安全处理方面专业性强，但在运输等物流相关方面与专业的物流公司存在一定差距，对于众多的医疗点、居民点，未能利用先进的路径规划技术，优化运输路径，导致在收集、运输的过程中工作效率低、物流运输成本高。

15.1.2.5　应急处置的意识不强

在疫情暴发初期，废弃物处理公司面临着各种应急设施设备、人力资源不足等问题，究其原因是废弃物处理公司缺乏应急处置的意识，没有完善的紧急预案，只是满足日常的运营，没有考虑到紧急情况下的特殊需求。从新闻报道可知，绝大多数废弃物运营公司事前没有关于处理突发事件的紧急预案，都是在突发事件发生后，才紧急召开会议，制订紧急预案的。这样，一方面无法及时对问题进行处理，耽误了时间；另一方面，各种设施设备临时难以配套齐全。废弃物运营公司应该有“居安思危”的意识，构建起完善的紧急预案，在面对突发状况时，能快速响应。正如上海同济大学循环经济研究所所长杜欢政所说的，这次暴露出的问题，更主要的不是技术上的问题，而是管理上的问题，大多数医疗废弃物只考虑现有医疗废弃物处置，未考虑对医疗废弃物处置的应急能力的提升。因此，废弃物处理公司的应急处置意识和应急处置能力都有待加强。

15.1.2.6　医疗废弃物管理的流程模式存在不足之处

虽然我国目前已经形成比较规范的医疗废弃物安全回收流程，一定程度上避免了医疗废弃物的交叉感染问题，但是这种医疗废弃物管理的流程模式仍然存在不足之处，主要体现在以下几方面：

第一，防泄漏措施不足、丢失环节无法准确追踪。当前废弃物处理公司在废弃物回收过程中依然采取传统的纸质单据进行记录，纸质单据易修改、易丢失，难以做到全过程数据信息监控。医疗废弃物在运输的全过程也缺乏有效的实时监控，导致医疗废弃物泄漏、丢失，甚至被进行不当处理。

 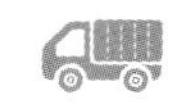

第二，医疗废弃物收集处理效率低。医疗废弃物回收时需要在医院的科室进行称重、交换签字、人工记录等工作，环节比较烦琐，影响医疗废弃物回收处理的效率。

第三，数据统计采取传统的人工记录方式，数据溯源困难。医疗废弃物称重的信息、交接信息、日报表、周报表、月报表等数据，依然依靠人工进行统计并纸质文档记录，无法直观生成相关的电子版统计报表，难以实时查询医疗废弃物的相关信息，也难以实现数据溯源追踪。

15.2 医疗废弃物安全应急处置举措与评价

面对突然暴增的、具有高传染性的医疗废弃物，我国废弃物处理公司在相关政府部门的指导下采取了一系列措施，最大程度克服了此次疫情带来的种种困境。历史上，每一次危机都会带来新的机遇，正像2003年的“非典”，暴露出我国医疗废弃物处置能力存在严重的短板，在总结了经验教训后，废弃物运营公司纷纷致力于医疗废弃物处置设施的建设，成效卓著。同样，新冠肺炎疫情下，我国在对医疗废弃物处理的过程中也有很多值得我们总结的经验。

15.2.1 跨区域、跨组织多方联动

为缓解医疗废弃物处置人员及设施设备不足的问题，工作人员实行两班倒的方式，让处理能力翻倍。同时，政府部门号召各区域的废弃物处理公司前往重灾区救援，并且制定一系列关于医疗废弃物处理的指导方针；各区域废弃物处理公司一致响应，组织应急处理人员，并投入大量相关的医疗废弃物处理设施设备。在政府部门的号召下，集各方力量迅速形成专业的处理团队，建立临时垃圾处理场地。对于有些地区没有医疗处置设施的情况，通过跨区域的系统处置解决医疗废弃物暴增的问题。在国家的支持和各地环保运营公司的援助下，各地的废弃物处置能力大大提升。根据生态环境部公布的数据，截至2020年2月24日，武汉市医疗废弃物处置能力达到262.6吨/天，湖北省医疗废弃物处置能力达到648.6吨/天，全国医疗废弃物处置能力达到5 830.8吨/天，相比疫情暴发之前，医疗废弃物处置能力分别增长了425.2%、260.3%和18.9%，详见表15.1。

表 15.1 武汉市、湖北省和全国医疗废弃物处置能力变化

（单位：吨/天）

日　期	武汉市	湖北省	全　国
1 月 20 日前	50	180	4 902. 8
2 月 12 日	100	373. 3	5 435
2 月 24 日	262. 6	648. 6	5 830. 8

从表 15. 1 可见，实施了跨区域、跨组织多方联动举措后，医疗废弃物处置能力明显提高，尤其是重灾区，可见这种跨区域、跨组织多方联动的举措效果显著。但是这种跨组织的联动只是横向组织的联动，即都是医疗废弃物处理公司之间的联动，并没有发起纵向组织的联动，发挥不同行业的优势。例如，可以联动物流相关组织，以解决专业医疗废弃物处理公司物流能力不足、运输效率低等问题。

15. 2. 2 创造新型处理设施

在这次疫情中，催生了新一代医疗废弃物处理技术，大大缓解了重灾区对于废弃物处理超负荷的状态。生态环境部南京环境科学研究所组织的医疗废弃物处理“集团军”，携医疗废弃物处置应急装备体系，包括医疗废弃物处置方舱、移动式医疗废弃物处置车和医疗废弃物应急焚烧装置，紧急驰援武汉。据报道，医疗废弃物处置方舱一天可处理 5 吨医疗废弃物，方舱焚烧 200 桶医疗废弃物大约产生 1 桶灰烬，因为已经过高温处理，可以直接送到填埋场进行安全填埋，尾气系统也会对尾气进行处理，然后达标排放。这一医疗废物应急处理体系有效缓解了医疗废弃物预处理难的问题，也减少了转运和分类过程中的感染和泄漏风险。中国节能集团环保公司紧急援建了 30 吨/日的医疗废弃物高温蒸汽处理设施，助力武汉市将废弃物处理能力提高到 170 吨/日以上。

此次疫情催生了有关废弃物处置的新技术，尤其是移动式废弃物处理设备，大大缓解了重灾区满负荷状态。各地废弃物处理公司应引进这些新技术，一方面改进当前公司对废弃物处置的技术，另一方面作为医疗废弃物处置应急装备体系以应对突发状况。

15. 2. 3 规范医疗废弃物安全回收流程

面对突发状况，当医疗废弃物的处置能力不足时，先规范好废弃物处理流

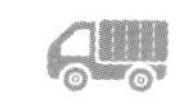

程，相比之下能满足安全、环保的需求。在这次疫情中，各地的医疗废弃物处理公司在处置医疗废弃物的流程中都做得很谨慎，也尚未出现由于医疗废弃物处理不当产生二次污染的问题。这套医疗废弃物处置流程值得作为范本，为后续应对这种突发状况提供指导。医疗废弃物在回收的各个环节都要严格遵守相关的标准规范，避免外泄导致二次感染。在相关政府指导下，我国形成了相当规范的医疗废弃物安全回收流程，如图 15. 2 所示。

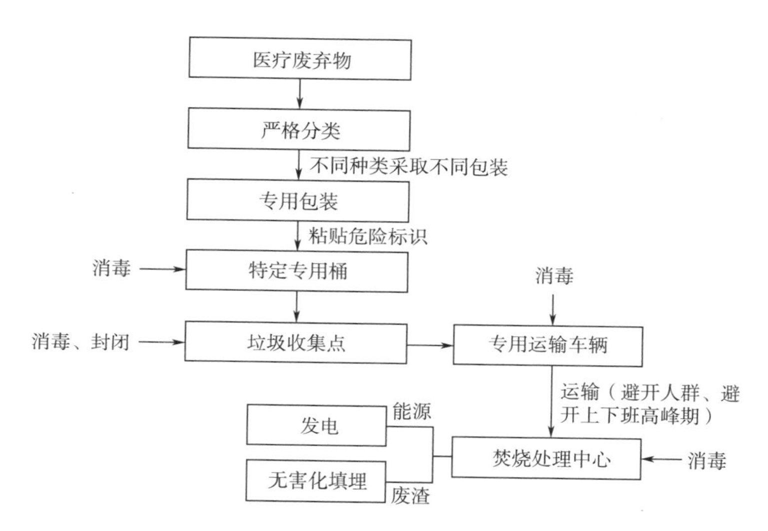

图 15. 2 医疗废弃物安全回收流程

15. 2. 3. 1 严格分类

医疗废弃物分为感染性废物、损伤性废物、病理性废物、药物性废物和化学性废物五大类。对医疗废弃物首先要进行严格分类，不同的废弃物要根据国家标准采取不同的、特定的包装。

15. 2. 3. 2 严格包装

此次疫情以感染性废弃物为主，感染性医疗废弃物要严格按照《医疗废物专用包装袋、容器和警示标志标准》进行包装。包装表面需要印刷或粘贴红色“感染性废物”标识等，并且在包装袋外层填写好相关信息，包括处理人、废弃物重量、类别。放入包装物或者容器内的感染性医疗废弃物不得随意打开。

15. 2. 3. 3 专用桶、密封存放

将包装好的医疗废弃物放置于指定专用桶中，并且将其暂时贮存在封闭的场所实行专场存放、专人管理，多频次消毒，暂存时间不能超过 24 小时。在医院

内部存在大量免疫力低下的病人，所以在医院内部的废弃物运送过程中更应该防止流失、泄漏并防止废弃物直接接触到人，要按照规定的路线进行运送，在运送结束后应该及时进行清洁和消毒，防止造成交叉感染。

15.2.3.4　规范转运过程

对于医疗废弃物的转运，必须使用专用医疗废弃物运输车辆，全程要防止渗漏和抛洒问题，要预先规划好运输路线和运输时间，运输路线尽量避开人口稠密地区，运输时间避开上下班高峰期。

15.2.3.5　频繁消毒、安全处置

运输至焚烧中心的医疗废弃物需要在48小时内转运至焚烧处置设施，运输车辆每次卸载完毕，应按照卫生健康主管部门要求的方法和频次进行消毒。医疗废弃物具有高传染性，我国还不具备对废弃物进行循环利用的技术，目前医疗废弃物常用的处理办法是焚烧法、高温蒸汽灭菌法。按照国家对技术性能指标要求，医疗废弃物焚烧炉温度不能低于850℃，而此次在疫情较为严重的情况下，医疗废弃物焚烧炉温度可达到1000℃以上。为了保证大量医疗废弃物能够被及时处理，医疗废弃物处置现场可以配有两套设备，可以保证一用一备。一台设备检修，另一台可以启用，保证废弃物处理过程不间断。同时也要重视后续的处理环节，如日本要求处理这些传染性医疗废弃物的设施能防止垃圾溢出、飞散，焚烧处理完之后的剩余物在确保不会对环境等产生危害的情况下，要按照相关规定进行填埋。

15.2.3.6　规范医疗废弃物处理人员相关工作

在废弃物回收处理的整个过程中，医疗废弃物处理工作人员要穿戴隔离衣、防护服、防护口罩等防护设备。在工作之前形成互相监督的机制，检查穿戴是否符合规定。一天的工作结束之后，应及时将防护设备脱下并及时进行消毒处理，对于一次性的防护服要放到专门的回收桶内进行回收处置，完成消毒之后才可下班。工作人员由于长期接触这些传染性废弃物，为了他人的安全，应避免与他人进行过密接触，如有必要可以为工作人员设置专门的休息场所。

当前的医疗废弃物安全回收流程已相当完善，但整个流程都是采取传统的人工操作方式，并没有借助先进的信息技术，不仅回收处置效率低，而且无法实现全流程的实时监控和信息数据的回溯追踪。因此，医疗废弃物管理的流程模式有待进一步加强。

15.2.4　制订紧急预案

在疫情暴发后，各公司加急制订了紧急预案，并根据预案紧急采取相应措

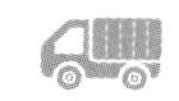

施。但这种临时的预案一方面无法及时对问题进行处理，耽误了时间；另一方面，各种设施设备临时难以配套齐全，因此会遇到各种资源不足的问题。在历史进程中，发生过多次传染病暴发的案例，我们若能从中总结经验，针对传染性疾病的特点以及以往的经验建立基础的应急方案，在面对突发疾病的情况下才不至于毫无头绪。在医疗废弃物处理过程中，由于医疗废弃物处置设施设备高负荷运行容易出现故障，在医疗废弃物处理的整个流程中，应对出现废弃物泄漏以及工作人员的突发感染等各种情况，设立第二套方案。对工作人员进行相应的培训，增强他们面对突发事件的处理能力，保证医疗废弃物处置作业不间断的同时，也保证作业人员的安全。

15.3 医疗废弃物安全回收体系优化建议

在新冠肺炎疫情背景下，面对暴增的医疗废弃物，废弃物处理公司依然可以井然有序地对这些医疗废弃物进行严格处置，没有出现医疗废弃物相关问题导致的交叉传染的现象，说明医疗废弃物处理公司在相应能力和处理能力上都是值得借鉴的。为进一步完善废弃物处理公司的运营，本章借鉴本次疫情的经验和教训，主要从三个方面构建较为完善的医疗废弃物安全应急处置方案（如图 15.3 所示），以期帮助废弃物处理公司更好、更有效地应对诸如疫情的突发事件。

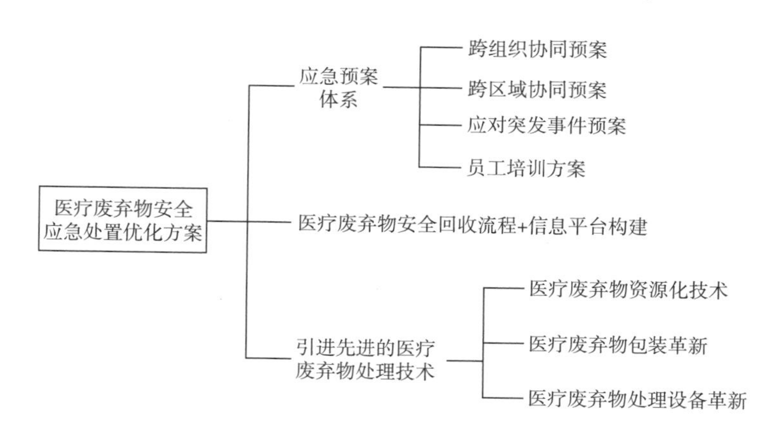

图 15.3 医疗废弃物安全应急处置优化方案

15.3.1 应急预案体系

此次疫情凸显了废弃物处理公司的一个严重性问题——缺乏应急预案，应急处置意识有待提高，在面对突发事件时，无论是设施设备还是人员都严重不足。假如公司能够防患于未然，制订一套完整的应急预案，并能在突发事件时及时响应这个预案，或许会大大提高公司的应对能力、处理能力，也能避免设施设备和人员不足问题。因此，本章从以下几个方面，为公司制订紧急预案提供借鉴。

15.3.1.1　跨组织协同预案

在疫情下，要求废弃物处理公司高效、安全地对医疗废弃物进行处理，这无疑会给废弃物处理公司提出更高的要求。废弃物处理公司在运输能力、运输路线规划和运输效率方面与物流公司相比存在一定的不足，在紧急状况下，废弃物处理公司可以与物流公司进行合作，以弥补自身运输不足问题。因此，废弃物处理公司可以与物流公司合作，制订跨组织协同预案，当面对诸如此次新冠肺炎疫情这样的紧急情况时，可以响应这个预案，由物流公司指导并且参与到医疗废弃物的收运工作中。

15.3.1.2　跨区域协同预案

面对突发状况，废弃物暴增会导致废弃物处理公司处于满负荷状态，无法及时对废弃物进行处理，容易引发二次感染问题。为缓解公司在紧急状况下的负荷状态，可以实行跨区域协同机制，即废弃物处理公司可以预先与邻近地区的废弃物处理公司进行合作，制订跨区域协同预案，当一方的处置能力不足时，则响应这个跨区域协同预案，按照预先规划的路线将医疗废弃物转运至临近地区，然后再对医疗废物进行集中处置。

15.3.1.3　突发事件应急预案

虽然在此次疫情中还未出现由于废弃物处理不当而造成的二次传染，废弃物运营公司依然有必要制订应急预案，防患于未然，避免面对突发状况而不知所措。第一，在应急预案中确定紧急情况响应点，一旦事件的紧急情况达到了这个响应点，则公司立刻响应应急预案。第二，在执行应急预案时做好人力资源的安排，保证人员充足，避免突发状况时出现人工短缺现象，公司可以与环保协会、环保组织进行合作，当面对突发状况人力资源不足时，可以从这些组织中调用人员。第三，在建设废弃物处置中心时，适当加大处置中心的容量和处置设备的处理量，并且引进移动式的处置设备，移动式设备可以灵活调用到需要的城市。第四，制订在执行过程中出现泄漏问题的处理预案，辅助废弃物收集、储存、运输、处理等各个环节的运作，同时划分区域安排至少一名紧急协调员来处理各种突发状况。若出现泄漏情况，废弃物运营公司必须及时把废弃物的密切接触者、泄漏范围等信息报告给当地政府部门一起处理。

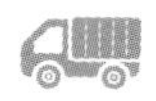

15.3.1.4 制订员工培训方案

面对突发状况，无论对员工的工作能力还是心理能力都要求更高，制订员工培训方案，无论会不会再次遇到诸如此次的疫情，都应对员工进行专业的培训，以提高他们在面对突发状况时的应对能力、专业能力乃至心理抗压能力，从而使得他们在真正面对突发状况时可以运筹帷幄。本次的新型冠状病毒已经被美国国家安全委员会定义为A类传染性物质，我们可以参照美国的《A类感染性物质污染的固体废物管理》中的要求，工作人员应该接受这类传染性医疗废弃物处置的培训，其中包括在处理之前如何处理和包装这些废弃物。通过培训学习，员工可以了解此次新冠肺炎的高传染性，并且了解其传播的途径以及如何做好防护措施，还可以规范员工在操作过程中的流程，比如如何正确规范地填写医疗废弃物转运单等，确保每批废弃物都可以有效地追溯。

15.3.2 基于信息技术的医疗废弃物安全回收流程

此次疫情中，医疗废弃物的回收流程已经很成熟，可以作为后续的范本，若在当前的回收流程中融入相关技术，将会更加成熟，更能帮助公司有效地处理医疗废弃物。在这次疫情下，习近平提道，“我们要以科技战胜疫情”。同样，医疗废弃物处理公司应该以科技提高医疗废弃物的处置能力，以科技进一步完善医疗废弃物的回收流程，构建先进的信息监管平台。本章将信息技术融入医疗废弃物安全回收流程中，构建了基于信息技术的医疗废弃物安全回收流程，如图15.4所示。

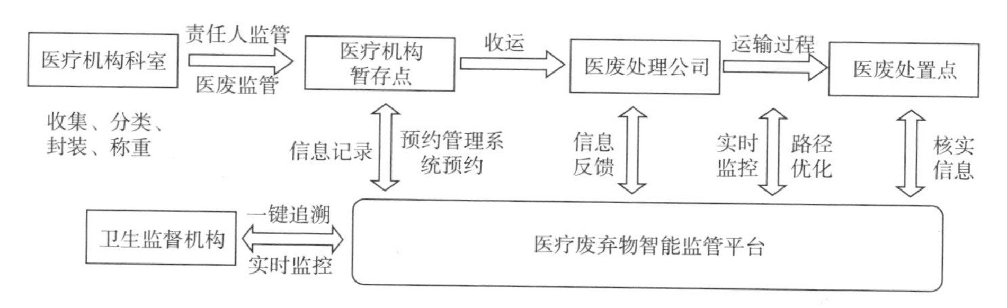

图15.4 基于信息技术的医疗废弃物安全回收流程

第一，开设预约管理系统，医疗机构可以在预约管理系统填写医疗废弃物的详细信息，包括重量、种类、地点等信息，废弃物处理公司收到预约系统的信息后，立刻根据预约信息采取针对性的措施上门收运，针对性措施包括根据废弃物的数量进行运输车辆规格选择、根据医疗机构地点进行运输路线规划、根据医疗废弃物的性质进行包装材料的选择等。第二，全过程采用信息化手段，在医疗废弃物回收过程中所有的信息都记录在监管平台。一方面，在每个环节中工作人员都可以在监管平台核实并确认信息，保证信息的真实性；另一方面，省去了人工记录、分析数据的烦琐流程，不仅可以提高整个收运的效率，而且能保证数据信息可溯源、可追踪。第三，监管平台具有路线规划的功能，在运输环节，处理公司可以根据监管平台规划的最优路线进行运输，既可以避开密集人群，又可以避免重复运输，提高整个收运效率。第四，信息平台全程发挥着监控作用，防止医疗废弃物在回收和运输过程中出现泄漏、丢失的现象，而对于卫生监督机构，只需使用智能手机，便可一键追溯，全天候实时、可视地监控整个医疗废弃物处理过程。

对于医院医疗废弃物管理以及整个运营公司的车辆人员的管理难点，可以借鉴和润科技建立的医疗废弃物全生命周期智能监控平台，使用大数据物联网等手段来进行监督管理。该平台可以实现对多种异常信息报警提示，第一时间将信息推送至医院管理人员及政府监管单位，通过人工核实处理，明确责任人，有效规避安全隐患，防患于未然。以运输环节为例，华盛顿生态署对危险废弃物的管理细则规定，废弃物运营公司必须记录废弃物的最初产地、运输部门以及运输车辆的详细信息并且资料备份保存。国内废弃物运营公司也应当借鉴其经验，保证整个废弃物的处理过程有迹可查。

15.3.3 引进先进的医疗废弃物处理技术

15.3.3.1 医疗废弃物资源化利用

目前我国对于医疗废弃物的处置绝大多数是通过焚烧进行处理，尚未有技术能实现对医疗废弃物进行回收资源化利用。一方面，医疗废弃物通过焚烧的处置方法会导致环境污染；另一方面，资源没有得到充分利用。废弃物运营公司可以借鉴美国的经验，引进高新技术，将医疗废弃物回收进行资源化。在美国，已经经营了30年的TEI公司注意到医疗废弃物含有可循环利用的高品质塑料，成功地将医疗废弃物安全地加工为塑料建材。该公司建立了一家专门回收塑料含量比较高的医疗废弃物的工厂，先对医疗废弃物进行消毒杀菌，然后分拣出其中含有的金属，并将剩余的塑料和纸张进一步加工为建筑材料进行销售。

15.3.3.2 改进医疗废弃物包装的材料

疫情期间，美国对于危险医疗废弃物处理非常谨慎，从医疗废弃物包装袋的材料到最终的处置都进行严格的规范。在美国，对于垃圾袋的材质，要求外包装

 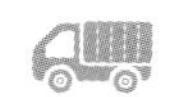

必须是满足联合国标准的硬质非散装包装，避免包装袋中途被撕破的情况；如果外包装是用纤维板制成的，则至少是三层壁，并包含600密耳的聚乙烯衬里；在刚性外包装的底部或纤维板外包装的衬里中放置可吸收液体的材料，足以吸收潜在的自由液体，避免液体外漏。

15.3.3.3 革新医疗废弃物处理设备

此次疫情也凸显了医疗废弃物处理公司设备处置能力远远不足的问题。一方面，要引进先进的技术，提高设备的处置效率、处置能力，以及环节设备的负荷状态；另一方面，应引进此次疫情衍生出的新技术——医疗废弃物处置应急装备体系，包括医疗废弃物处置方舱、移动式医疗废弃物处置车和医疗废弃物应急焚烧装置，在面对突发状况时可将这些设备派上用场，可以有效缓解设备不足的问题。

参考文献

[1] ARAFA A, ESHAK E S. Medical waste handling and hepatitis B virus infection: a meta-analysis [J]. American Journal of Infection Control, 2019, 48 (03): 316-319.

[2] KHATIB A, KHALAF A S, AL-SARI M I, et al. Medical waste management at three hospitals in Jenin district, Palestine [J]. Environmental Monitoring & Assessment, 2019, 192 (01): 1-15.

[3] HAO Y, XU S, WEI D S, et al. Reverse Logistics network design for effective management of medical waste in epidemic outbreaks: insights from the coronavirus disease 2019 (COVID-19) outbreak in Wuhan (China) [J]. International Journal of Environmental Research and Public Health, 2020, 17 (05): 1770.

[4] NIYONGABO E, JANG Y C, KANG D, et al. Current treatment and disposal practices for medical wastes in Bujumbura, Burundi [J]. Environmental Engineering Research, 2019 (24): 211-219.

[5] SAADATI M, REZAPOUR R, AZAMI-AGHDASH S, et al. Medical waste management in community health centers [J]. Iranian Journal of Public Health, 2018, 47 (02): 286-291.

16　疫情下捐赠物资调运

16.1　捐赠物资调运背景分析

在本次疫情中，我们看到社会涌现出一大批爱心机构、企业、个人，源源不断地向疫区机构捐赠善款或物资。武汉各大医院医疗物资全面告急，海内外的应急捐赠物资需要第一时间运往湖北武汉。2020 年 1 月 23 日武汉封城，各省市陆续发布交通管制措施避免疫情大规模传播，确保捐赠物资以最快的速度运往重灾区成为亟待解决的问题。2020 年 2 月 1 日，记者探访武汉红十字会的仓库点，发现武汉国际博览中心 A 馆堆满了一个足球场大小的物资，既没有有序的调拨场景，也没有信息化的办公方式，只有极少的拿着 A4 纸和介绍函的工作人员。一面是全面调动为疫区筹集的应急捐赠物资，希望能尽快发往武汉，一面是各大医院在救助病患的同时还要担负筹集应急医疗物资的重担。应对一场突发的卫生事件，需要一个最高效的运输调拨机制，也需要我们正视捐赠过程中出现的问题。

2020 年 1 月 23 日，武汉红十字会发布第一号对社会公告，开始接收捐赠物资并配合政府部门做好捐赠物资调配工作。2020 年 1 月 24 日起，武汉周边多个地市医院相继在网上发布接受社会捐赠的公告。2020 年 1 月 26 日，菜鸟联合全球物流企业开通武汉救援物资绿色通道。2020 年 1 月 27 日，浙江省政府发布面向公众提供捐赠平台。2020 年 1 月 28 日开始，京东等企业提供捐赠平台。截至 2020 年 4 月 23 日，全国各级红十字会等慈善机构接收社会各界捐赠物资达 10.49 亿件，累计服务 200 余万人次。到 2020 年 5 月 8 日，武汉红十字会共统计接收发放捐赠信息 99 期。各企业为捐赠物资提供了大量运力。中国外运累计免费发运抗疫物资 1 214.7 吨、1 585 立方米。京东物流承接了 400 多家机构的捐赠物资运输需求。菜鸟绿色通道将来自国内和全球其他 38 个国家和地区的近 5 000 万件捐赠物资送往武汉等地，救援物资直达全国 11 个省（自治区、直辖市）的 72 个医院和 66 个其他接收单位。除我国民众的大力捐助之外，共有 62 个国家和地区、7 个国际组织向中国捐赠防疫应急物资。

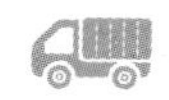

通过对《应急保障重点物资分类目录（2015 年）》、疫情防控重点保障物资（医疗应急）清单、应急物资分类及编码、疫情期间武汉红十字会接收及发放的所有捐赠物资进行分析，整理出基于新冠肺炎疫情的捐赠应急物资分类表，将突发公共卫生事件的应急物资分为医疗应急、基本生活食品物资保障和必要的日用物资保障三类，具体分类如表 16. 1 所示。

表 16. 1　捐赠应急物资分类

序号	一级分类	二级分类	三级分类	物资清单
1	医疗应急	药品	一般治疗药品	药监部门确认治疗有效的药品和疫苗
2			中医治疗药品	藿香正气胶囊（丸、水、口服液）、金花清感颗粒、连花清瘟胶囊（颗粒）等
3		消杀用品等	消杀用品	医用酒精、84 消毒液、过氧乙酸消毒液、过氧化氢（3%）消毒液等
4			消杀原料	次氯酸钠、过氧化氢等
5		防护用品及其主要原料、生产设备	防护用品	医用防护口罩、医用外科口罩、医用防护服、负压防护头罩、医用靴套、医用全面型呼吸防护机（器）、医用隔离眼罩/医用离面罩、一次性乳胶手套、手术服（衣）、隔离衣、一次性工作帽、一次性医用指套（病人用）等
6		专用车辆、装备、仪器及关键元器件	车辆装备	车载负压系统、正压智能防护系统，CT、便携式 DR、心电图机人工心肺（ECMO）、连续肾脏替代疗法（CRRT）等
7			消杀装备	背负式充电超低容量喷雾机、背负式充电超低容量喷雾器等
8			电子仪器仪表	全自动红外体温监测仪、门式体温监测仪、手持式红外测温仪等
9		生产上述医用物资的重要设备		

续表

<table>
<tr><th>序号</th><th>一级分类</th><th>二级分类</th><th>三级分类</th><th>物资清单</th></tr>
<tr><td>10</td><td rowspan="7">基本
生活食品
物资保障</td><td>粮食</td><td colspan="2">小麦（面粉）、大米、玉米（玉米粉）、大豆、其他粮食</td></tr>
<tr><td>11</td><td>方便食品</td><td colspan="2">面制半成品、米制半成品、速冻米面食品、干制方便食品、自热食品、压缩食品、其他</td></tr>
<tr><td>12</td><td>饮用水</td><td colspan="2">瓶装饮用水、桶装饮用水</td></tr>
<tr><td>13</td><td>蔬菜</td><td colspan="2">新鲜蔬菜、冷冻蔬菜、腌渍菜、其他</td></tr>
<tr><td>14</td><td>水果</td><td colspan="2">新鲜水果、冷冻水果</td></tr>
<tr><td>15</td><td>肉类</td><td colspan="2">家禽、家畜、水产、其他</td></tr>
<tr><td>16</td><td>其他</td><td colspan="2">蛋，奶，豆制品，润肺茶，食用油、盐、糖等各种调味品，婴幼儿食品、营养粉等</td></tr>
<tr><td>17</td><td rowspan="7">基本
生活日用
物资保障</td><td>衣物</td><td colspan="2">保暖内衣、排汗内衣、军大衣、女士内衣、羽绒服、雨衣、雨靴等</td></tr>
<tr><td>18</td><td>病房配套
生活用品</td><td colspan="2">病床、被子、枕头、床单、被罩、艾条、消毒净化器、牛奶箱提手、小便壶等</td></tr>
<tr><td>19</td><td rowspan="2">卫生
清洁用品</td><td>成人用品</td><td>卫生纸、卫生巾、成人纸尿裤、香皂/肥皂/除菌内衣皂、毛巾、洗发水、沐浴露、酒精棉片、卫生湿巾、清洁剂、抗菌洗手液、保湿剂、成人拉拉裤、家用净化器、洁厕宝、护肤霜、护手霜、棉签、消毒粉、鞋套（医用、非医用）</td></tr>
<tr><td>20</td><td>婴幼儿用品</td><td>儿童爱心包（洗手液+沐浴露+湿巾）、纸尿裤/尿布、湿巾、清洁棉、其他</td></tr>
<tr><td>21</td><td>其他</td><td colspan="2">垃圾桶（箱）、餐盒、电磁炉、净水机、取暖器等</td></tr>
<tr><td>22</td><td rowspan="2">应急
办公设备</td><td colspan="2">办公设备</td></tr>
<tr><td>23</td><td colspan="2">办公用品</td></tr>
</table>

自发捐赠通常呈现出“杂、多、散、异”等特点，具体表现为筹集物品种类杂、自发组织带动人数多、自发运输收发地点散、自发运输方式异，这些特点会在一定程度上干扰国家组织援助，甚至可能会引发一系列负面问题。

 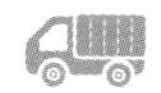

16.2　捐赠物资调运问题

16.2.1　捐赠物资调配不及时

传统应急物流高度依赖中心化的指挥系统，不但信息传递层级烦琐，而且系统对运行故障或通信中断的抗风险能力低。捐赠的应急物资不能第一时间发放到医院及其他防疫物资急需单位，捐赠流程长，单证信息传递流程烦琐导致应急物资积压仓库，物资投递频率跟不上医院需求。

全国各地捐赠物资源源不断，但武汉市多家医院仍“等米下锅”，发出医疗物资供应紧张的声音。负责接受捐赠的湖北省红十字会和武汉市红十字会也被推到了舆论的风口浪尖。2020 年 1 月 31 日，湖北省召开新冠肺炎疫情防控工作新闻发布会表示，红十字会存在人员流动和分配不足的情况。2020 年 2 月 1 日，《每日经济新闻》记者探访湖北省红十字会、武汉市红十字会、武汉国际博览中心办公室和医疗物资仓库，发现国博中心的物资确实很多，一些邮车上堆满了物资。物资投递的频率远远跟不上医院的需求。一些医院工作人员已经在国博中心等待一个上午仍无法接收防疫物资。把材料送到医院的司机从早上 8 点到 12 点，一直在等待医疗物资装车。2020 年 2 月 1 日，武汉市金银潭医院表示医疗用品供不应求。

16.2.2　物资捐赠供需不契合

在这次疫情当中，社会各界人士都积极向受灾地区捐款捐物，但是在物资的筹集、接收、配送与追溯等过程中产生了物资配送效率低、物资配置不合理等问题。例如，物资捐赠和领用时信息不透明，物资分配方式不合理，物资配送等级不明，配送次序不清，一些物资被滥发或冒领，从而导致物资的捐赠和受助在品类与时间等方面契合度低。导致这些情况发生的原因之一就是在资源配置上传统技术手段难以实现实时信息跨领域、跨部门资源的共享及开放。

2020 年 1 月 30 日，《健康时报》记者根据湖北省红十字会更新的第一批次的捐赠物资使用情况进行核算，已使用的物资折算总额为 862.46 万元，而实际累计募集物资 1 836.2 万元。其中有一笔 3.6 万个 N-95 型口罩在物资使用公示中显示流向武汉仁爱医院和天佑医院，但这两家医院并不在当时救治定点医院名录中。据武汉仁爱医院网站显示，该院是一家以妇科、产科为重点专科基础的民营医院。1月31日上午11点51分，《健康时报》记者致电了解到该院只接受妇产科患者，不接受发热、新冠肺炎感染患者，也没有发热门诊。

据环球网报道，湖北鄂州对于贵州捐赠的12吨“老干妈”分配问题引发舆论质疑。2020年4月14日，鄂州市防控指挥部生活物资保障专班回应称，受捐“老干妈”香辣菜已“全部分配给7家定点医院及8家援鄂医护人员入住酒店，未发放给其他单位或个人”。鄂州市公布的接受捐赠时间是2020年2月22日和2020年3月4日，而贵州方面报道的则是2020年2月24日出发驶向鄂州；捐赠数量上，贵州方面称捐赠的是一批12吨“老干妈”，而鄂州则说是两批16吨；对于捐赠单位，贵州方面称是老干妈公司捐赠，而鄂州则称捐赠单位为贵州省政府和贵阳广播电台。鄂州官方单列出来作了“特别说明”，但对于出现此种情况的原因，并未做进一步解释。

将每一笔捐赠及时且精确地向社会公开，既可以方便人们进行信息交叉验证，亦能体现出捐赠牵涉各方负责任的态度。政府也好，相关组织也好，能不能做到这一点，不仅关系到是否做到了物尽其用，更关系到公益慈善事业的前景。

16.2.3 捐赠物资道路拥堵

针对此次武汉封城，以及各省市为防止疫情传播采取交通管制措施的特殊情况，数量较多且具有无序性的捐赠群体，在很短时间内向同一地点集中运输捐赠物资，会给道路交通带来很大的压力。这些自发组织的无序的交通运输会为原本的交通管理带来更大的压力。如果通向灾区的关键道路发生拥堵或者交通秩序混乱，可能带来交叉感染或影响关键医疗物资及时运输。首先，道路拥堵后救援人员及重要医疗物资很难在短时间内到达武汉重灾区，医疗物资的及时性关系到患者和医护人员的生命安全。新冠肺炎传染率高，传播速度快，武汉重灾区患者每分每秒都在遭受死神的威胁，医护人员和医疗物资晚一分钟到达，就有可能失去一个生命。其次，混乱的交通秩序会带来潜在交叉感染的风险。最后，道路的拥堵也会使大量生活必需品无法及时运到灾区，也会极大地影响当地人民的日常生活。

在此次疫情中出现了许多导致交通拥堵的例子。2020年1月26日至2月15日，为了响应国家的号召，加强疫情防控，山东省、河南省等对外地车辆采取一律劝返政策，各地村委会、业委会、社区等组织也开始展开一系列行动。但是在行动中，采取了不太恰当的做法——将道路挖断，以此来限制人们的活动范围，

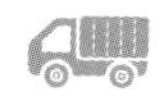

斩断了当地与外界的联系，一些物资也因道路中断而无法被及时送往需求地，使更多人受到死神的威胁。

由于疫情需要，各地在高速路口、交通要点等关键交通枢纽位置建立体温监测点，所有车辆都需要经过检测，合格后才能放行，这在一定程度上也造成了道路拥堵。安徽、成都、天津等省市明确指出高速检疫站点长时间拥堵的问题。交通运输部于 2020 年 2 月 2 日印发紧急通知：加强高速公路主线通行管理，避免引发拥堵。

16.3　捐赠物资调运措施介绍

16.3.1　合理交通政策协同物资运输

2020 年 2 月 1 日，交通运输部印发《关于切实保障疫情防控应急物资运输车辆顺畅通行的紧急通知》，对于解决各类应急物资和基本生活物资的调度，医护及防控人员的运输，以及来自各省市企业及个人的爱心捐赠相关运输做出部署。该通知提出公开应急电话、及时受理运输通行问题，捐赠的企业和个人可以通过各省市提供的联系方式咨询运输线路，保障捐赠的应急物资能够有序顺利地到达疫区。交通运输部提出简化《通行证》的办理流程，爱心群体可以通过政府网站、微信、电子邮件等便捷方式下载《通行证》，自行打印，自行填写，取消到交通部门盖章的流程，简化办理手续，提高运输的效率，保证捐赠物资可以第一时间到达需求地。

各省市响应中央的要求，开通接受捐赠通道。交通运输主管部门提出严格实施应急物资运输公开电话值班值守制度，明确岗位职责和工作流程，细化各种情况的处理措施。各地政府通过政府网站、微信公众号等多种渠道加强宣传力度，确保广大道路货运经营者能够知晓和使用应急运输电话。要建立与各收费站点、各交通运输执法队伍的便捷沟通机制，督促各地交通运输部门严格落实防疫应急运输车辆绿色通道政策，保障防疫应急物资和人员运输车辆“不停车、不检查、不收费”，优先便捷通行。

2020 年 2 月 15 日，为及时受理和解决应急物资运输车辆通行中的相关问题，各地公布了 24 小时应急运输保障电话。国务院客户端小程序上线了交通运输部国家交通运输物流公共信息平台的全国应急物流保障通讯录服务。典型地区具体措施如表 16.2 所示。

表 16.2 物资运输相关政策

时间	地区	政　　策	内　　容
2020 年 1 月	湖北	《关于统筹做好进鄂应急物资中转运输有关工作的通知》	利用 5 个既有的物流园区，建立进鄂中转服务站，实现运输车快卸快返 相关车辆“不停车、不检查、不收费”，优先通行
2020 年 2 月	全国	《关于切实保障疫情防控应急物资运输车辆顺畅通行的紧急通知》	对于解决各类应急物资和基本生活物资的调度，医护及防控人员的运输，以及来自各省市企业及个人的爱心捐赠相关运输做出部署
2020 年 2 月	浙江	《关于建立疫情防控应急运输车辆通行问题协调解决机制的紧急通知》	应急运输保障电话 24 小时开通，及时受理和解决运输问题（全省 95 个县\区随时待命） “属地负责、特事特办、上下联动”

全国为捐赠物资运输做出相关工作部署，湖北武汉对大批量进入武汉的捐赠防疫物资通行做出具体的工作安排。其他全国各省市为保障捐赠物资顺利抵达武汉提供相应的政策支持，24 小时保障捐赠物资运输。

16.3.2 协同调度实现物资供需平衡

国家通过各慈善机构提供及时的捐赠供需信息，为捐赠物资的合理调配提供了信息参考。中国红十字总会同各省级相应单位做好信息的上传下达，各省慈善机构提供官方的捐赠渠道，接收当地民政厅等相关部门的监督管理，并做好捐赠物资的调运及信息的公布，配合其他部门为抗击疫情贡献巨大的力量。典型省份对于捐赠渠道及工作安排如表 16.3 所示。

表 16.3 捐赠物资协同调度相关措施

地区	捐赠渠道	捐赠工作安排
全国	中国红十字总会 中华全国妇女联合会 中华慈善总会 中国初级卫生保健基金会 中国宋庆龄基金会 中国癌症基金会	各省级单位要确定防控工作负责人员并做好信息的及时上传下达 协同地方慈善机构做好捐赠物资的调运工作 跟踪捐赠物资的使用情况 配合参与其他部门的防疫工作

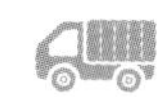

续表

地区	捐赠渠道	捐赠工作安排
湖北省	湖北省红十字会 湖北省慈善总会 湖北省青少年发展基金会 武汉市红十字会 武汉市慈善总会	湖北省民政厅做好慈善捐赠监督管理工作 接收捐赠物资 3 天之内分拨到位并公布相关信息 提供 24 小时捐赠咨询服务 及时提供应急物资需求和捐赠信息 协同其他部门做好捐赠工作
浙江省	省（市）工商联 省（市）侨联 省（市）红十字会 省（市）慈善联合会 省民政厅	设立应急物资捐赠小组 捐赠小组组织发动海内外侨胞和浙商捐赠，要求省工商联、省侨联、省红十字会、省慈善联合总会等单位加大捐赠力度，做好需求信息的发布 指派专人专项对接相关部门，熟练掌握清关政策、航运路径，打通境外物资通关盲点

全国各大慈善机构致力于工作的统筹规划和协同调度，纵向与各地慈善机构做好信息的传达，横向参与配合其他防疫工作。湖北省的慈善机构着力于捐赠物资的接收和发放，其他各省市慈善机构均为捐赠物资开通接收渠道，并完成相关工作。

16.3.3 企业提供捐赠物资专项服务

16.3.3.1 提供专业运输车队

个人或者企业捐赠物资可以自行联系相关运输车队。中国物流与采购联合会作为疫情防控物资应急运输保障单位，提供可以驰援的车辆类型、数量、线路等信息。东风出行为捐赠物资提供武汉市内运输。湖北鲜生活全日冷链物流有限公司，主要负责捐赠品中的防护服、口罩和食品等物资配送。

16.3.3.2 开通捐赠物资绿色通道

多家物流企业迅速宣布开通绿色通道，向武汉运送相关救援物资。各企业专业捐赠渠道措施及成果如表 16.4 所示。

表 16.4 企业相关捐赠措施及成果

日期	企业	举　措	成　果
1 月 24 日	顺丰	主要为各地政府、慈善机构提供公益运输，有捐赠需求可以联系顺丰客服等提供服务	1 月 24 日—3 月 18 日，顺丰全网已运输 1.12 亿件包裹至湖北，顺丰航空执行驰援航班 218 个，抵达武汉天河机场航班总架次全国第一
1 月 25 日	德邦	德邦快递在全国范围内开通免费向武汉地区运输配送救援物资的绿色通道服务，直至当地物资紧缺问题得到解决	1 月 25 日—2 月 24 日，德邦快递累计接听来电 5 473 个，承接需求 331 票，客户确定发货 178 票，已解决需求 174 票
1 月 25 日	京东	开通全国各地驰援武汉救援物资的特别通道，该通道接受地方政府、公益组织、企事业单位和医疗器械生产企业等机构组织对武汉地区的援助需求 京东暖东公益平台上线“战胜新型冠状病毒感染的肺炎疫情”募捐行动	京东物流承接近 400 家机构捐赠运输需求
1 月 25 日	菜鸟	菜鸟联合三通一达等中国主要的快递物流企业，以及 AIRCITY 国际物流集团等海内外物流企业联合发布公告，开通国内及全球绿色通道，免费从海内外各地为武汉地区运输捐赠的救援物资	截至 2020 年 3 月 3 日，菜鸟绿色通道已将来自中国和全球 38 个国家、地区的近 5 000 万件捐赠物资送往武汉等地 马云基金会和阿里巴巴公益基金会先后向国内医院和海外 140 多个国家捐赠近 1 亿件、几十种门类的物资
1 月 29 日	邮政	各省（区、市）分公司应按照集团指挥调度中心的调度指令，动态调整进出武汉的一级干线邮路作业及发运计划，实行“满载开行” 开通在线捐赠渠道	截至 2020 年 3 月 7 日，邮政发往湖北的省际邮车有 2 042 辆，邮政航空的飞机有 72 架次，其中，专门送防疫物资的车辆有 431 辆次、防疫专机 23 架次，运送的防疫物资的总重量 9 600 吨

2020 年 1 月 25 日前后，顺丰、德邦、京东物流等开通捐赠物资绿色通道，为各地政府、慈善机构提供免费公益运输。中国邮政各省（自治区、直辖市）分公司按照集团指挥调度中心的调度指令，动态调整进出武汉的一级干线邮路作

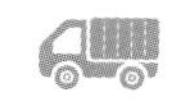

业及发运计划，开通线上捐赠渠道，接受个人捐赠。菜鸟联合三通一达等中国主要的快递物流企业，以及 AIRCITY 国际物流集团等海内外物流企业联合发布公告，开通国内及全球绿色通道，免费从海内外各地为武汉地区运输捐赠的救援物资。

16.3.3.3 提供专业仓储服务

武汉玖冷供应链管理有限公司为捐赠物资免费提供仓储服务。从 2020 年 2 月 1 日开始，捐赠物资中具有危险性的消毒水和酒精收容到了玖冷仓库，再通过志愿者分发至各个医院，同时将每天的物资去向反馈给捐赠人。

16.3.3.4 实时汇总捐赠信息

除部分提供运输的企业外，还有部分媒体渠道为捐赠者汇总了各种捐赠的相关信息，比如防护用品的捐赠要求、湖北各地物资需求信息汇总、海内外捐赠渠道汇总等。

16.3.4 政府、企业联合协同捐赠物资调运

通过对相关新闻调研了解，不建议国内个人和企业自行捐送防疫物资。在包装标明“防疫物资”后，优先通过各级政府机关民政厅提供的接收捐赠的渠道接受第一层的检验和统计，既能保证防疫物资调配的有效性，又可以提高运输的安全性，保证防疫物资可以及时到达需求地。或者通过企业提供的接收防疫物资的绿色通道，由专业的运输企业协助运输，例如菜鸟联合全球的快递公司提供了防疫物资的捐赠平台，爱心群体可以通过相关平台填写捐赠信息，企业运输平台协助提供相关运力，确保防疫物资捐赠透明度以及保证防疫物资第一时间送达疫区。运输到疫区的防疫物资一部分需要捐赠个人联系物流公司和医院，确保捐赠物资顺利到达，另一部分经由当地的慈善机构进行清点分配。

来自海外的捐赠物资经由广东邮政联合港澳邮政、广州海关搭建的“一点清关”邮路，将捐赠物资运抵疫区。香港邮政、澳门邮政联合广州邮局处理中心，利用港澳充足的国际航空运能，将世界各地的抗疫捐赠物资经香港、澳门中转，再以香港、澳门进口 e 特快“一点清关”的通关便利，开通抗疫捐赠物资海外爱心通道，政企联合协同捐赠物资调运如图 16.1 所示。

各渠道为提高运输和调度效率，针对防疫医疗物资的高标准问题，只接受地方政府、公益组织、企事业单位和医疗器械生产企业等机构组织的援助需求，个人捐助的物资建议先运输至当地的慈善机构等官方渠道，由上述官方渠道统一验收配送。

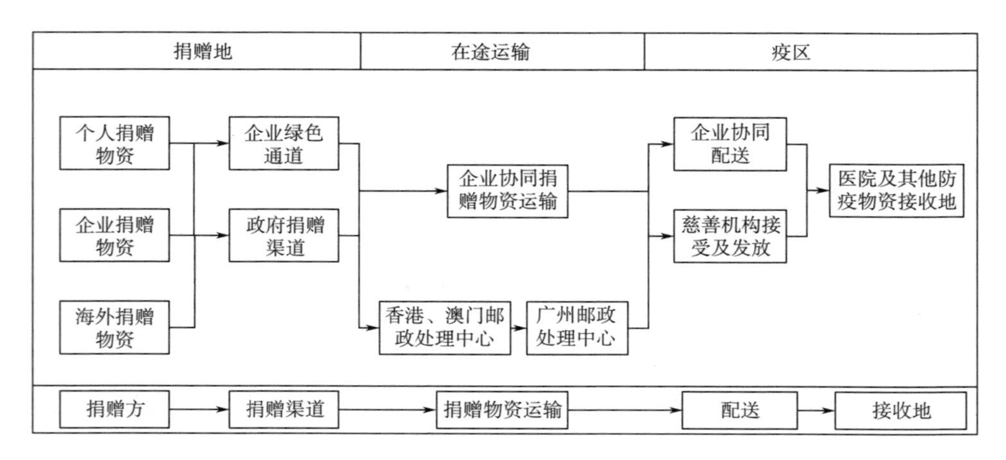

图 16.1 政企联合协同捐赠物资调运

16.3.5 捐赠物资调运举措实施效果

16.3.5.1 捐赠物资调运举措成果

（1）缓解应急医疗物资短缺压力

截至 2020 年 2 月 1 日 12 时，湖北省累计接收社会捐赠物资1 002.59万件（套、个、瓶）。截至 3 月 22 日 12 时，湖北省慈善总会接收并转赠发放疫情防控捐赠物资合计4 012.57万件。各地慈善机构对接收的防疫物资进行及时合理的调配和发放，极大地缓解了武汉及周边医院医疗物资急缺的情况。

（2）建立有效的捐赠监督机制

捐赠的物资在很大程度上缓解了湖北防疫物资急缺的情况。各省市慈善机构将每天的接收和捐赠情况进行实时公布，实现了信息的透明，保证捐赠物资落到实处，同时也给捐赠者有效的回馈。各省市的监督机构对每天的捐赠物品进行抽查，对慈善机构接收的捐赠物资的质量予以保障。

（3）提高捐赠防疫物资运输调配效率

通过各省市提供的慈善机构的渠道和企业为防疫捐赠开启的绿色通道，由专业的物流公司运输不仅能提高运输效率，避免疫情特殊情况下的交通管制带来的运输问题，也能减少大家自行运输到疫区导致的交叉感染概率。

16.3.5.2 捐赠物资调运举措不足

（1）捐赠物品物流服务的专业性

医疗物品和仪器对包装、装卸、运输和仓储提出了更高的要求，通常慈善机

 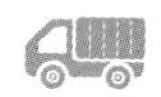

构的物流服务专业能力不足，有可能会引发操作不当带来的防疫物品损失，因此提高专业物流服务能力是保障防疫物资顺利到达疫区的必要途径。

（2）缺乏统一的捐赠信息共享平台

新冠肺炎疫情期间存在捐赠物品和捐赠渠道的多样性，不同捐赠渠道难以实现信息的汇总，各条渠道独立并行，捐赠信息难以同步和共享，容易导致防疫物资不能最大限度地实现全国调配。

（3）优化捐赠物品供应链协调运作机制

社会各界都希望为抗击疫情贡献一分力量，所以，需要建立一套合理有效的捐献物资供应链协调运作机制，实现各部门有效配合。现行的调配机制有待进一步优化，需建立畅通的沟通和运输渠道，减少浪费，提高运输调配效率，保障捐赠物资及时有效地运输至目的地。

16.4 捐赠物资调运优化建议

此次疫情对我们来说既是挑战也是机遇，疫情给我们带来很多伤痛，从中也暴露出我们在应急物流方面的很多问题。我们可以针对这些问题进行仔细的研究，使下一次在面临突发事件时更加从容不迫。

16.4.1 利用区块链保证信息通畅

区块链是近年来常出现在我们身边的一个信息技术领域的术语，它的本质就是一个共享的数据库，但这个数据库与其他数据库不同，它具有“去中心化分布式结构”“不可伪造”“可追溯”“公开透明”等一系列优点。我们可以将区块链的特性加入应急物流信息平台中，利用区块链“去中心分布式结构”这一特点，可以使物资捐赠双方实现点对点沟通，而不用通过一个中心机构进行信息交流，省去了信息层层传递的麻烦，提高信息传递效率。区块链“不可伪造”“可追溯”“公开透明”的特点与物联网技术相结合，可以有效消除信息扭曲、需求数据变异放大现象，确保物资供求双方共享互通物流信息，提高物流协作效率，更好地规避“数据孤岛”与“牛鞭效应”，最终实现物资捐赠方与物资受助方完美、高效的对接。2020 年 2 月 7 日，支付宝就是利用区块链技术建立了一个防疫物资信息服务平台，该平台不仅为抗疫物资的供应和需求提供了一个高精准、高效率的链接通路，更为政府监管单位、需求单位、爱心企业人士、物流企业、航空公司打造供需链群，实现防疫物资的供需信息、物流能力及时、准确零距离互联互通，共同支持疫情物资更高精度、更高效率的匹配，同时也为政府物资调配提供全面技术支持，支撑疫区物资保障。

图 16.2 就是将区块链技术应用于应急物流平台中的一个模型，因为区块链具有“分布式记账”“共识机制”等功能，加入应急物流平台后可以赋予平台信息“不可伪造”“可追溯”“公开透明”等一系列优点。捐赠物资从捐赠者手中发出，经过物流企业运输、存储、配送，直到物资发放到受助者手中，整个过程的信息全部储存在平台中，政府要起到穿透式监管的作用，对私分、挪用、截留、侵占捐赠财物等行为，都要依法进行严惩。企业可以全流程管控物资，合理规划物资运送路线，提高物资运送效率。媒体也要担负起监督责任，一旦发现有不合理使用物资的情况，要及时报道。群众可以在平台查询产品溯源信息。总之，加入了区块链技术的应急物流平台一定会大大提升应急物流效率。

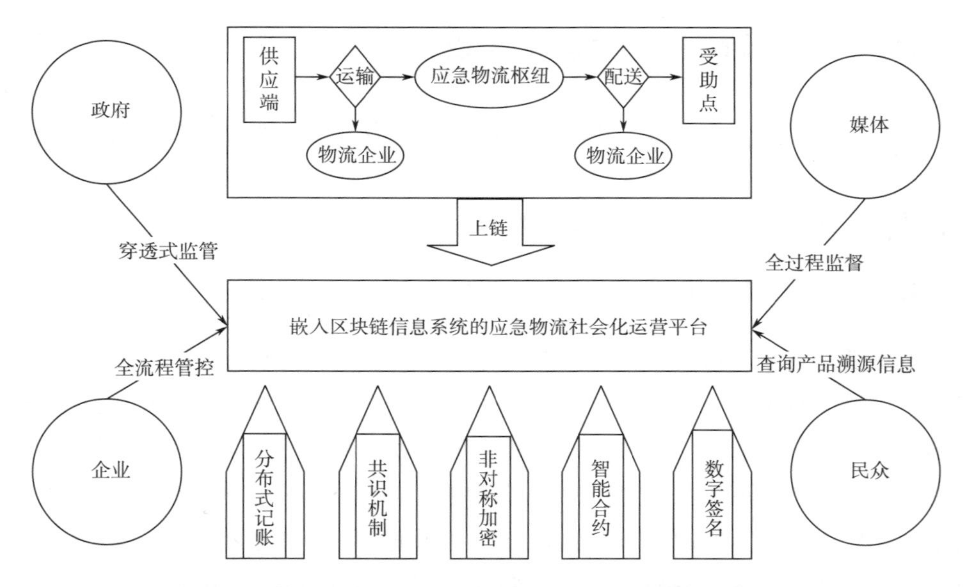

图 16.2　基于区块链应用的突发公共卫生事件应急物流平台

16.4.2　保证物资供需信息契合

针对供应与需求不匹配的情况，我们可以在前端搭建的应急物流社会化运营平台的基础上，构建区块链的物资捐赠信息平台，实现社会各部门捐赠的数据整合与匹配、跨链的数据共享与社会合作。在此基础上，平台可以完成以下内容：首先受助者将自己所需物资信息在平台发布，捐助者在平台看到信息后在平台完

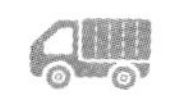

成捐助。或者受助者与捐助者一同将信息发布在平台上，利用大数据、人工智能等技术，完成双方自动匹配。平台会根据事件本身情况，合理规划物资配送等级（按需求急迫性排列），按照等级安排接收、分配、运送、调拨等物流活动。物资从始发地开始，直到最终到达受助者手中，这个流程全部记录在平台中，公开透明，所有信息均可查询且不可修改。平台就像供求双方的桥梁，精准匹配供需信息。2020 年 2 月 20 日，武汉大学团队正式启动一个新的平台——“珞樱善联”，用于在抗击新冠肺炎防护物资信息交流平台解决防护物资供需问题，它是基于区块链等技术研发的。这个平台利用以下优势：通过区块链技术跟踪信息来源，实现双方意图的准确连接，及时准确地向医院提供公开透明的捐赠信息。

16.4.3 加强政府与企业深度合作

在捐赠运输通行中最主要的问题就是交通拥堵问题，因为自行组织车辆具有“杂、多、散、异”的特点，也就是自发运输物品杂，自发运输人数多，自发运输地点散，自发运输方式异，为了克服这些特点，需要政府与企业进行深度合作。我国物流行业相对于外国物流行业来说起步比较晚，但近年来发展也是十分迅速的，涌现出了一批领军的物流企业，比如顺丰、京东、菜鸟等，国家可以利用这些现成的物流网络，从而更好地搭建我国应急物流体系。

可以将我国划分为不同的区域，选择合理的捐赠物资集散点，每个节点根据实际情况可以自建或者与当地物流公司合作共建应急点来接收当地人自发捐助的物资。优先通过紧邻的地区实现调度，如果就近的防疫物资供应无法满足，再扩大捐赠物资的需求配送范围。采取这一措施有以下优点：首先可以将这些物资化零为整，更加方便统一管理、统一运输。既可以提升整体运输效率，还可以减少不必要的浪费，通过公铁联运、海铁联运等多式联运迅速将这些物资运往前线。其次是保障了防疫物资的安全性，应急物资中绝对少不了的就是医用物资，而医用物资中通常包含酒精等一些比较危险的物资，捐赠车辆在运送这些危险货物时可能会发生危险，而且风险会随着路程的增加而提高。将这些危险品交由更加专业的物流企业运输，可以大大降低风险发生的可能性。

16.4.4 规范公益慈善捐赠活动

在此次疫情防控期间，全国各地向疫情严重地区捐赠了大量财物，充分体现了中国人乐善好施、守望相助的优秀品德和传统文化。许多国家和地区也对中国政府和人民阻击疫情给予大力支持。但在物资接收和分配的过程中，出现了一些不透明不规范，甚至违规的行为，受到了社会公众的质疑，这表明我国在物资接收分配方面还存在漏洞。习近平曾强调，要依法规范捐赠、受赠行为，确保受赠财物全部及时用于疫情防控。我们要认真贯彻落实习近平的指示，规范公益捐赠活动。第一，鼓励捐赠。我们要对公益慈善做倡导型鼓励，对于有特殊贡献的，由政府或有关部门给予表彰。第二，公开透明。所有捐赠物资都应该记录在案，有据可查，并且要对使用、管理情况，采取不同方式真实、完整、及时公开信息。第三，及时高效。捐赠物资要及时用于救助行为，慈善机构应当积极展开慈善活动，充分、高效使用慈善财产。第四，接受监督。加强政府监督和社会监督，任何单位和个人发现慈善机构有违法行为的，可以向民政部门、其他有关部门或者慈善行业组织投诉，像红十字会等组织应当建立健全信息公开制度，接受社会监督。第五，依法追责。对私分、挪用、截留、侵占捐赠财物等行为，都要依法进行严惩。

参考文献

［1］李旭东，王耀球，王芳．突发公共卫生事件下基于区块链应用的应急物流完善研究［J］．当代经济管理，2020，42（04）：57-63.

［2］季永伟．应急物流在我国发展的现状与对策分析［J］．中国商论，2019（14）：10-11.

［3］王之泰．关注应急物流［J］．中国储运，2019（03）：29.

［4］丁璐，颜军利，朱笑然，等．突发灾害救援应急物流现状及发展趋势研究［J］．防灾科技学院学报，2018，20（02）：45-51.

［5］聂淼．应对公共卫生事件公益捐赠扣除研究：中美比较的视角［J］．国际税收，2020（04）：17-21.

17 疫情下慈善机构的运作

在重大灾难发生的时候，中国人民总能发挥一方有难、八方支援的团结精神，为灾难中的人们送去爱心，以红十字会为代表的各类慈善机构成为社会各界联通受灾人民的桥梁。但在本次疫情中，红十字会等慈善机构接连被指出存在管理不足、信息不透明、工作效率低等问题，也导致了捐赠物资调配滞后，无法高效送往前线应急等问题，红十字会的社会公信力和认可度再次急剧下降。

2020 年 2 月 23 日，习近平在会议中指出，慈善机构、红十字会要高效运转，增强透明度，主动接受监督，让每一份爱心善意都及时得到落实。要使慈善机构在今后的突发事件中拥有更强的应急能力，应该明确慈善机构的工作内容，加强平时维护及创新，同时认真思考如何从此次事件中吸取经验教训，在今后的重大突发事件中提前备战、从容应对。

17.1 研究背景

2020 年 1 月 23 日武汉封城前，武汉市红十字会就陆续收到来自社会各界的善款和物资。随着疫情发展，大量捐赠物资一齐向武汉市红十字会办公室一层的十几平方米的小仓库涌来。最开始的几日，武汉市红十字会忙碌而混乱，物资没有足够的存储仓库，没有充足、专业的人员管理，也没有明确的进一步分配处置措施。很快，武汉市红十字会一层的小仓库不够用，便找到了新的临时仓库——国药湖北控股有限公司物流中心，然而由于国药仓库本身处于使用中，可用的面积并不大，很快国药仓库也爆仓了。

1 月 24 日，武汉国际博览中心 A 馆作为新的临时仓库紧急启用，也陆续招募了更多的志愿者，但情况并没有好转。由于参与工作的人员很少懂得物流仓储知识，入库后的物资运进仓库后便被更多的物资湮没，找不到、取不出。

1 月 27 日，武汉市委书记马国强强调，所有捐赠物资一定要通过湖北省或武汉市红十字会，目的是及时准确地将捐赠物资、资金使用等登记在案。但这又导致了物资在仓库越积越多，仓库压力更大，物资调配速度更慢，许多医院相继发布求助信息。

1月31日，九州通医药公司入驻国博仓库，物资管理逐渐步入正轨。在武汉市红十字会不断调整工作的期间，物资的流转速度由慢转快，但疫情肆虐的速度却不会配合武汉市红十字会的工作。在一开始的那段时间里，由于物资供应速度跟不上，武汉多家医院口罩、防护服等物资告急，医院不断求助，民众不断捐赠，物资却卡在武汉市红十字会，流转缓慢。此间社会舆论对于红十字会的“声讨”此起彼伏，在密切关注下的武汉市红十字会更是被发现多起物资调配不合理、私用等新闻，暴露出物资管理松散、不规范等问题，更使红十字会被推到风口浪尖。

17.2 疫情期间暴露的问题

在组织社会力量支援救援的活动中，慈善机构的作用是非常重要的。在本次疫情中，慈善机构也的确发挥了不可忽视的作用，但是在上文提到的武汉市红十字会的一系列应对措施中，同样能够发现其中存在着许多突出问题。除了需要详细进行分析与研究的关于捐赠物资管理调配、捐赠系统失灵、慈善管理透明化等较为典型的问题，还有一些容易被忽视却也影响较大的问题。

17.2.1 慈善机构处理捐赠物资有心无力

在本次疫情中，红十字会等部门领导多次表示，对于捐赠物资的处理，他们心有余而力不足。省级红十字会虽备有防灾减灾应急仓库，但最初的功能是为了储备应急物资，而不是接收和处理社会捐赠物资；市县级红十字会更是连小仓库都没有。除了仓库，慈善机构也并没有准备此次疫情所需的物资管理人员、设备和车辆。严格来看，慈善机构并不具有处理大量捐赠物资的能力。

在本次疫情中，社会爱心企业或爱心人士的善款、物资都通过红十字会进行捐赠。因此物资都直接寄往了红十字会，在没有援手的情况下，红十字会需要承担接收、处理成千上万个从全国甚至全球寄来的物资。在突发事件发生时，社会捐赠是救援物资的重要来源之一，这些社会物资的接收与调配成为非常重要的一项应急工作。在军事作战中，只有后方的物资高效及时地供应到前线，前方的战斗人员才有足够的能力打胜仗，作战中的物资供应工作有专门的部门去承担，需要正规的战前准备和日常培训。但是，在这次战“疫”中，这个重要的紧急物资供应工作却交到了一个并不擅长此类工作的机构手中。

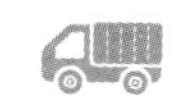

17.2.2　应急方案准备不充分

通过本次疫情中出现的武汉市红十字会临时征用国药仓库、临时征用国博仓库、向九州通医药公司寻求帮助的情况可以看出，武汉市红十字会在紧急情况下，由于没有预先准备好应急响应方案，无法对突发事件进行快速响应，无法准确快速地调用资源。突发事件发生时，需要向外寻求人员、设备和场地支援是正常现象，因为像本次疫情这样的重大突发事件并不是时常发生的，完备的人员设备配置会造成冗杂和浪费。但是，在日常工作中，红十字会并没有做好万全的应急准备，没有考虑到突发事件发生后需要什么资源，也没有事先对在突发事件发生时可以提供援助的组织进行考察和合作。此次疫情中能够快速找到临时仓库是幸运的，但是同样走了些弯路，第一次临时征用的国药仓库就是因为仓库处于使用中、可用面积不大，才再次改至国博仓库。临时寻求援助，一方面会增加对突发事件的反应时间；另一方面，如果临时选择的援助方式不适合、业务能力没有经过考核，很有可能造成其他不良后果。

完善的突发事件应急方案是非常重要的。突发事件虽是鲜有发生，但是一旦发生，若是没有万全的应急方案，就会造成手忙脚乱、局面无法控制，最终导致巨大的人力财力损失。

17.2.3　捐赠物资运输流程不合理

据《新京报》报道，2020 年 1 月 31 日以前，外地捐赠物资到达武汉后，大宗物资要先发到武汉市红十字会指定仓库，现场有工作人员接收核对清点，发放收据、通行证和荣誉证书后才能再发往医院。即使在一线医院需求极为紧迫的时候，物资也必须经过仓库这一环节。1 月 27 日，武汉市委书记马国强还曾强调，所有捐赠物资一定要通过湖北省或武汉市红十字会。

但是，在疫情发生时，救援物资多出入一次仓库，运输车多走一次弯路，都是在浪费争取生命的宝贵时间。为了所谓的统一管理，以降低物资运输效率为代价，无异于本末倒置。早在 2003 年“非典”疫情时，负责物资管理的人员其实就已经意识到统一出入库不利于物资调配，物资可以由各地直接送往医院，争取宝贵的时间。而在本次疫情初始，由于上述的硬性要求，实际的物资流转工作无法高效实施。此次疫情发生后，相关部门没有借鉴前一次“非典”疫情中总结出的宝贵经验，规定的捐赠流程只顾及不出错，而忽略效率和实际作用。

17.2.4 慈善行业垄断缺乏活力

目前我国的慈善机构数量不多，且民众认知度差距较大。目前我国认知度较高的慈善机构屈指可数，其中红十字会是中国认知度最高、历史悠久的慈善机构，中华慈善总会也是我国历史较为悠久的慈善机构，近几年来韩红爱心慈善基金会逐渐被大家熟知。除此之外的其他慈善机构，民众认知度就相对较低了，而且其规模和覆盖率也相对较小。

由于我国的慈善机构并不多，民众捐赠的选择比较少。小规模的慈善机构执行能力有限，民众信任度也有限，能接受的捐赠金额比较少，而且政府支持的力度也相对较小；而像红十字会、中华慈善总会这样的官方老牌慈善机构，在全国的覆盖率非常高，又能够得到更多的政府支持，能募集的善款也更多。这都使得慈善机构的差距越来越大，红十字会这样的慈善机构处于垄断地位，从而造成小的慈善机构发展难度大，大的慈善机构缺乏竞争、发展缓慢。

17.3 本次疫情中的有效举措

疫情进入暴发期后，捐赠物资的总体指挥工作由湖北省新型冠状病毒感染肺炎疫情防控指挥部社会捐赠组，以及物资保障组和武汉市新型冠状病毒感染的肺炎疫情防控指挥部相关部门统一指挥。参与慈善救助主要组织有湖北省红十字会、湖北省慈善总会、湖北省青少年发展基金会、武汉市慈善总会、武汉市红十字会。

2020 年 1 月 26 日，民政部门发布公告：慈善机构为湖北省武汉市疫情防控工作募集的款物，由湖北省红十字会、湖北省慈善总会、湖北省青少年发展基金会、武汉市慈善总会、武汉市红十字会接收，除定向捐赠外，原则上服从湖北省、武汉市等地新冠肺炎防控指挥部的统一调配。外地慈善机构、志愿服务组织在疫情应对响应终止之前，不派工作人员、不发动组织志愿者进入湖北省。

17.3.1 企业支援慈善机构

17.3.1.1　九州通医药公司入驻武汉市国际博览中心临时仓库

武汉市红十字会没有可容纳大量物资的自有仓库，位于湖北省武汉市胜利街 162 号的武汉市红十字会一楼的小仓库是武汉市红十字会日常物资周转的地方。大量的社会捐赠物资短时间内突然涌入造成了武汉市红十字会无法负担，为了容

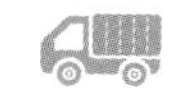

纳和周转更多的货物，武汉国际博览中心成了临时防控物资仓库（以下简称“国博仓库”），但由于人员大多未接受过专业的物流和仓储培训，国博仓库的运转情况不佳，物资周转效率低下。

2020年1月29日晚，九州通医药公司接到指令去协助红十字会。根据《新京报》的报道，1月31日，九州通医药公司正式入驻武汉市国博仓库，九州通医药公司加入后只负责物资的物流、仓储管理等相关活动，而具体的物资分配指令由市防控指挥中心下达。武汉市红十字会后期物资管理流程如图17.1所示。

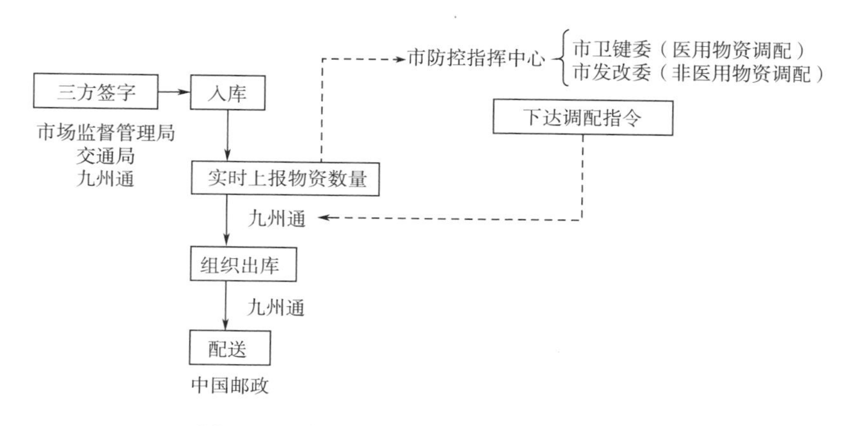

图17.1 武汉市红十字会后期物资管理流程

由图17.1可以看出，调整后的临时仓库数据获取和传递路径清晰，责任划分明确，至此，武汉市红十字会的捐赠物资管理才逐渐走上正轨。

17.3.1.2 蒙牛集团助中华慈善总会建临时仓库

中华慈善总会是由中国民政部等相关政府部门主管，同时由民政部监督指导的慈善机构，是非营利性的社会公益团体。中华慈善总会作为民政部等政府部门直接管理的慈善机构，其与政府的合作更为密切，受到的监督更加严密。但在疫情发生时，中华慈善总会同样面临着物资的存放和管理的难题，中华慈善总会并不具备管理和调配大批物资的能力。好在蒙牛集团和蓝天救援队为其提供了支援。

根据《慈善公益报》新闻，2020年1月31日，经报湖北省新型冠状病毒感染的肺炎疫情防控指挥部同意，由蒙牛集团捐建的“中华慈善总会·湖北省慈善总会（蒙牛）疫情防控捐赠物资联合应急仓库”正式启动运营。该仓库紧邻武汉天河机场，交通较为便利，仓库接收来自国内外各地通过中华慈善总会、湖北慈善总会等相关组织捐助的救援物资。仓库由蓝天救援队负责相关工作。物资运至仓库后需进行登记、分类，由疫情防控指挥中心下达调配指令后，组织出库、运输。

17.3.2 及时调整捐赠流程

对于此前物资要经过红十字会仓库统一调配的流程要求，武汉市红十字会专职副会长陈耘在2020年1月31日表示，已经对定向捐赠流程做出适当调整。捐赠方如有定向捐赠医院，可直接与定向捐赠医疗机构对接，确认后直接将物资发往受捐单位。由于此前要求捐赠至武汉的物资必须先发到武汉市红十字会指定仓库，完成整套入库流程后再通过仓库发往各个医院，导致武汉市红十字会仓库负担加重，物资周转效率降低，许多急需物资被压在库里。医院物资多次告急，民众质疑红十字会的工作能力和透明度。

捐赠流程调整后，定向捐赠物资可以直接一车到底，直接运到医院门口，红十字会的人员在物资运到医院后，现场进行登记和办理手续；或是在红十字会仓库进行中转，登记确认后便可送往医院，之后可以凭相关材料到红十字会办理捐赠凭证。这些调整措施大大提高了捐赠物资的流通效率，节省了等待时间和繁复的入库流程，也能减少红十字会仓库的工作负担，提升仓库的流转效率。

17.3.3 各项工作分配至各部门

在武汉捐赠物资管理工作不断完善和规范化后，红十字会的工作职责才逐渐清晰。在疫情发生前期，武汉市红十字会独自承担着物资接收、物资登记、物资管理、物资存储、物资调配的全部工作，红十字会压力巨大，效果却不佳。随着政府部门开始参与和支持，市防控指挥中心承担了物资的宏观调配工作，九州通医药公司参与物资的管理工作，中国邮政负责运输等，捐赠物资的管理才有了标准化的运作流程，武汉市红十字会才卸下重担。

在捐赠管理步入正轨后，武汉市红十字会主要负责：接听咨询电话，回复捐赠者的疑问，指导捐赠者办理捐赠手续；为捐赠的企业或个人开具接收证明、运输通行证；反馈捐赠人物资的运输情况、分配情况等。红十字会的工作逐渐清晰，其他关于物资的调配管理工作被分配到对应的部门或专业的团队。

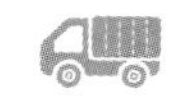

17.4　国外慈善机构经验借鉴

慈善机构在各个国家都是非常重要的公共救助渠道，而各个国家的慈善机构各有不同，通过结合我国慈善机构的特点，借鉴其他国家的可取之处，总结出以下几点。

17.4.1　美国以市场为主导的慈善事业

美国的慈善机构大多属于市场主导，甚至有专门的募捐代理公司。各个慈善机构为了募集善款会采取各种募捐手段，开展更丰富的慈善活动、加强民众对组织的信任，慈善机构之间不断竞争，从而促进了美国慈善事业的发展。

美国慈善机构的募捐和民众的捐赠行为并不仅仅在重大灾情发生时才会集中发生，美国民众更习惯于在平时或定期向慈善机构捐款。在灾情突然发生时，美国民众也会更加积极参与慈善，但是与我国爆发性的捐赠不同。以美国红十字会为例，美国红十字会同样由近千个分会构成，但是与我国总会与分会的“指导”关系不同，他们多为“合作”关系，分会因地制宜地开展工作，总会负责将预算分配至分会。加之美国作为联邦制国家，州与州之间的政策和法律都不尽相同，也进一步促进了分会之间的独立运作。根据美国红十字会公布的数据，其95%以上的人员为志愿者，红十字会收集善款的90%直接用于救助，10%用于组织运营及其他。

足够的自主性给了美国慈善机构更多的活力，慈善“市场化”是美国慈善事业发展较好的重要因素，但由于过度市场化，美国慈善机构同样存在监管不足、管理失灵等问题。

17.4.2　加拿大慈善机构管理透明化

加拿大的慈善事业发展也是相当成熟的，加拿大人很乐于向慈善机构捐款，约20%的加拿大人每年都会进行慈善捐款。

加拿大的慈善机构管理透明化程度较高。加拿大是一个重税国家，进行慈善捐赠最多能够抵扣75%的所得税，这也是许多发达国家慈善事业发展成熟的重要原因。由于慈善捐款能抵扣的税金较多，人们在捐赠后都会索取捐赠凭证，这些凭证会用来抵扣税金，在这个过程中，捐赠资金经过多次会计及税务审核，很大程度上使得慈善机构的管理更加透明化。

加拿大民众参与慈善的意识很强，维护慈善机构管理透明化的意识也很强。通过相关部门的管理和民众的监督，加拿大的慈善事业发展在发达国家中名列前茅。

17.4.3 日本红十字会不接受物资捐赠

日本是一个多灾多难的国家，他们的红十字会所扮演的角色非常重要。日本红十字会又被称为“赤十字社”，与西方国家不一样的是，赤十字社与政府的合作非常紧密。日本红十字会由日本厚生劳动省管理，密切参与政府的救灾工作。

日本红十字会是不接受民众的物资捐赠的。日本红十字会认为，在灾情发生后，捐赠物资的零散和供需不对口会导致效率低下，同时受灾方的需求会时刻变化，很可能导致物资派不上用场，造成浪费。平时，日本红十字会和相关应急部门会根据当地人口进行物资储备，当灾情发生时，红十字会在政府部门的协助下将物资运往受灾地，物资不足时再合理地向其他地区调拨。

17.5 优化建议

17.5.1 明确慈善机构的功能定位

中国红十字会、中华慈善总会等机构在本次疫情前期，被当作一个全能部门，即负责联系沟通捐赠双方，又负责接收和分发慈善物资。社会物资通过红十字会的募捐被送到红十字会手中，再通过红十字会送到受捐人手中，在平常工作中，这样的捐赠流程是非常合理的，然而在疫情暴发时，这样的大批物资调度工作不应该仅由一个慈善机构来承担。

慈善机构在重大突发事件中，通过集合社会的力量，为受灾地区提供支援，工作的重点应该体现在其作为“桥梁”的特点上，发挥其枢纽作用，沟通政府与民间完成对灾区的救援。慈善机构应该发挥其号召力和公信力，促进社会集中力量帮助困难中的同胞，同时保证捐赠者的爱心得到妥善分配。而类似本次捐赠物资的具体仓储、管理和调配等工作，应该交由专业的部门和组织来完成。

17.5.2 建立慈善机构与企业的契约合作关系

在对本次红十字会及中“华”慈善总会等机构的调查分析中发现，人员、固定设施设备、场地等资源的迅速调集，是红十字会等慈善机构在应对重大突发

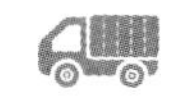

事件时所欠缺的。但由于突发事件的发生频次低、种类区别大，因此如果将所有可能需要的人员和其他固定资产设备等单靠慈善组织本身随时准备齐全，其投入的资金和日常维护费用都是极高的。

对于这个问题，美国总务署（General Services Administration，GSA）在这方面的做法值得借鉴。通过与企业、机构等多方签订协作合约，在非灾难时期，美国总务署需要按期支付企业一定的费用，在突发事件发生时，企业需要按照合同要求为政府提供帮助。

用规范化的契约合作代替临时支援，能够很好地帮助政府或救援组织对灾难立即做出反应，还能省去其为维护和储备应急物资、人员或场地所需要花费的巨额资金。

17.5.3　提升捐赠物资信息处理能力

在本次疫情中，红十字会等慈善机构之所以强调捐赠物资必须经过红十字会仓库进行统一调配，是因为通过红十字会仓库统一登记入库后再登记出库，能够有效避免物资管理出现漏洞而造成假捐、重捐等行为。

但归根结底，之所以下达这样的管理办法，还是因为目前捐赠物资信息处理模式过于老旧，无法实现完全信息化，无法保证在极度分权的情况下物资调配仍然可控可查。因此，要想在今后再次发生此类情况时，能够实现更灵活的物资管理模式，最根本在于提升捐赠物资的信息处理能力。

17.5.4　促进慈善机构良性竞争

在中国，红十字会更像是一个具有政府职能的组织机构。有民政部人员曾表示，中国红十字会是全额拨款的事业单位，它下发文件是可以和部委并列的。中国红十字会因为它独特的性质和地位，一直以来没有接受过挑战和压力，相比于美国慈善市场化的现象，我国的慈善机构似乎的确过于安逸，也就导致了其组织的僵化和应对突发事件时的失职。

我国的慈善事业应该要有更多的良性竞争。目前在我国也涌现出一些较为突出的民间慈善机构，这些机构赢得了民众的信任和支持，但这类民间慈善机构得到的政府支持还不够，它们的发展需要更多的政策倾斜。通过政府的支持和促进，让更多像韩红爱心慈善基金会这样的机构健康发展，让红十字会这样的“老牌”慈善机构能够直面挑战、创新进步，让更多优秀的慈善机构与政府紧密合作，才能更好地应对今后的各类突发事件。

参考文献

[1] 陈斌. 改革开放以来慈善事业的发展与转型研究 [J]. 社会保障评论, 2018, 2 (03): 148-159.

[2] 徐家良, 王昱晨. 中国慈善面向何处: 双重嵌入合作与多维发展趋势 [J]. 华南师范大学学报 (社会科学版), 2019 (06): 125-133.

[3] 潘越, 翁若宇, 刘思义. 私心的善意: 基于台风中企业慈善捐赠行为的新证据 [J]. 中国工业经济, 2017 (05): 133-151.

[4] 邹振环. 近代中欧日交流视野下的"红十字"和"赤十字" [J]. 广东社会科学, 2018 (02): 117-125; 255.

[5] 俞祖成, 王金钰. 日本红十字会参与疫情危机应对的机制及启示[J]. 日本学刊, 2020 (02): 22-27.

18　慈善机构的物资管理

2019 年 12 月，武汉市部分医疗机构局部出现不明原因肺炎病人，均诊断为病毒性肺炎，很快，新冠肺炎在武汉暴发。2020 年 1 月 23 日武汉封城，河北、湖南等多个省市相继启动重大突发公共卫生事件一级响应。疫情扩散严重，众多医护人员赶赴武汉，与病毒展开殊死搏斗，医疗防护物资出现大量缺口。民众和企业都向相关慈善机构捐赠紧急需要的物资，医疗物资与非医疗物资混合，定向捐赠与非定向捐赠混合，而与此同时，医院陆续发布请求物资支援公告，出现前方物资短缺、后方物资积压的情况。民众密切关注慈善机构动态，关注医疗物资的分发情况。以妇科、产科为重点的武汉仁爱医院不接受发热病人，却获赠 1.8 万只口罩，遭到大众质疑。慈善机构在整个捐赠过程中接连出错，引起大众不满。所以慈善机构如何在战“疫”中高效地接收、运输及分配物资，成为需要迫切需要解决的问题。

18.1　慈善机构的物资管理分析

18.1.1　问题描述

在武汉新冠肺炎疫情中，慈善机构暴露出物资管理不善、物资积压和发放不合理等不良情况，这种因慈善机构效率低下，善款使用不公开、不透明导致的一系列问题始终饱受争议。尽管全国甚至世界各地的爱心物资蜂拥而至，但是一线医护人员的医护物资短缺的呼声仍然不断，此间还不停曝出救援物资援助通道发生阻滞、救援物资发生囤积等问题。慈善机构物资管理问题因事件报道的逐步深入浮出水面，典型事件如下。

事件一：据统计，2020 年 1 月 22 日至 2020 年 1 月 28 日，武汉市红十字会累计收到捐款 3.9 亿元，但一直到 2020 年 1 月 30 日，总共才拨付了 5 000 万元用于疫情防控，大量防控物资堆积在仓库。医生前往领取救援物资时，又要求其办理种种手续，严重阻碍了分秒必争的疫情抗击工作。

事件二：捐赠回单被广大群众质疑造假后，慈善机构物资分配办法又受到民众的怀疑。湖北省红十字基金会出现工作失误，把回执单的“支行”写成了“之行”。

事件三：捐赠物资分配不合理。2020 年 1 月 29 日和 30 日，湖北省红十字会公布了第一批次防控捐赠物资的使用情况，其中，武汉仁爱医院收到了 N-95 型口罩 1.6 万个，而武汉市 61 家发热门诊之一的协和医院仅收到 3 000 个口罩。湖北省红十字会回应说因工作失误导致公开的信息不准确。让人惊讶的是，湖北省红十字会的回应落款时间又“不准确”地写成了“2019 年 1 月 31 日”（后又修改成“2020 年 1 月 31 日”）。

18.1.2　原因分析

在这次疫情中，慈善机构因为物资管理制度松散，导致管理能力低下，对物品分类不清晰，仓库中物资品类分析不明确，物资积压严重。随着物资的不断涌入，分拣配送效率愈发降低，严重影响物资的及时供给。

18.1.2.1　应急制度缺失

虽然慈善机构中有相关的应急机构或部门，但却没有相关的应急文件或预案，更不用说演习预练了。一旦疫情或紧急事件发生，应急制度的缺失将导致慈善机构并不能根据事件的严重程度进行响应。湖北省红十字会曾在接受采访时表示“心力交瘁”“疫情面前不清楚怎么做”“我也很无力”等。除此之外，由于慈善机构全职工作人员数量有限，志愿人员没有经过相关流程培训很难快速上岗，因而人员储备不足，物资储备有限，分拣效率低下，难以维持慈善机构的正常运转。

18.1.2.2　内部管理疏漏

疫情发生后，大量应急物资涌入慈善机构，慈善机构内部却管理疏漏，没有完善的应急措施，存在审核不严格、执行程序不明确、工作不严谨等问题。对捐赠人、捐赠物资登记频频出错，给慈善机构带来不良影响。湖北省红十字会因工作失误导致公开信息不准确，将捐赠的“KN95 口罩36 000个”误写为“N-95口罩36 000个”，分给“武汉仁爱医院、武汉天佑医院各1.8万个”误写为“武汉仁爱医院、武汉天佑医院各1.6万个”。其中口罩型号、口罩数量均有错误，湖北省红十字会陷入了舆论风波。

18.1.2.3　捐赠流程模糊

疫情发生后，民众没有明确的捐赠流程意识，慈善机构也没有及时出台捐赠

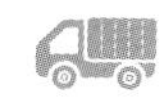

流程文件，造成物资混乱。但各方捐赠物资一直不断，慈善机构也没有明确拒绝接收。直到 2020 年 1 月 30 日，武汉市红十字会才对捐赠流程进行调整（见图 18.1），明确表示单位或个人可与医院直接对接，很大程度上减少了慈善机构的压力。

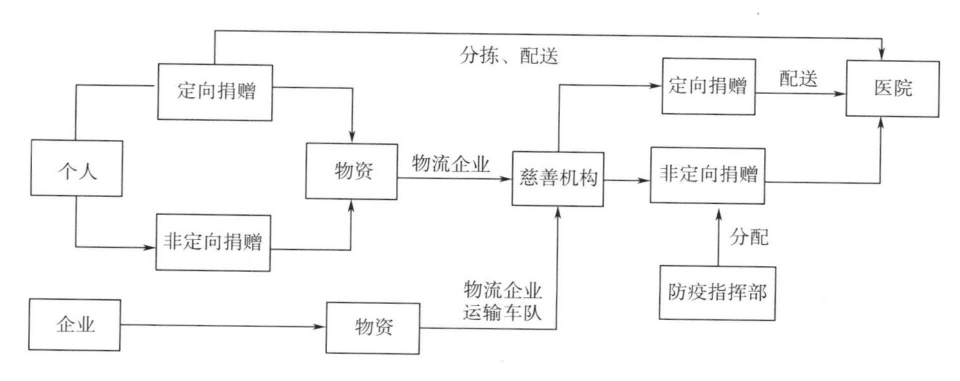

图 18.1 慈善捐赠流程

18.1.3 造成的影响

慈善机构本就在民众监督的放大镜下，是受到社会公众等多方关注的。慈善机构的大量工作大多是常规的事务性工作，外界并不了解其内部具体情况，主要的信息渠道还是慈善机构官网。一旦事态紧急、严重，各界的关注都集聚在慈善机构，工作的失误，就成了慈善机构的“催命符”。

18.1.3.1 慈善机构公信力缺失

2008 年汶川地震以来，我国慈善捐赠资金开始连年逐步上升，更多人开始贡献一份自己的爱和力量。但随着慈善机构“郭美美”等负面报道的出现，慈善机构的公信力大大降低。民众开始疑惑自己捐赠的物资是否真的送到了需要的地方，想要了解自己捐赠物资的使用情况。在这次疫情中，就有捐赠者表示捐往湖北某市医院的 84 消毒液，在武汉市红十字会的管理下不知所踪。最终，受捐方拿到的是和捐赠方不一致的货物，甚至在“接收社会捐赠物资公示”上，没有找到属于捐赠方的捐赠信息条目，让人们对慈善机构大失所望。

18.1.3.2 慈善机构物资囤积

疫情发生后短短几天，截至 2020 年 1 月 30 日，武汉市红十字会共收到 27 笔社会捐赠防疫物资，其中，口罩 9 316 箱，防护服 74 522 套；截至 1 月 31 日

12点，武汉共收到社会捐款25.86亿元。大量防控物资堆积在仓库，医生前往领取救援物资时，却要求其办理种种手续，严重阻碍了分秒必争的疫情抗击工作。慈善机构物资不断囤积造成医院一线人员没有充足的物资使用，影响疫情的控制。

18.1.3.3 政府职能发挥失利

我国虽有应急管理体系，但在这次疫情中，却发挥失利。湖北省红十字会的工作人员表示，红十字会没有分配权，只负责接收捐赠物资出入库登记情况，具体物资分配和调拨交由卫健委和疫情防控指挥部根据医院需求申请来进行调配。但疫情防控指挥部却表示尊重捐赠主体，并不统一负责分配，仅是审核和批准慈善机构的分配方案，进行帮助。“具体怎么分配要问红十字会”，这是疫情防控指挥部发出的声音。不论是慈善机构还是政府部门，都没有明确的物资到底由谁负责、由谁分配的观念，没有明确权责，这是政府职能发挥失利，也是湖北省和武汉市方面在紧急状态下没有完备的应急管理制度和程序造成的。

18.2 物资管理措施与方法

18.2.1 政府明确物资分配流程

事件发生后，引起社会广泛关注，政府火速采取相关举措，解决问题。民政部发布《民政部关于动员慈善力量依法有序参与新型冠状病毒感染的肺炎疫情防控工作的公告》，明确慈善机构接收的非定向捐赠医疗防控物资分配方案。物资分配流程如图18.2所示。

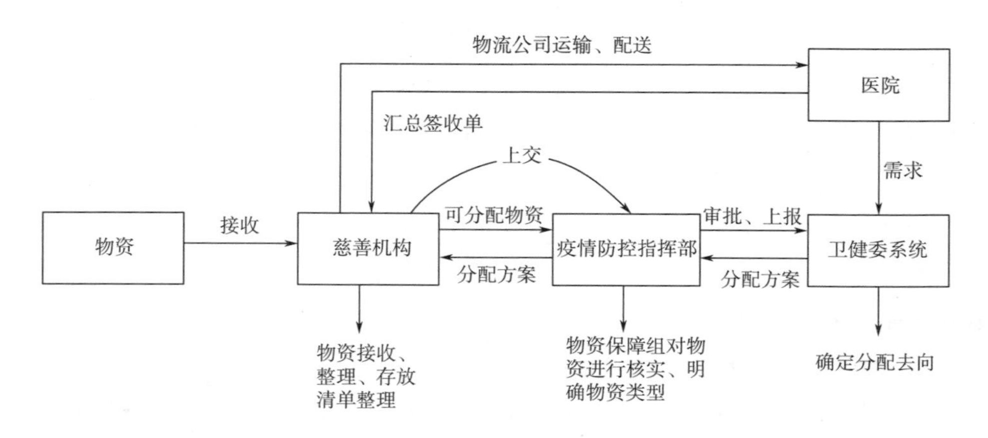

图18.2 物资分配流程

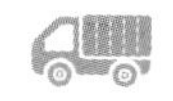

政府出台的捐赠物资分配方案，明确了各方责任，在一定程度上简化了审批流程、提高了运转效率，使捐赠、分配的整个过程做到“即到、即报、即批、即配”。

同时也对在疫情防控期间不作为的部门领导进行处分，一方面警示相关部门人员，另一方面也体现了政府对疫情防控的重视，对不作为官员的零容忍，使人民看到了政府的态度。就如湖北省政府承诺的那样，“让每一笔物资都用在刀刃上，让湖北需要什么、如何交接、使用去向等，一目了然”。实践表明在明确物资分配流程以后，大大提高了物资运转效率。

18.2.2 慈善机构提高物资运转效率

慈善机构采取一系列的措施来提高物资捐赠、储存、分配效率。在制度上，不断完善疫情防控物资的管理要求，努力使资金和物资的调拨按照审批流程严格实施，保证每一步严格规范，进而提高后面的效率；在仓储管理中，寻求与专业的第三方医疗物流机构合作，减少不必要的麻烦。疫情期间，需要的口罩和防护服种类众多，许多捐赠的口罩只适合普通群众使用，为了区分医用和民用，慈善机构需要将物品分类，送至具体合适的地方，但在具体分类时却没有专业人员区分物资。红十字会则请专业人员来进行物资分类，提高配送效率。在物资分配中，明确权责划分，明确定向捐赠与非定向捐赠流程，如已明确具体捐赠目标，物资清点完毕后，立即派送定向目的地，减少途中不必要的麻烦，省下更多的人力和物力；而在物资调配中，由防控指挥部下达统一调配指令，保证企业能公平、公正分配应急物资。

18.2.3 个体协力发挥己方优势

在疫情中，许多企业和个人都贡献自己的一分力量，一些医药物流公司与慈善机构进行强强联合，来促进效率的提升，缓和武汉当地医疗物资的不足。武汉市汉阳国博中心提供了 A2、A3 馆给武汉市红十字会用于物资存储。各个企业划分职责，竭力做好捐赠物资的收发工作。捐赠物资到达仓库后，武汉城投公司提供物资的装卸作业，武汉市场监督管理局与武汉市卫健委负责捐赠物品的计划分配工作，武汉市统计局负责数据统计监督工作，九州通医药公司因为有相关经验，负责物资的出入库、分类储存等物流工作，邮政负责物资的配送工作。其中，九州通医药公司接受武汉市卫健委、武汉市发展改革委发出的物资出库调拨指令，利用“九州云仓系统”进行出库作业，包括开具出库单、打印出库拣货单、完成现场拣选、按配送单位放到出库暂存区、等待配送等。这样的操作使得慈善机构从不擅长的物资管理中解脱出来，只担任联络捐赠物资、与捐赠人沟通、核对提货人身份和协助办理提货手续等常规工作，大大提高了物资的分发效率。

18.2.4 技术助力物资管理工作

受新冠肺炎疫情的影响，口罩、防护服等医用用品已晋级成为战略物资，随之暴露出来的供需不匹配、捐赠物资去向模糊、物资运转效率低下等问题，一直都是亟待解决的热点问题。随着现代互联网技术的发展，人们尽其所能地尝试利用互联网助力物资管理工作，提升物资运转效率。在这次实践中，许多企业和机构已经取得明显成果。

案例一：在物资信息不对等的情况下，许多物资对接平台应运而生。2020年2月5日，全国工商联和上海市慈善基金会、上海产业技术研究院共同推出“云逆行·新冠肺炎物资公益平台”，主要针对物资供方和物资需方产生的不匹配问题。针对不同的应用场景，用户可以精准对接到各类物资供需情况，线上快捷查询供需，线下做到精准对接工作，供需双方就可以直接达成高效、快速合作。该平台还支持更多条件的筛选查询，例如物资类型、城市区域、发布时间等多个维度，更好地完成供需合作。

案例二：在兼顾战“疫”一线物资供给的同时，让每一份物资都投入一线的具体应用中，显得尤为重要。IOST是一家致力于为供应商开发区块链应用技术的平台，在这次疫情中，IOST生态项目艾鸥科技联合宁波市政府、长沙市政府和中企联、中软协，发布了基于区块链底层技术研发的“善益鸥慈善信息公示平台”，如果有人或机构往某个机构捐助一批物资或资金，该用户只需在平台上进行简单登记，就可以查询到物资的流向、捐赠明细、物资接收等捐赠的全部流程。另外，用户还可以通过此平台对慈善物资的汇总信息、支出的公示情况进行实时查询，体现了全程透明、物资信息可追踪、信息一旦填写不可更改的特性。

18.3 慈善机构物资管理的不足之处

经过这次疫情，慈善机构暴露出来很多问题，例如，人员缺乏导致物资调拨缓慢，仓库管理体系的不完善引起效率低下和错误行为等。这些都需要我们进行总结，现就主要几点进行具体分析。

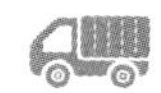

18.3.1 物资管理相关人员缺乏

武汉市红十字会常务副会长陈耘表示，武汉市红十字会只有 10 人，湖北省红十字会有 20 多人，人员非常紧张。尽管武汉市统计局调了 30 人，又另外招募了近 50 位志愿者，但在大量物资涌入的情况下，要完成物资的接收、核验资料、办手续和物资的发放等，人员依然非常紧张。人员短缺的问题极其严重，在人员短缺的情况下，既不能快速有效地完成物资接收—发放等相关工作，也不能及时地公布相关的数据。只能一味地接收，间歇性地发放。既达不到捐赠的理想效果，也满足不了医院的需求水平。此种状况在很大程度上说明，慈善机构没有充足的人员储备。相比之下，国外应急物流建设在人员储备方面，都有着大量的志愿者或兼职人员。例如：德国有誉为“蓝色天使”的德国联邦技术救援署（THW）。THW 在全国共有 8 万多名成员，其中只有 800 多名为全职人员，仅占全部志愿者数量的 1%，这是我们需要学习和借鉴的地方。

18.3.2 救灾物资管理职责模糊

2020 年 2 月 1 日，湖北省红十字会在专访时表示“一直有变化，有的时候我们也跟不上”“我很无力”“我们已经心力交瘁”，等等。在发生重大事故时，相关慈善机构到底需要怎么配合政府，配合政府到何种程度，并没有明确的答案。除此之外，慈善机构也没有完备的应急方案。发生问题，如何快速应对？人员从哪里来？捐赠需要哪些流程？甚至有些慈善机构连仓库都没有，那么没有仓库时，是否有相应的应急方案可以备用？在日本的三级管理体系中，全民参与国民防灾演练，有“防灾日”的传统；救灾的物流管理制度完善；有统一的救灾物流作业流程手册，手册中进一步明确了救灾物资的运输、配送、机械设施以及其他分工协作等事项；充分利用社会化物流体系，物流公司负责主动承担应急物流的配送，重点关注提升配送效率。我国的慈善机构，作为大型的非营利性组织，应尽到哪些职责，怎么在重大灾难面前协助政府工作，都需要完备的应急方案，形成标准化的流程。

18.3.3 物流体系效率低下

现代社会发展到当下，物流相对来说已经是极其便捷了。智能化、自动化、标准化的物流体系在我国逐步发展，国家对物流的发展也越来越重视。但慈善机构的传统物资接收方法带来的影响和问题是显而易见的。2020 年 1 月 30 日中午

12点，九州通医药公司正式接管国博仓库，九州通医药公司在半个月的时间内理顺红十字会捐赠物资仓库。由前期的30名专业人员到其后的90人轮班作业，再到后期的可以实现货物从进货到发货，两小时完成。一方面可见当时慈善机构的物资压力、人员压力、舆论压力，另一方面也不可忽视现代物流的专业能力。现代物流可以快速地分拣理货，清点物资的类型、数量。由此可见，问题应该由专业人员解决，慈善机构面对非常时期大量物资积压的状况，应及时、快速地与相关领域的物流企业合作，或向相关物流企业寻求帮助，完成物资的快速、有效分配。

人员不足，就要扩大人员储备能力；体系不完善，就要完善制度体系。只有不断地改正问题、总结经验，慈善机构的物资管理才会越来越完善。

18.4 慈善机构物资管理的改进建议

习近平在2020年2月23日的《在统筹推进新冠肺炎疫情防控和经济社会发展工作部署会议上的讲话》中提道，慈善机构、红十字会要高效运转，增强透明度，主动接受监督，让每一份爱心善意都及时得到落实。本章就保障慈善物资的快速、合理分配，更好地接受公众的监督，提出相关建议。

18.4.1 扩充慈善志愿人员储备

慈善被人们认为是一项业余的工作，是由常规的维持机构正常运转的工作人员和大量临时志愿者就可以完成的。在此次疫情中，专业慈善工作人员短缺是初期导致问题出现的关键，也是物资快速分配的拦路虎。由于没有足够的人员，物资大量积压在仓库，数据统计、公示不及时。捐赠者捐出的财、物没有得到及时的反馈。医疗物资是具有特殊性的一类产品，由于没有足够的专业人员，慈善机构对捐赠物资没有办法进行快速的分类——分出医用物资和非医用物资，包装是否达到标准，是否需要进行灭菌处理等。

在我国实际上是存在大量的志愿者团体的，类似于蓝天救援队、红箭救援队、公羊队、壹基金救援队等都活动在抗疫一线。慈善机构应在日常活动中建立慈善志愿团体名录，了解各个慈善志愿团体的擅长领域，与慈善志愿团体保持一定的沟通，以便在工作人员紧缺的情况下，可以快速有效地得到人员支持。除此之外，慈善机构还应就特殊物资与相关高校、龙头企业达成合作，以便在发生特殊事件时，得到专业的咨询与帮助。

 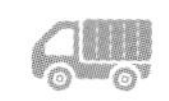

18.4.2　提高民众捐赠流程意识

慈善事业古而有之，乐善好施、扶危济贫就是慈善的最好体现。2008 年汶川地震中，慈善机构收到慈善捐助达 1 070.48 亿元，为灾中的救助和灾后的重建起到了巨大的作用。越来越多的人把目光停留在了慈善事业上，慈善捐助总额也在逐年上升。从 2006 年的 181.43 亿元到 2011 年的 845.01 亿元，再到 2018 年的 1 439.15 亿元，越来越多的人为慈善献出自己的一分力量。但人们对慈善机构的理念、运作流程、行为准则和惯例等还不了解，还停留在捐款、捐物方面。

疫情初期，捐赠流程比较混乱，定向捐赠与非定向捐赠混杂，大型捐赠与零散捐赠混杂，类似于防护服、各种型号的口罩等各类防疫物资不断涌入，同时慈善机构还要处理好政府、医院等需要的相关的数据图表，使得本就超负荷运转的慈善机构忙于应对，造成大量物资积压。民众虽热心捐赠，但很多物资并没有达到医用标准，这给慈善机构的物资分配造成压力。很多人认为，只要和受捐方取得联系，把物资邮到需要的地方就可以了。这导致物资进入武汉后积压在慈善机构，造成后续许多问题，民众也产生极其不满的情绪。

面对疫情，慈善机构应合理倡导民众进行非定向捐赠，以减少定向捐赠中个人捐赠数量少、品种多、需要大量人力物力进行分拣、辨别的时间长等问题。除此之外，慈善机构还应在日常生活中通过微博、微信、微电影等各种现代化手段或举办以“慈善机构物资管理一天”为主题的参观活动，普及民众对慈善机构的认识，使民众了解慈善机构的物资管理、捐款使用规则、运作流程等问题，增强民众对慈善机构工作的理解，了解民众对慈善机构的要求，引导舆论导向。

18.4.3　做好物流公司对接工作

传统的慈善机构通常依靠自己的力量独自完成从慈善物资采购到物资配送的全部环节，这种做法费时费力。在这次疫情中就暴露了很大的缺点，因调拨抗疫捐赠物资不及时、调配物资发生错乱等一系列的情况，武汉市红十字会饱受批评。在武汉市疫情防控指挥部部署下，武汉九州通医药公司协助武汉市红十字会进行仓储物资管理，很快就完成了捐赠物资的入库作业和分发工作。由此可见，在疫情期间，做好与专业物流公司的对接，达到货来即走、货走单清，尽可能地减少物资在库时间，这样对提升救灾物资的配送有很大的效果，也减少了一些不必要的差错，可以对疫情防控提供更大的支持。

在慈善机构物资具体运作中，可以通过建立物资配送需求对接平台，来提升物流配送效率。步骤1：捐赠者在捐赠前通过慈善机构建立的物资配送需求对接平台，填写物资信息，然后把物资交给与慈善机构合作的物流企业，由物流企业将物资运送至指定仓库，同时医院上传医疗物资需求。步骤2：在物资到达指定仓库后，把签收信息及时反馈给捐赠者，由专业的医药物流公司对到库物资进行分类拣选，分拣出医用物资与非医用物资，判断物资包装是否达到要求，是否需要进行其他处理，实时统计数据上传到物资配送需求对接平台，数据信息包含捐赠人，捐赠物资种类、数量等多维度信息（对于定向捐赠直接配送至指定医院）。步骤3：物资配送需求对接平台整合捐赠者与医院的需求信息，卫健委等政府部门依据前期捐赠者填写的捐赠信息和医院提交的需求信息，在考虑到不符合标准的情况下，制订预分配方案。步骤4：在专业物流公司上报统计数据后，依据预分配方案，尽快分配物资，由合作物流公司配送运输，送达医院。医院签收后，捐赠者可在物资配送需求对接平台查阅。步骤5：物资配送需求对接平台在固定时间生成当日的供需配送信息，进行发布。整个物流过程做到公开透明，提高整体信任程度。

18.4.4 建立综合信息共享平台

综合信息共享平台要能够实现不同慈善机构平台之间供需数据对接、物资信息互联，实现各地区、机构之间物资需求及储备信息实时共享，实现物资流动全程监控、实时跟踪查询等功能。随着我国智能信息化的发展，构建一个综合完善的信息管理共享平台，应做到以规范、优化捐赠配送流程为目的，实现全流程管理。管理信息平台的建立，一方面应该从物资流通的角度出发，对物资的品类、数量、去向、供需匹配平衡等进行智能管控；另一方面应从供应链角度出发，运用大数据、云计算等先进技术，实现对整个物资流程的智能监控管理，细分到每一任务上，再对供应链的每一个环节进行严格管控，例如仓储、运输、配送等基本物流业务，努力做到捐赠流程一体化、信息化、共享化，提高慈善机构物流管理效率和管理水平。

在这次疫情已经建立的综合信息平台中，基本已能完成日常所需，区块链等技术在完善物资管理信息共享平台中起到明显效果，许多互联网技术已经广泛应用于实践，但许多问题仍需要大量的精力和时间去解决，例如区块链技术落地难、信息平台中需求方和供给方的诚信问题等。在完善综合信息共享平台建设中，首先要继续完善线上平台法律法规体系的建设，智能合约、订单的完成都需要法律为保障，促进平台的合理运营。其次，为了保证平台上信息的真实性，上

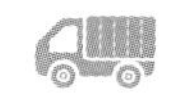

链前要充分考虑各方的诚信问题，例如可以通过历史数据、个人信用值等方法进行验证，并且该平台也可以成为个人征信的重要工具。最后，要大力发展区块链、5G 技术等高科技在信息平台建设的应用，着力解决技术与实践产生的一系列问题，为我国慈善机构的物资管理贡献力量。

参考文献

［1］钱海梅．论慈善信任的国际视野与制度构筑［J］．华侨大学学报（哲学社会科学版），2017（02）：143-153.

［2］宋忠伟，于珊．慈善组织参与社会救助的困境及对策［J］．人民论坛，2018（04）：84-85.

［3］陈斌．改革开放以来慈善事业的发展与转型研究［J］．社会保障评论，2018（07）：148-159.

［4］徐宇珊．完善慈善组织网络募捐的反馈机制［J］．开放导报，2017（06）：89-92.

［5］王艳丽，何新容．美国对慈善机构滥用捐赠财产行为的法律规制及其启示［J］．经济问题，2018（12）：105-111.

19 慈善机构接收的捐赠物资的调配

新冠肺炎疫情防控初期，慈善机构接受大量社会捐赠物资，但由于调配不及时，抗疫一线医疗物资仍严重紧缺，同时，民间物资通道不断收缩，捐赠者很难绕过慈善机构等官方平台进行捐赠，导致受灾地在疫情暴发初期医疗物资短缺，医护人员得不到有效防护。其中，武汉市红十字会国际博览中心 A 馆仓库中捐赠物资堆积；湖北省红十字会向莆田系医院调拨 3.6 万只 KN95 口罩，只向抗疫一线武汉协和医院调拨 3 000 只口罩，而武汉协和医院的物资即将用尽，请求社会支援。上述情况暴露出我国慈善机构在疫情暴发初期，没有合理、迅速地做好捐赠物资的调配工作，导致医疗物资调配混乱、不及时等一系列问题。我国慈善机构等公益性社会组织作为捐赠及受捐双方医疗物资调配的重要渠道，并未发挥其应有作用。“武汉市红十字会事件”等一系列事件的出现，反映出我国在应急物流体系中应建立并优化慈善机构等公益性社会组织的捐赠物资调配体系，并辅之以合理监督，以便未来在面对此类重大疫情灾害的第一时间，便可做出快速响应。

基于此，本章首先就本次新冠肺炎疫情期间武汉市红十字会事件，指出慈善机构存在的捐赠物资调配问题；其次针对问题提出改进意见，明确捐赠物资调配机制的特性，建立明确具体的调配机制，并辅之以有效监督，加强不同地区间慈善机构的协调合作。

19.1 我国慈善机构捐赠物资调配的问题分析

新冠肺炎疫情暴发以来，我国各地慈善机构等公益性社会组织承担着捐赠物资的调配工作。湖北省处于此次疫情的中心地带，捐赠物资调配问题的暴露更为充分。因此，本章在阐述新冠肺炎疫情事件发展的基础上，以武汉市红十字会为代表，对其捐赠物资调配数据进行分析，对事件进行追溯，以期发现我国慈善机构捐赠物资调配中存在的问题。

19.1.1 捐赠物资调配事件追溯

2020 年 1 月 31 日，武汉市政府党组成员于疫情防控新闻发布会上回应“红

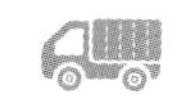

十字会接受大量社会捐赠，但医院仍紧缺物资”的问题：一个重要原因是消耗量大于供应量。红十字会在官网上发布了大量急需物资，但捐赠的物资和急需的物资在品种、型号等方面不能很好地对应。红十字会在工作中也存在问题，如周转不够快、调拨不够及时等。

2020年2月1日，澎湃新闻发表的《关注疫情防控　医疗物资紧张啥时才能缓解?》一文指出：“生产供应跟不上的情况，经过统一协调正在缓解，但是调配特别是错配带来的问题渐渐突出。”2月1日晚，九州通医药公司开始协助武汉红十字会进行物流管理工作。具体分工为：武汉城投公司负责货物的装卸作业；九州通医药公司主要负责商品的出入库等物流管理工作；武汉市市场监督管理局、卫健委负责捐赠物品的计划分配工作；武汉市统计局负责数据统计监督工作。

2020年2月4日，针对湖北省红十字会在捐赠款物接收分配中的有关问题，湖北省纪委监委网站发布公告称：经调查，省红十字会有关领导和干部在疫情防控期间接收和分配捐赠款物工作中存在不担当不作为、违反“三重一大”规定、信息公开错误等失职失责问题。公告中同时公布了对相关责任人员的依纪依规处理办法。

2020年2月22日，央视新闻报道：民政部21日要求，各级民政部门要全面履行好指导监督疫情防控慈善捐赠的法定职责，进一步补短板、堵漏洞、强弱项，提升慈善活动监管水平，着力抓好已经制定的各项政策措施的落实落细落地，畅通爱心到达的“最后一公里”。

截至2020年2月底，武汉“红十字会事件”逐渐冷却。

19.1.2　捐赠物资调配数据分析

新冠肺炎疫情防控期间，各地慈善机构作为接收捐赠物资的主体，成为疫情防控物资调配的主要渠道之一。然而面对突发的公共卫生事件，慈善机构存在管理工作混乱，缺乏应急机制，对所接收的捐赠物资调配不及时甚至错配等一系列问题。其中，湖北省武汉市作为疫情中心，也作为接受捐赠的主要地区，对防疫物资需求急切、数量众多，该地区慈善机构的物资调配问题尤为突出，同时“武汉市红十字会事件”民众关注度高，问题暴露得更加充分，因此在这一部分将主要以武汉市红十字会为例，重点分析其在新冠肺炎疫情暴发至今，口罩物资接收及发放的相关数据（摘录自武汉市红十字会官方网站）。武汉市红十字会数据极具代表性，而口罩又是医疗物资中的稀缺物资，可以反映出一定问题。

19.1.2.1　武汉市红十字会口罩收发数据分析

新冠肺炎疫情暴发以来，武汉市红十字会承担了捐赠物资接收工作，并配合疫情防控指挥部完成捐赠物资的配发工作。根据武汉市红十字会官网数据（如表 19.1所示），新冠肺炎疫情暴发初期，武汉市红十字会接收了大量来自社会的捐赠口罩，但相比接收的口罩数量，进行配发的口罩数量明显远远低于接受数量，表明武汉市红十字会在疫情暴发初期、武汉市口罩极其紧缺的情况下，并未第一时间将募捐来的口罩配发至各需求点，而是在其仓库进行大量堆积，使得大量物资没有在第一时间发挥其应有效用。

表 19.1　武汉市红十字会口罩收发数据统计（一）

（单位：万只）

时　间	接收口罩数量	配发口罩数量
1 月 26 日—2 月 2 日	1 489	32
2 月 3 日—2 月 9 日	146	137
2 月 10 日—2 月 16 日	267	219
2 月 17 日—2 月 23 日	218	405
2 月 24 日—3 月 1 日	161	158
3 月 2 日—3 月 8 日	158	230
3 月 9 日—3 月 15 日	60	46
3 月 16 日—3 月 22 日	106	115
3 月 23 日—3 月 26 日	96	67

由表 19.2 可以看出，武汉市红十字会在 2020 年 1 月 30 日接收了大量社会捐赠的口罩，但配发数量却非常少，尤其在 2 月 1 日至 2 月 6 日这六天内，配发数量甚微。由于缺乏完善的响应机制，在疫情来临之时，武汉市红十字会手足无措。这种状况直至随后的几个星期才得到一定缓解。

表 19.2　武汉市红十字会口罩收发数据统计（二）

（单位：万只）

时　间	接收口罩数量	配发口罩数量
1 月 28 日及以前	81.6	0
1 月 29 日	30.3	13.7

 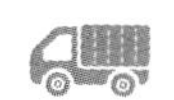

续表

时　间	接收口罩数量	配发口罩数量
1 月 30 日	1 055. 0	1. 2
1 月 31 日	352. 5	25. 1
2 月 1 日	7. 7	0. 5
2 月 2 日	1. 6	5. 5
2 月 3 日	11. 0	3. 2
2 月 4 日	12. 5	0
2 月 5 日	4. 2	0
2 月 6 日	2. 1	0. 2
2 月 7 日	112. 4	26. 0
2 月 8 日	1. 2	104. 6
2 月 9 日	2. 5	3. 2
2 月 10 日	73. 7	4. 1
2 月 11 日	110. 2	34. 6
2 月 12 日	35. 4	56. 1

19. 1. 2. 2　武汉市红十字会口罩配发数据分析

2020 年 1 月 20 日，武汉市卫健委在其官网公布了武汉市发热门诊医疗机构和定点救治医疗机构名单：武汉市定点医疗机构 9 家，武汉市发热门诊 61 家。统计数据（来自武汉市红十字会官网）如表 19. 3 所示，2 月 1 日至 3 月 27 日 9 家定点医疗机构中接收口罩数量最多的是武汉市江夏区第一人民医院，共接收 5 480只口罩，而接收口罩数量最少的是武汉市蔡甸区人民医院和武汉市黄陂区人民医院，分别接收 0 只口罩。由表 19. 3 也可看出，9 家定点医疗机构中接收口罩较多的医疗机构的接收数量占总口罩数量的 21%，而也有医疗机构的接收数量占总口罩数量的 7%、1%，甚至接收数量为 0。

表 19. 3　武汉市新冠肺炎定点医疗机构接收武汉市红十字会防护口罩数据统计

接收单位	接收数量（只）	占比（%）
武汉市江夏区第一人民医院	5 480	21

续表

接收单位	接收数量（只）	占比（%）
武汉市新洲区人民医院	5 200	20
武汉市东西湖区人民医院	5 000	20
武汉市汉南区人民医院	5 000	20
武汉市汉口医院	2 900	11
武汉市肺科医院	1 700	7
武汉市金银潭医院	240	1
武汉市蔡甸区人民医院	0	0
武汉市黄陂区人民医院	0	0

根据发热门诊的相关统计数据（来自武汉市红十字会官网）可知，以武汉市各区县为划分依据，如表 19.4 所示，划分为 13 个区县，2020 年 2 月 1 日至 3 月 27 日江岸区发热门诊接收口罩数量最多，共接收 91 720 只口罩，而蔡甸区、黄陂区发热门诊接收口罩数量为 0 只，即便武汉市区内为疫情重灾区和疫情相对不那么严重的区县，如此大的差距也是不应该出现的。由表 19.4 也可看出，13 个区县中，江夏区、汉阳区、新洲区、东西湖区发热门诊接收口罩的数量仅占发热门诊口罩接收总数的 3%、2%、1.5%、1.5%。

表 19.4　武汉市新冠肺炎发热门诊接收武汉市红十字会防护口罩数据统计

接收区域	接收数量（只）	占比（%）
江岸区	91 720	27
硚口区	47 060	14
洪山区	41 480	12
青山区	39 960	12
武昌区	37 380	11
江汉区	34 020	10
汉南区	17 250	5

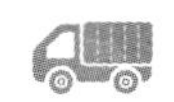

续表

接收区域	接收数量（只）	占比（%）
江夏区	10 200	3
汉阳区	8 460	3
新洲区	5 200	2
东西湖区	5 000	1
蔡甸区	0	0
黄陂区	0	0

选取武汉市江岸区、硚口区两个接收口罩数量占比最大的区，分别统计其每家发热门诊接收口罩数量占比，发现各发热门诊间也存在较为严重的口罩分配不合理问题，如江岸区各发热门诊中接收口罩数量最多的门诊所在的武汉市儿童医院占比为63%，占比超过一半，而长航总医院、武汉市第八医院则占比为0。武汉市硚口区发热门诊也同样存在上述问题。

以上数据充分表明，此次疫情期间，武汉市红十字会在医疗物资的配发上出现了较为突出的分配不合理等问题。湖北省红十字会、武汉市红十字会既没有统一负责调配的部门，也没有调配的原则和优先级，导致物资调配混乱。一边是武汉一线医护人员医用物资频频告急，物资调配毫无时效性可言；另一边却是红十字会在仓库囤积了大量医用物资，并向莆田系医院发放了大批医用物资。面对红十字会的不作为，捐赠者试图绕过红十字会平台，但民间物资通道却不断收缩，导致捐赠困难。

19.1.3 我国慈善机构捐赠物资调配中存在的问题

在这次疫情期间，很多医院选择自己出来公开募捐，捐赠者也要求直接对接医院，他们宁愿绕开红十字会等官方捐赠平台。显然，无论是捐赠者还是医院，都对物资的调配效率不满意。现将相关问题总结如下。

19.1.3.1 慈善机构的应急物资调配机制不完善

应急物资调配机制是指慈善机构各部门之间的结构关系和运行方式。慈善机构不仅要应对普通的社会公益活动，更需要承担在发生重大疫情灾害时的紧急社会捐助活动。因此，慈善机构应具备完善的、指导性的、长效性的和可操作性的应急物资调配机制。但慈善机构在疫情暴发初期整个应急物资调配机制中，未明确慈善机构关于信息公布、物资调配的时间限制，也未明确慈善机构的职责划分以及应急物资调配的主体和分工，在权力受限的同时，各部门间未能及时协调并形成有效衔接，导致应急物资调配不顺畅，造成捐赠物资的积压以及调配的混乱。

19.1.3.2　慈善机构的应急物资调配指挥不到位

新冠肺炎疫情发生后，大量社会捐赠物资涌向受灾地的慈善机构，这就给慈善机构带来了极大的考验。此时，慈善机构应配合当地政府部门对捐赠物资进行统一调配，保证物资迅速到达需求点。但此次疫情暴发初期，慈善机构在收到大量社会捐赠物资后，并无发放权限，也没有任何指挥部门在第一时间告知慈善机构应如何分配物资。因此，慈善机构只能将大量物资囤积在仓库中，使得捐赠物资调配效率低下。

19.1.3.3　慈善机构的应急物资调配方案制订不及时

一方面，慈善机构在面临突发的疫情灾害时，应第一时间部署具体、周密，且具有可操作性的计划安排。但事实上，各慈善机构并不具备清晰的应急预案，对于突发事件的处理没有前期的准备。另一方面，《中华人民共和国慈善法》《突发公共卫生应急条例》等相关规定多为原则性指导，并未给慈善机构应对突发事件提供具体指导方案。因此，在疫情暴发时，慈善机构无可行的方案来指导捐赠物资调配的工作，使得物资调配效率低下，并且在之后的捐赠物资调配过程中，也存在不公平、不合理等情况，导致慈善机构没有很好地完成捐赠物资调配的任务。

19.1.3.4　慈善机构的应急物资调配监管不明确

各种疫情灾害多为突发性事件且持续时间不长，其中的监管问题容易被忽视，事后的关注点多集中在结果上，对应急物资调配的评价也未得到足够重视。监督缺失导致应急物资调配的盲目性以及随意性，甚至还会引起一些违法违规问题。此次疫情期间，慈善机构出现了调配不及时，甚至错配捐赠物资等现象，同时还出现违规出租仓库、仓库无人看管等问题。这暴露出我国缺少对慈善机构物资调配以及整体运作的监管机制，使得慈善机构透明度低，这些都会给应急物资调配的高效运作带来阻碍，导致慈善机构一系列工作失误的产生。

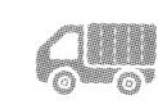

19.2　物资调配问题的应对措施

19.2.1　我国政府下发文件指导

民政部发布《民政部关于动员慈善力量依法有序参与新型冠状病毒感染的肺炎疫情防控工作的公告》。首先，关于调配主体与接收主体的规定，公告第二条指出，慈善机构为湖北省武汉市疫情防控工作募集的款物由湖北省红十字会、湖北省慈善总会、湖北省青少年发展基金会、武汉市慈善总会、武汉市红十字会接收，除定向捐赠外，原则上服从湖北省、武汉市等地新冠肺炎防控指挥部的统一调配。其次，关于募捐方案的制订，公告第三条指出，要根据疫情严重地区防控需求确定方案，且指出要首先帮助筹集用于疫情防控的物资，下一步可根据疫情防控需求调整募捐方案。最后，关于捐赠物资调配的监督，公告第四条指出，慈善机构要依法依规开展募捐，定期公布捐赠收入和支出明细，确保信息长期可查询，并接受捐赠人和社会的监督。

湖北省下发《湖北省民政厅关于加强慈善捐赠监督管理工作的通知》，对健全慈善机构的工作机制提出了明确要求："要完善捐赠款物接收、分配管理机制和有效对接机制，规范流程，简化程序，建立快速便捷的分配通道，用最快速度将社会各界的爱心送到疫情防控工作第一线，决不允许捐赠款物积压。对2020年2月4日之前接收的捐赠款物要及时、全部拨付、分配到位；对新接收的捐赠款物要在3天之内拨付、分配到位。要指导开展慈善募捐的单位和组织做好备案，建立明确的捐赠款物分配、使用台账和制度，做到随时有备可查。"

19.2.2　政府部门协助慈善机构进行物资调配工作

在此次疫情的捐赠物资调配中，武汉市市场监督管理局、卫健委负责捐赠物品的计划分配工作，武汉市统计局负责数据统计监督工作，武汉城投公司负责货物的装卸作业，九州通医药公司主要负责商品的出入库、分类堆码等物流管理工作。

19.2.3　企业及社会协助慈善机构进行物资调配工作

在捐赠物资调配方面，企业及社会机构等主要起到物资筹集与快速调配作用，以缓解捐赠物资供需不平衡的状况。大量的企业与社会机构捐赠一定程度上缓解了慈善机构捐赠物资不足以满足防控需求的状况，同时企业或社会机构可能具备快速调配能力满足应急物流中的及时性需求，两方面都在一定程度上缓解了慈善机构物资调配的压力。

以京东为例，2020 年 1 月 24 日，京东宣布向武汉市分批捐赠 100 万只医用口罩及 6 万件医疗物资，以缓解当地医疗物资短缺的局面。其中，京东紧急从华中、华东地区调货，分批驰援武汉 100 万只医用口罩，从全国各地（上海、广州、泰州）仓库捐出包括洗手液、消毒液、阿莫西林、奥司他韦等在内的 6 万件药品和医疗物资。其物资快速调配主要依托京东物流的三个能力：一是物流基础设施能力，京东有分布全国的仓库网；二是大数据备货能力，冬季本来就是流感等症状高发期，口罩、消毒液等储备较为丰富；三是京东物流的运力与配送整合能力，这是快速完成物资集散及送达，4 天即筹集完全部物资并全部运输到位的核心能力之一。

19.2.4 慈善机构积极应对并解决物资调配问题

新冠肺炎疫情暴发以后，武汉市红十字会等慈善机构出现诸多问题，被媒体曝光，自此，相关负责人明确表态，捐赠物资调配混乱存在多方面原因：一是消耗量大于供应量；二是捐赠的物资和红十字会在官网上发布的急需物资在品种、型号、标准等方面都没有很好对应。同时，负责人承认慈善机构自身相关工作也存在一定问题，如周转不够快、调拨不够及时等，表示未来会公示捐赠物资明细以及捐赠去向，接受社会监督。随着疫情的发展，我国慈善机构逐渐适应情况，加之政府部门的正确指导，慈善机构的积极配合，其在此次疫情中的作用逐渐体现。

随着疫情的发展，政府部门先后发布了《民政部关于动员慈善力量依法有序参与新型冠状病毒感染的肺炎疫情防控工作的公告》《湖北省民政厅关于加强慈善捐赠监督管理工作的通知》等指导性文件，并协助慈善机构开展捐赠物资调配等管理工作，慈善机构后期的捐赠物资调配逐渐合理化。为使我国慈善机构在下一次疫情灾害暴发的初期，便可以将捐赠物资调配工作迅速做到合理、公平，本章提出明确捐赠物资调配机制的特性，建立明确具体的调配机制并辅之以有效监督，加强不同地区间慈善机构的协调合作等改进意见。

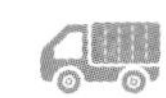

19.3 我国慈善机构捐赠物资调配机制优化建议

19.3.1 捐赠物资的调配应符合相应特性

19.3.1.1 物资调配的公益性

从慈善机构的性质来说，其一切活动均具备公益性。因此，在应急物流体系中，捐赠物资的调配机制应将公益性作为最基本的特性。具体来说，一方面，慈善机构在捐赠物资调配机制的运作中，个人利益不得凌驾于社会利益之上，物资的调配应严格按照实际情况来进行，应使各受捐机构能够得到平等救助的机会。另一方面，为使捐赠物资的调配效率更高，各项作业更为专业化，慈善机构在与私人机构和部门进行合作时要完善合作机制，避免私人机构或部门在利益驱使下背离物资调配的公益性，而出现错配或调配不及时等问题。

19.3.1.2 物资调配的紧迫性

在突发事件下，接受的和需要分配的捐赠物资都有很大可能存在数量突增的情况，慈善机构在进行物资调配时，切不可由于工作效率低下、分配流程烦琐等一系列问题而忽略紧迫性的要求。同时，在进行捐赠物资调配时，慈善机构应遵守“先急后缓”原则，在接收方面优先处理急需物资，在分配方面优先解决急需问题。

19.3.1.3 物资调配的动态性

突发事件的不确定性和物资供不应求的特性极易导致救助点物资供需不平衡，即当某些救助点的物资供不应求时，另一些救助点由于突发事件的逐渐控制，其物资的拥有量超过了需求量。因此，慈善机构在物资调配时应注重调配的动态性，不断进行相应调整。

19.3.2 捐赠物资调配机制应明确具体

19.3.2.1 制订捐赠物资调配应急预案

由于突发事件具有不确定性，因此慈善机构需要做好具体、充分的预案来应对。在应急预案中，应考虑事件的突发性，组建应急状态下的领导小组，明确规定慈善机构在应急状态下各职能部门所需承担的具体工作与反应时限，同时还应考虑到各类突发情况，以便及时应对，从而通过应急预案的启动提升应对效率。

19.3.2.2 规范捐赠物资调配工作方式与流程

应明确应急物资分配的主体和时限，明确慈善机构在应急状态下的权力与紧急征调人员的权限，同时加强政府部门、社会机构、企业等多方面的协调合作。此次疫情中出现捐赠物资周转不够快、调配不够及时甚至错配的问题，反映出社会救助团体在物资调配工作方面的经验不足，而疫情期间对于医疗物资的需求具有特殊性，对捐赠物资的调配工作也就提出了更高要求。在此情况下，政府、专业企业等机构的加入，大大提升了慈善机构的运作效率，减轻了慈善机构的工作负担，使得捐赠物资的调配逐渐满足应急物流体系对于时效性的需求。政府部门、社会机构、企业等多方面的协调合作经验是值得借鉴的。除此之外，慈善机构也可以及时调动志愿群体协助物资调配工作，例如，可以借鉴美国红十字会的经验，在最短的时间内动员志愿者。

武汉城投公司、九州通医药公司、武汉市市场监督管理局与卫健委、武汉市统计局四方合作，协助武汉红十字会的捐赠物资调配工作，通过政府、专业性的企业、社会机构的多方配合，以使物资调配满足需求，这其中调配的原则、调配的优先级是关键问题。政府需要制定完备的物资调配相关条例，以指导突发情况下捐赠物资的调配工作，同时明确规定慈善机构的权限，以最大限度发挥其能动性。

19.3.3 捐赠物资调配机制应辅以有效监督

湖北省红十字会相关人员在疫情防控期间接收和分配捐赠款物工作中的失职失责问题，反映出红十字会团体内部人员的问题，团体内部缺乏自纠自查，同时，各级民政部门对于慈善机构与社会救助团体的监管也严重不足。对于捐赠物资的调配涉及利益问题，谁来调配、谁来监管都是大众所关注的重点。慈善机构的物资调配不同于其他机构的物资调配，其合理性不受市场经济关系的调节，重点在于社会的监督。捐赠物资信息的公开透明有利于对慈善机构工作进行监督，提升调配的合理性。信息的公开要及时且清晰。除了对慈善机构物资调配进行社会监督之外，还应进行法律监督、体制内监督等。

19.3.4 捐赠物资调配应注重各地区合作

在考虑规范分配的同时，也应注意对于捐赠物资的调控问题。各地区间的慈善机构可采取多种合作方式，加强相互配合与协调。以武汉市红十字会为例，在疫情暴发初期，其接受捐赠物资数量突增，但其缺少应急处理的能力，组织与管

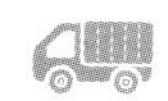

理工作混乱，导致物资接收、处理与发放不及时。针对这个问题，各地可采取统一协调接收的方式，加快慈善机构物资调配的效率，使其工作流程标准化。例如，建立疫情期间捐赠信息共享平台，捐赠者统一通过当地红十字会对武汉市红十字会进行定向捐赠，由当地红十字会进行物资清点并将数据录入信息共享平台，再将物资发往武汉市红十字会。此种模式可以减轻对于疫情中心的慈善机构的工作负担。同时，在信息共享平台上获取到物资的详细信息后，武汉各个地区的慈善机构可以快速开展协调工作。

参考文献

［1］林延光．当代中国慈善公益募捐发展研究［D］．长沙：湖南师范大学，2014.

［2］段傲，段沛佑．我国慈善物流体系建设研究［J］．物流工程与管理，2017，39（06）：26-28.

［3］李娜．非常规突发事件应急物资调配体系优化研究［D］．长沙：中南大学，2011.

［4］徐州政协：关于完善应急慈善物资调配立法的建议［EB/OL］．［2020-02-04］．http：//www. xzzx. gov. cn/sqmy/show-4483. html.

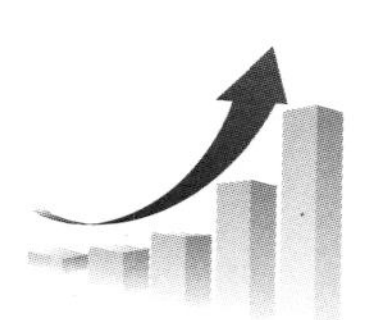

专题二

应急物流管理

20　疫情下交通运输管理

20.1　疫情下交通运输背景分析

在新冠肺炎疫情期间，我国交通运输业发挥了不可替代的作用，同时也承受了巨大的压力。从2019年年末开始，中国就开始了疫情防控阻击战，交通运输业作为掌控着国家经济命脉的行业，受到的影响也是巨大的。为了防止病毒携带者的肆意流动，在2020年1月23日至2月15日期间，交通运输部下达指令，暂停了超过20个省（自治区、直辖市）的省际客运班车，对通往重点疫情省份的列车航班全面停运，对高风险地区城市内公共交通暂停运营，限制了人口流动。各类运输方式全面阻断，给交通运输带来不小影响。一些农村地区村委会擅自采取推土、挖路等一系列“硬核”防疫措施，这虽说对阻止外来人员进入起到了一定作用，但是给生活物资的供应、车辆的正常通行以及紧急就医人员的输送等造成了极大的不便。不仅如此，疫情期间农民工无法如期复工、体温检测导致高速公路局部拥堵等，都成为交通运输运营问题难点所在。因此，如何维护和保障交通正常运输和运营是本书的研究重点。

20.2　疫情下交通运输问题概述

20.2.1　封城封路导致物资运输困难

疫情使我国交通运输业受到了巨大的挑战。习近平强调，要严格执行疫情防控和应急处置法律法规，加强风险评估，依法审慎决策，严格依法实施防控措施，防止疫情蔓延，相关防控措施必须由政府以及相关部门执行。但是部分乡村地区村干部却采取挖路、堆巨石以及未经批准擅自拦截等错误的疫情防控措施，造成人员“出不来，进不去”现象，并且当地物资的供应也出现困境，严重影响了交通的正常运营。

处于这次疫情“风暴之眼”的湖北，于2020年1月23日10时在武汉打响了全省封闭的“第一枪”，在此之后其他城市也相继封城。政府部门对于进入湖北省的车辆严格把控，除国家对于武汉紧急物资运输车辆开通的绿色通道外，对企业或者民间的物资供应车辆仍然需要进行严格的检查。由于当地居民对于交通干线采取不合规的封路措施，政府相关部门不得不花大量时间对损坏路段进行维护与保障。这样的破坏行为严重影响了运输车辆正常通行，导致物资供应难上加难。

疫情暴发之后，湖北省作为疫情的中心区域，不管从哪方面来看受影响程度都是“名列前茅”，湖北省各地区之间相继封路以及防疫流程的执行，使得物资供应变得极其困难。就2月份单月来看，湖北省各类货物运输量比前一个月均有不同程度下降，影响最小的蔬菜类降幅都达到了18%，并且货运种类也发生明显变化，2月份以生活保障物资运输为主。2020年1月23日武汉封城，由武汉出发的货物相较前一周锐减92.7%，发往武汉的货物量整体下降75%，均出现滑铁卢式的下滑。

20.2.2 城市交通停滞导致居民出行受限

疫情期间，很多城市交通都受到了冲击，但影响最直接的应该是居民的出行。在低风险地区，居民每天出入小区都需要进行体温检查和通行证登记，进行较为烦琐的排查，并且城市内的公交、地铁、轻轨等运输方式都出现一定程度的减运，给人们的出行带来不便。在高风险地区，城市交通基本处于停滞状态，各个社区也严格禁止居民外出，居民出行基本成为一种“奢望”。

2020年1月23日，武汉公交正式停运。2020年1月24日，武汉市政府紧急征集6 000台出租车，分配到中心城区，每个社区可以分配到4台左右，由居委会统一调度来解决人们的出行购物问题。但是对常住人口达到1 108万人的武汉来讲，这只是杯水车薪。新型冠状病毒传染性极强，就算乘出租车出行，每台车也不能超过三个人，所以武汉居民必要时出行依旧困难重重。

这次疫情期间，新型冠状病毒具有极强的传染性以及不可控制性，给人们的日常出行带来了不便。以北京市为例，在企业复工之后半个月内，人们出行情况仍然没有得到很好的改善，出行强度与2019年同期相比下降60.17%，如图20.1所示。

20.2.3 高速公路出现局部拥堵

在返程复工期间，交通运输压力骤然增加，特别是一些一线城市，由于经济

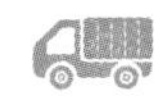

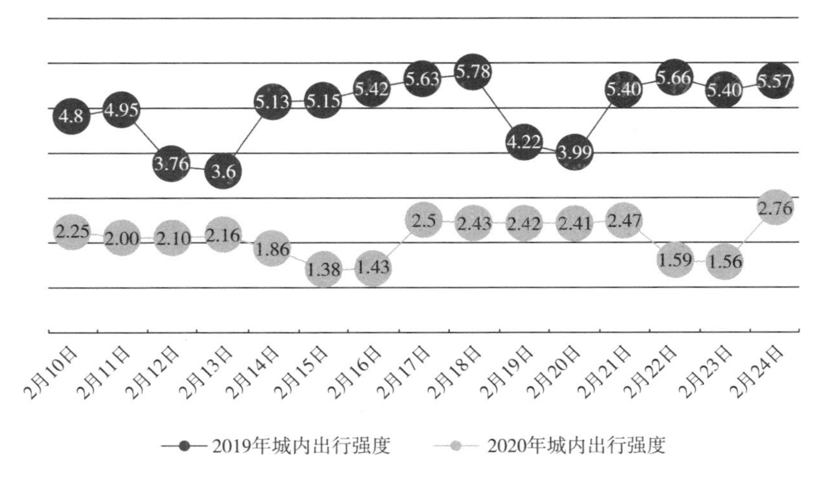

图 20.1　2019 年与 2020 年同期北京城内出行强度比较

发展迅速，常常吸引着周边地区甚至全国各地人口进城打工，导致这段时间人口流动过于频繁。为了限制病毒携带者肆意流动，交通运输局在返城高速路口设立严格的温度检测点，保证外来人员没有明显异常现象。虽然使用体温枪去检测体温比较方便，但依旧造成了较为严重的交通堵塞。

以上海为例，为了防疫查控，必须进行证件核对（是否有上海企业复工证明）、测量体温、填写健康登记表三项检查才可以进入上海。自 2020 年 1 月 27 日至 3 月 17 日，上海高速路口累计检查车辆 412.3 万辆，检查人员 856.8 万人，与同期登记车辆相比略微下降，但在高峰期间车堵长度可以达到 5 千米，排队时长约 3 个半小时。

受这次疫情的影响，高速拥堵情况整体有所缓解，复工前一天全国高速平均拥堵里程数与去年同期相比下降 87.6%，峰值为 213.06 千米，与同期相比下降 86.4%。然而 2020 年 2 月 9 日上海市迁徙规模指数只比去年同期降低 3.29，并没有出现大幅度下降情况，表明疫情期间由于返程复工，一线城市仍然会出现高速公路局部拥堵现象。

20.2.4　公共交通资源限制导致农民工返岗复工困难

这次疫情发生在春节期间，在 2020 年 1 月 10 日至 2 月 18 日期间，全国铁路共发送旅客 2.1 亿人次，其中，2020 年 1 月 25 日至 2 月 18 日发送旅客量同期相比下降高达 83.9%，并且很多列车出现停运的现象。农民工返程的交通工具以火车为主，列车停运致使大多数农民工返程复工无法得到保证。据统计，2019 年农民工总量达到 2.9 亿人次，其中有 7 500 万人跨省务工，人口基数庞大，仅依靠疫情期间铁路完成运输，不管是从风险还是从客运量角度来看，在短期内都是不可能实现的。

就北京市来说，跨省务工的农民工在整个农民工群体中占主体地位，他们都面临着“一票难求”的问题，并且从疫情初期到 2 月份北京一直处于高风险等级，各企业都难以复工复产。而农民工一般都是临时工，保障程度较低，此时复工，工作也很难找，而公共交通资源的限制对于农民工复工无疑是雪上加霜。

2020 年春节，各座城市的街区与往年相比显得过于冷清，许多行业都受到了巨大的冲击，交通运输业受影响应该是最直接的，春节前后（2020 年 1 月 10 日至 2 月 6 日）全国共发送旅客 13.30 亿人次，同比下降 36.9%。其中：铁路发送旅客 1.98 亿人次，下降 29.2%；公路发送旅客 10.80 亿人次，下降 38.2%；水路发送旅客 1 627.7 万人次，下降 46.9%；民航发送旅客 3 597.0 万人次，下降 29.5%。各种运输方式的客流量都出现大幅度的下滑。各地区之间大部分铁路列次存在停运现象，使得大多数跨省务工农民工返岗复工出现困难。作为受保障程度最低的人群，跨省务工农民工受此影响最严重。

20.3 针对疫情下交通运输问题采取的措施

20.3.1 政府与企业之间协同合作

在武汉等疫情重点区域物资供应问题上，交通运输部为救援物资运输车辆开通绿色通道，高速公路应急车道为此类车辆优先通行，高效保障了各类物资安全抵达目的地。对擅自设卡拦截、断路、破坏交通设施等阻碍正常交通运输运营行为，加大了法律宣传力度。国家积极号召大型企业承担社会责任，力所能及捐献或者转型生产防疫物资，保证一线工作者和医院、监测站等公共场所防疫物资充足。对加急物资供应，政府调用直升机和军用卡车等参与运输，让疫情严重地区的居民物资得到保障。国家铁路集团与京东、菜鸟等物流企业进行协同合作，发挥各自的优势。物流企业收集信息，寻找货源，快速整合上下游供应商的防疫物资，集中运输到指定的集中站段，之后由铁路集团对实时路况拥堵程度进行监测分析，选择最优化路径进行运输。国家铁路集团和物流企业之间信息资源共享，合理运用数字化技术，减少衔接沟通时间，确保物资以最快的速度送达。对执行

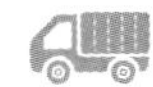

紧急运输任务的物流企业，由各级财政部门给予相关的补偿。

20.3.2 根据不同风险等级制订出行方案

对于武汉市等疫情严重的城市，湖北省疾控中心专家根据累计确诊病例数量以及是否发生聚集性疫情进行风险等级评定。武汉市疫情防控指挥部严禁中高风险小区居民出行。居民可通过社区团购集中购买日常物资，或者通过盒马生鲜、美团、每日优鲜等应用程序（App）进行限时抢购，然后由社区志愿者在小区内进行“无接触式配送”。对于低风险的小区，允许每家每户派出一人每三天进行一次物资采购，社区街道可以提供出行车辆，但乘坐者必须携带出入证在卡口处进行登记。在交通正常运营的城市，各省份根据自身实际情况在以支付宝、微信为主的App实行“健康码”制度，居民需要进行实名认证并填写相关的信息，系统会自动评定健康等级，在乘坐交通工具以及出入公共场所时必须出示健康码才可以正常通行。健康码分级管控措施如图20.2所示。

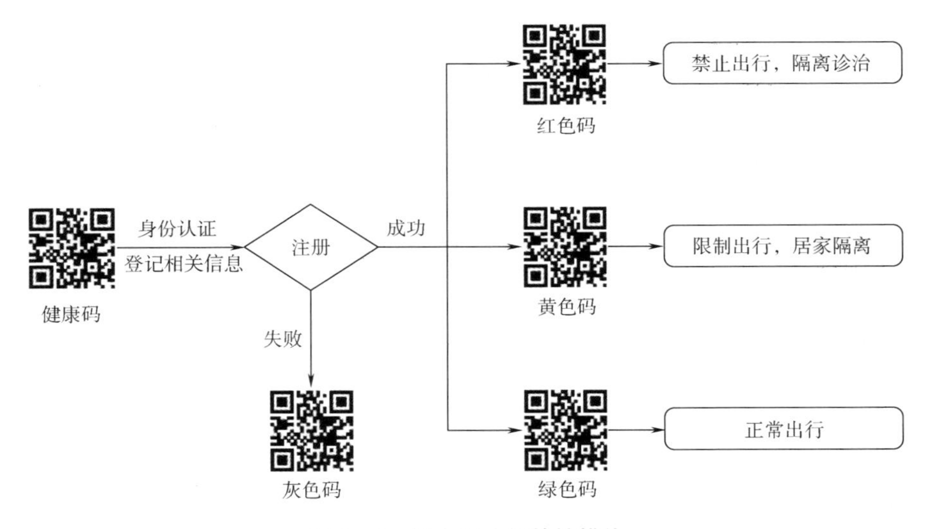

图20.2 健康码分级管控措施

2020年3月28日，武汉市轨道交通正式恢复运营，开始大规模实行“健康码”制度，武汉公交出台七项措施来维护公交秩序，武汉地铁同样公示了相关注意事项。健康码为追踪感染源出行轨迹提供巨大帮助的同时，也存在无法全国统一、中老年人扫码困难、各地使用规则没有明确标准等弊端。

20.3.3 采取复式温度检测手段

在温度检测导致高速拥堵方面，政府部门对一线城市高速路口加大人力物力的支援，要求交通运输部与地方的公安部、卫健委等部门进行合作。公安部要保证高速公路上应急车道畅通无阻，为救援物资车辆运输提供保障，在特殊时期其他车辆不得占用应急车道，违反者将承担法律责任，维护好温度检测时车辆排队的秩序。卫健委负责采用复式或者多式温度检测方法，缩短检测时间，尽可能地提高车辆通行效率。对于北京、上海、广州等返程复工率较大的一线城市，返程人员需要具备相应的资格和进行严格的排查才可以进入城市。以上海市为例，返沪人员需要出示本市的居住证或者在沪企业相关的复工证明，经过民警信息确认后方可进入，而对于疫情重点区域人员，“民警”需跟相关部门联系后采取劝返或隔离措施，其他无法出示证件的人员暂缓进入。数据统计显示，截至2020年2月14日，上海高速路口检查车辆240万余辆，人员560万余人，劝返车辆4 854辆，劝返人员8 220人，劝返率约为0.146%。在如此高强度的人流、车流的检查工作下，每一辆车的劝返都会为此增加一份负担，在复工高峰期政府采取的措施取得的效果有些差强人意，情况依旧没有得到很好的改善。

20.3.4 提高福利政策补贴

在政府和国家层面下达的指令，对于疫情的走向具有驱动性意义和作用。农民工是城市的建设者，是每个城市不可缺少的一分子，他们中大部分都是生活在最基层的老百姓，平时没有任何生活保障，是这次疫情受到影响最严重的特殊群体。在农民工返程复工困难的问题上，各级地方政府联合所需复工的企业根据实际情况报销全部或者一部分返程路费，鼓励农民工积极复工。国家铁路集团也为农民工返程专门安排了300多个列次，解决了疫情期间买票难、无车次的问题，并以包车形式开展“点对点”和“一站式”外地农民工运输服务，避免了在没有进行隔离与体温测量情况下与本市人员接触，保证了防疫工作的顺利进行。

20.3.5 不同风险等级省（自治区、直辖市）采取防疫措施

在这次对抗新型冠状病毒的“战役”之中，各个省（自治区、直辖市）团结一致，为此做出了巨大的贡献，各个省（自治区、直辖市）根据自身疫情的实际情况采取相适应的防疫措施，如表20.1所示。

 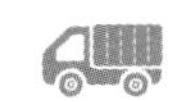

表 20.1 不同风险等级省（自治区、直辖市）采取的防疫措施

疫情风险等级评估	代表省（自治区、直辖市）	具体防疫措施
高	湖北省	居民划分成高、中、低三类风险分级进行管控 湖北省各地要做到“应检尽检”“应收尽收”“应治尽治” 鼓励湖北省各地实行动态健康认证 针对暴发疫情社区，实行“内防扩散、外防输出”策略 对于公共服务场所，落实环境整治、消毒、限流等措施
较高	浙江省	全国第一个启动重大突发公共卫生事件一级响应的省份 第一个通过身份登记预约渠道免费为居民分发口罩的省份 防疫管控升级之后，省会杭州是首个采取封闭管理小区措施的城市 对疫情数据公开透明，实时向大众交待疫情动态，大力宣传防疫指南
中等	北京市	所有返京人员需要进行 14 天居家或集中隔离，拒绝接受者将承担法律责任 来京人员需要在小程序“京心相助”完成个人信息登记 民航、铁路、长途客运暂停对于疫情严重地区线路运营 北京各地区为滞留在京湖北人员设立“隔离点” 在药房购买咳嗽药、发烧药需要实名登记
较低	辽宁省	乘坐公共交通需要实名认证，采取健康码制度 大连、沈阳为进京国际航班分流，成为第一入境点，海关严格执行各项防疫措施 对于疫情防控起到阻碍作用的行为依法处理
低	西藏自治区	全国唯一启动公共卫生事件二级响应的自治区 在火车站等人流量大的场所对旅客进行体温检测 提高一线医护人员的福利待遇

20.3.6 采取“无接触式”配送模式

个体企业的力量看似渺小，但是如果每个企业都可以承担相应的责任并采取正确的措施，那么就可以为抗击疫情做出巨大的贡献。大多数企业积极响应国家下达的指令，按照各地方政府公示的复工日期复工，严禁员工提前复工；在复工之前，对企业内的公共场所进行定期杀菌消毒并且安排人员对公司内部员工进行温度监控，保证办公环境安全，避免再次发生聚集性传染病例。美团和饿了么等

外卖平台在疫情期间推行“无接触式配送”模式。骑手每天需要进行体温检测和保温箱消毒，在配送过程中与用户联系，将外卖放在指定位置，用户在取餐过程中不与骑手发生直接接触，将人传人概率降到最低。不光是外卖，快递行业同样推出类似模式解决疫情期间“最后一公里”配送困难的问题。外卖属于即时物流，可以实时保障末端接收，但快递也是有时效性的，也要保证在短时间内得到签收，因为让快递员长时间去等待客户是不现实的，所以在疫情期间，京东、顺丰、苏宁等物流企业联合当地街道社区在封闭小区检疫卡口设立“无接触投递自提点”。其实大多数自提点就是在小区卡口处摆放的几个货架，快递员将快递摆放上去，消费者根据快递员发送的取件码自行取件。疫情期间武汉市设立了1 557个自提点，大幅度提高了配送效率，降低了传染风险，但也引发了快递拿错和盗窃问题。同时，京东和美团在北京、深圳、武汉等城市投放小批量无人配送车进行城市货物配送，虽未广泛应用，但可以为今后应对突发公共卫生事件而采取“无接触式配送”积累经验。

20.4 对于我国交通运输问题的优化建议

目前来看，中国的疫情得到了基本的控制，中国采取的许多措施都是国外争相学习的模板，但在这里还是要提出四个需要改进的地方。

20.4.1 排查各地区违规封路

2020 年 2 月 3 日，习近平在指导新冠肺炎疫情工作时重点强调切实维护好正常交通秩序：加强道路交通管控，优先保障防疫、救护车辆，以及运输医护人员、药品器械、民生物资车辆通行。总书记这番话足以体现交通正常运输运营在疫情期间的重要作用。目前来看，各地区不合规、不适度、不合格的封路行为是交通运输运营最大的“绊脚石”。各地区公安部可以成立督查小组，专门负责排查擅自设卡拦截、违规断路堵路等行为，举报人可以通过线上线下方式与督查小组联系，如情况属实，则对相关负责人给予一定的经济惩罚，情节严重者将依法追究刑事责任。不仅如此，督查小组还可以通过“大数据+GPS”手段对交通拥堵地区进行实时监控，首先使用人工智能技术对拥堵情况进行分级判定，若情况严重，督查小组将派人实地考察，判断是否由不合规封路导致拥堵，及时排查，将损失降到最低。

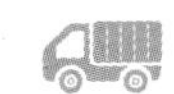

20.4.2 整合网约车资源

在湖北省的一些交通停运的城市，许多外省支援医护人员上下班十分不方便，滴滴、首汽、神州等网约车平台，可以整合资源，在疫情期间上线应急服务平台，专门为一些特殊群体如医护人员、志愿者以及从事各类防疫工作的人员提供出行服务。网约车公司对此类司机的招募要进行严格筛选和排查，剔除掉服务质量不达标的员工，特别是疫情期间，要保证人员宁缺毋滥。同时，网约车公司也可配合政府为在疫情期间起到模范作用的网约车司机提高福利和补贴。可以在城市干线上设置防疫服务站，为网约车司机进行温度监控，提供免费口罩、消毒液等卫生防疫物资，并监督网约车司机安装隔离膜、佩戴口罩、杀菌消毒等，防止乘客与司机之间交叉传染，将资源最大化利用。

20.4.3 从源头减少遣返车辆

遣返车辆过多影响正常交通秩序是高速公路局部拥挤的关键所在，交通运输部可以在高速入站口设立信息登记处，专门服务疫情期间返岗复工的车辆，检查是否具有相关复工证明以及是否达到该复工城市的准入标准。如果达到要求，登记相关信息，并使用大数据平台与高速出站口进行数据共享，在出站口进行电子身份验证和体温测量即可，避免重复检查，浪费人力资源成本。如果不符合复工要求，提前进行车辆遣返，减缓一线城市高速出站口拥堵状况。高速公路防疫具体流程如图 20.3 所示。

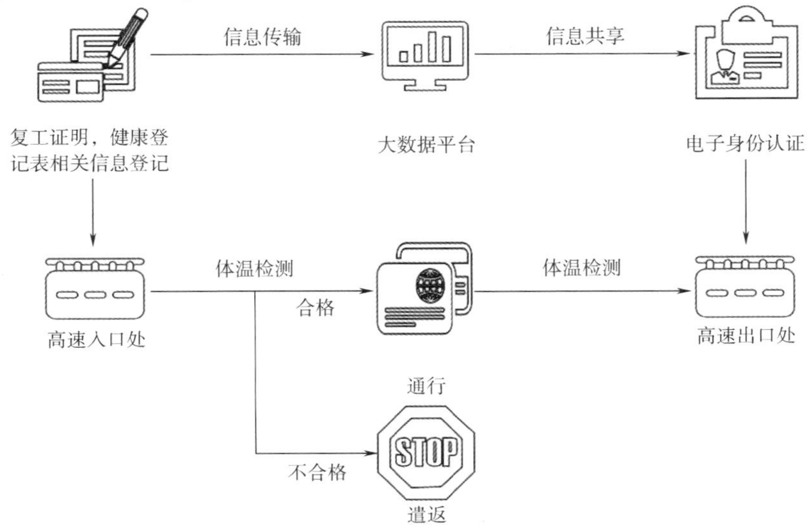

图 20.3 高速公路防疫具体流程

20.4.4 为农民工提供专享购票渠道

2020年4月20日，国务院通过《保障农民工工资支付条例》，切实保障农民工的日常生活。但在此之前，由于各类运输方式减运以及停运，农民工返岗复工陷入困境，日常生活得不到基础保障。在疫情期间，国家铁路局授权的官方软件12306可以联合智行、携程、飞猪等线上购票App，为农民工开通专享的购票渠道，在此渠道中可以查询政府为农民工开设的专车专列信息，由人工客服对农民工身份进行认证，身份认证成功之后可以购票并且享有国家政策优惠，解决抢票难、车次少、票价贵等问题。但是，一部分农民工接触互联网较少，不熟悉网上购票的操作流程。因此，火车站、客运站、高铁站等交通枢纽站可以开设专门为农民工服务的售票窗口，为农民工群体提供“全程式”服务，保证“点对点，一站式”直达运输，在抵达目的地后及时与相关企业做好对接，保证防疫措施安全执行。

参考文献

［1］李兆隆，金淳，胡畔，等．基于弹复性的交通网络应急恢复阶段策略优化［J］．系统工程理论与实践，2019，39（11）：2828-2841.

［2］黄海军，高自友，田琼，等．新型城镇化导向下的城市群综合交通系统管理［J］．中国科学基金，2018，32（02）：214-223.

［3］侯君红，蒋琦玮，毛成辉，等．考虑网络连通性的交通网络防护加固决策优化［J］．系统工程，2018，36（11）：105-112.

［4］陈武，张海波，高睿．新冠疫情应急管理中的管制政策与疫情分布的时空关系：以2020年春节期间湖北省各地区应对策略为例［J］．公共管理与政策评论，2020，9（03）：16-28.

［5］周文竹．突发公共卫生安全事件下分阶段城市交通应急对策：应对2020新型冠状病毒肺炎突发事件笔谈会［J］．城市规划，2020：1.

21　非疫情区的交通运输管理

21.1　绪论

21.1.1　研究内容

这次疫情最早暴发地区为湖北省武汉市，为了抗击疫情，要保证物资及人员的调配，那么非疫情区的省际交通防控体系健全问题就显得十分重要。本书的非疫情区是指，疫情暴发早期，除湖北以外的其他城市。

本部分所研究的是非疫情区的交通状况以及生活物资等的运输状况。例如，非疫情区之间怎么确保安全通行，如何建立省际交通的防控体系，非疫情区之间如何确保货运的畅通，如何进行防控，怎样的防控体系能够避免交叉感染，卡点设立的背景及缘由是什么，针对的人群和其他情况如何，应该由哪些部门的主管人员进行调配以及志愿者的招募情况，等等，这些问题都是我们需要研究的重点内容。希望通过对我国现状的分析，根据交通部发布的相关举措，对比国外的相关研究和应对紧急事件的解决办法，结合此次疫情发展情况，找到相应的解决方法。

21.1.2　研究背景

2020 年暴发的新冠肺炎疫情，最早的发现时间是 2019 年 12 月，最早的发现地点是湖北省武汉市。新冠肺炎疫情就像是一场暴风雪，瞬间席卷了全国，数以亿计民众的生活被打乱了。因为疫情，我们经历了前所未有的休假，往常丰富多彩的生活被如今的一道道“哨卡”所阻断。为了避免人口的大规模流动以及聚集，全国各个城市普遍采取了延长春节假期、居家隔离等防控措施。后期，随着陆续复产复工以及大学生返校、中小学开学等，城市的疫情防控工作将面临严峻的考验。

交通系统是我们城市应急救援、生产生活以及疫情防控工作开展的基础和保障。与此同时，交通场所大量人流集中和转换，存在进一步扩散疫情的风险。在此非常时期，城市交通既要保证有效的运输，又要降低疫情的扩散风险。所以除了疫情严重区域，非疫情区的城市也需要及时调整思路，采取非常规的交通管控对策。

21.1.3 疫情对交通及货物运输造成的影响

21.1.3.1 公共交通资源冗余

在疫情期间，我国除了最严重的武汉疫情区，其他非疫情区人们除了防疫，依然还在正常的生活，但是生活方式以及出行的频率和目的发生了变化，出行的方式、出行距离等也较之前有所改变。疫情暴发之前，路面交通有早晚高峰，会出现一些拥堵状况，而此次疫情期间，人们的交通需求大幅度减小，大多数人只开展一些必需的通勤，减少了其他不必要的娱乐和外出就餐活动，并且活动范围基本上都集中在自己的居住地附近，跨城市出行活动等更是大幅减少。

为了减少与陌生人的接触，降低被传染的风险，出行者都会选择自驾行，或者出租车这种封闭、接触人流少的方式，甚至一次购足未来两周至一个月的生活必需品，以减少出行频次，或者采取步行、骑自行车等交通方式，避免乘坐公共交通工具。这些出行需求的变化，导致整个城市的交通拥堵状况消失，道路资源富余，公共交通工具大量空闲。

21.1.3.2 防疫期间交通运输保障问题

虽然防疫期间人们的出行方式发生了变化，但没有条件的居民依然会有乘坐公共交通的需求。考虑疫情后期复工的情况等，我们应该提前考虑好如何来保障人们正常生活下进行防疫抗疫的交通需求，也必须要做好交通工具和交通场所的医疗防疫工作，包括通风、消毒等，需要制定新的管理方式。我们还需要对客运人流等进行预判和实时监控，以防患于未然，制定预警，对出行人员进行健康检测，甚至实行交通出入许可管制等。

除了保障人们的日常防疫以外，还要做好抗疫工作，比如给予医疗救援车辆、防疫物资车辆等优先通行权，确保各类应急车辆、物资和人员等能够安全顺利地抵达目的地。各个非疫情区的主战场——城市划定出的新型冠状病毒感染救治定点医院，关乎城市居民的生命安全。还应针对居家隔离人员的日常物资需要，以及医疗救助需要，提供“零接触”的物资配送服务，同时提供生活垃圾回收服务。

21.1.3.3 疫情期间对新业态的应用

在疫情期间，新业态为抗击疫情贡献出很大的力量。以非接触经济为核心的业务形态，既避免了疫情期间人与人间的接触，又保障了人们的日常生活与工作

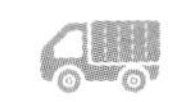

需要。例如，当下的视频直播，进一步推动了电商的发展，让消费者足不出户就可以了解心仪的产品，满足消费者在疫情期间的购物需要；京东和菜鸟等快递企业，采用人工智能、大数据、物联网等技术打造自动化无人仓，避免了拣选环节人与货、人与人的接触，以及病毒在大范围的传播；京东采用智能配送机器人完成快递业务的“最后一公里”任务，避免快递员与顾客接触。此外，以数据可视化为核心的业务形态，不仅可以提高企业管理效率，还增强了疫情期间居民的防范意识。例如，G7采用物联网、大数据等技术为传统卡车赋能，建立运输车辆的全程监管与实时监控系统；阿里和腾讯等凭借先前的技术积累推出“健康码”，帮助人们明确自身风险，提高了居民防疫意识；百度和高德等建立人口迁移大数据，为科研人员研究疫情传播提供数据支持，同时为政府制定防疫措施提供参考。疫情促进了新技术在传统行业的应用，其发挥出的贡献有目共睹。以新技术赋能成为各个行业的发展方向，产生的新业态推动着整个市场朝着智慧化方向发展。

21.2　非疫情区的交通应急举措

21.2.1　政府的应急举措

21.2.1.1　疫情防控和交通保障

交通运输是疫情防控中的重要一环。2020年1月30日下午，国家卫健委召开新闻发布会，介绍疫情防控中的交通保障情况。交通运输部门始终把疫情防控作为压倒一切的重大任务，采取切实有效措施（见表21.1），坚决遏制疫情通过交通工具传播和交叉感染。

（1）尽全力避免疫情通过交通工具传播

为遏制疫情通过交通工具传播，交通运输部采取了相应的工作措施（见表21.1）。

表21.1　交通运输部工作措施

工作措施	具体内容
动员全行业力量	按照一级响应要求，高标准、高效率开展春运返程阶段交通运输领域疫情防控各项工作

续表

工作措施	具体内容
落实交通工具通风、消毒和旅客体温检测	印发《公共交通工具消毒操作技术指南》，督促客运站配备体温检测设备，设置留验室和隔离区
做好交通环节的疫情防控检疫工作	截至2020年1月29日，全国在高速公路服务区、出入口以及客运站、客运码头等交通场站累计设置1.5万处卫生检疫站。29日当天公路、水路系统一线投入疫情防控人员56.7万人
指导地方管控	管控进出武汉等地的交通运输工具，暂停进入武汉的公路、水路客运班线，以及省际、市际包车客运，严格管控营运车船驶离武汉
积极配合做好在交通工具上和病人密切接触人员的追溯工作	对出现的病例和疑似病例，及时将乘客信息提交留验站或最终到达地卫生健康部门；及时向卫生健康部门提供同一车厢旅客信息，并通过多种方式寻找密切接触者

与此同时，全力做好返程高峰的运输服务保障工作，制定具体措施（见表21.2）。进行客流变化分析，优化春运工作方案和运力调配，推广客运联网售票，强化重点领域的安全监管，加强车辆技术维护，确保道路通畅，提升服务质量，落实小型客车免费通行政策和特殊时段客票免费退票政策。密切关注天气情况，实时发布路况和出行信息，为大家平安返岗提供良好的交通服务保障。

表21.2　公路、铁路、航空三种交通方式的具体措施

交通方式	具体措施
公路	做好返程高峰的运输服务保障工作。进行客流变化分析，优化春运工作方案和运力调配，推广客运联网售票，强化重点领域的安全监管，加强车辆技术维护，确保道路通畅，提升服务质量，落实小型客车免费通行政策和特殊时段客票免费退票政策。密切关注天气情况，实时发布路况和出行信息，为大家平安返岗提供良好的交通服务保障
铁路	一是密切掌握假期以后客流变化的规律，及时调整和优化运力安排，做好退票服务等各项工作。二是在前期有力有效措施的基础上，加强站车防控工作。按照防控工作的要求，根据各级地方政府的统一安排，组织进站和出站旅客的测温工作，发现发热旅客立即进行筛查或者交给当地的卫生部门。在列车上发现发热旅客以后，安排其就近下车，同时立即进行隔离。三是做好列车和车站消毒通风工作，加强卫生防疫工作。重点加大对客流量大的车站的消毒频次。四是配合好各级地方政府，协查车上确诊病人密切接触者信息

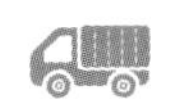

续表

交通方式	具体措施
航空	飞行中使用最大通气量，同时增加对飞机的消毒频次，优化机上服务流程，最大限度减少疫情传播的可能性。飞机上配备防疫包等应急医疗设备。针对疫情，航班上增配非接触式体温检测仪，同时加强客舱乘务员的培训，保证乘务员在做好自身防护的同时按程序妥善处理发热旅客。另外，民航各机场也加强了通风和消毒工作，同时紧密配合地方政府做好旅客体温检测工作

（2）为恢复运输服务做准备

在疫情防控的关键时刻，不仅武汉暂停了全城的城市交通，实施人员进出管控措施，其他一些城市也采取了暂停省际道路客运班线、暂停城市公交等一系列举措（见表 21.3），这是严格控制传染源，有效防止传染病大面积扩散的重要举措，对于疫情防控发挥了积极作用。

截至 2020 年 1 月 30 日，全国的省际包车和发往湖北的省际客运班线已经全部停运。北京等 10 个省（自治区、直辖市）道路客运全面停运，还有 16 个省（自治区、直辖市）全面暂停省际客运班线，28 个省（自治区、直辖市）的多个城市也暂停或者部分暂停城市公交线路，5 个城市还暂停了城市轨道交通的运营。

表 21.3　三类不同地区的具体措施

三类地区	具体内容
对于正常提供交通运输服务的地区	严格要求地方实施交通运输工地和场地消毒通风、客运服务一线人员的自身防护和乘客体温检测、长途客运旅客实名登记等一系列措施
对于确需新增暂停运输服务举措的地区	报经当地人民政府或疫情防控领导机构批准后才能实施，而且要会同相关部门同步配套出台应急运输的服务保障方案来保障重点人群、特殊群体、重要物资的运输需求
对于已经暂停运输服务的地区	在当地党委、政府的统一领导下，科学研判疫情防控的形势和运输服务保障的需要，统筹研究，科学调整并优化相关措施，坚持依法、科学、精准、有效的原则来研究恢复运输服务的条件、时间和范围等，一旦具备条件，要及时组织相关经营者恢复运输服务，满足疫情防控的需要，满足人民群众必要的出行需求

针对向湖北省和武汉市运送物资的司机留观时间过长问题，国家卫健委新闻发言人、宣传司副司长米锋介绍，国家卫健委与交通运输部进行了协商，根据当

前应对疫情工作需要，运送物资到湖北省的货车司机要采取必要的防护措施：返回后无发烧、咳嗽等症状的，不需要留观，允许其继续运送物资；一旦出现发烧、咳嗽等症状，应当立即就医，根据病情采取必要的留观、隔离等措施。

（3）全力保障寄递服务

国家邮政局市场监管司副司长侯延波表示，今年的春节，为了抗击疫情，国家邮政局组织邮政企业、快递企业，统筹全网资源，迅速开通了国际和国内的航线，畅通陆路运输，全力保障对重点地区应急救援物资和人民群众日常基本生活物资的运输和寄递。中国邮政、顺丰、京东等 13 家企业开通了救援物资的绿色通道。据统计，1 月 24 日至 29 日，全国邮政业揽收、投递包裹情况如表 21.4 所示。

表 21.4　邮政业揽收、投递包裹情况

项　目	包裹件数（万件）	同比增长（%）
揽收包裹	8 125	76.6
投递包裹	7 817	110.34

国家邮政局进行了重点安排，组织企业合理调配运输资源，优先保障疫情防控应急物资和市民生活必需品的寄递服务，同时加强源头管控，在确保稳定的基础上适当调整武汉方向的邮件和快件的收寄，缓解武汉地区运输、分拣和投递的压力，优化调整寄递路线，尽量避免邮件快件在武汉周转。同时，对邮件快件和运输车辆进行二次消毒和通风。

（4）在武汉周边设立物流转运中心

截至 2020 年 1 月 29 日 24 时，全国的客货运车辆运力储备达到 10.2 万辆，交通运输部已安排公路应急运输车辆向湖北运送口罩、防护服等疫情防控物资以及生活物资约 4.5 万吨。运输保障组充分发挥作用，采取四项措施（见表 21.5）切实保障各类应急物资、重点生产生活物资及时运输。

表 21.5　关于保障民生物资的四项举措

工作措施	具体举措
成立了物流保障办公室，进行实体化运转	交通运输部会同工信部、海关总署、国家铁路局、民航局、邮政局、国铁集团、邮政集团等成立了物流保障办公室，安排专人在指定地点集中办公，24 小时对接全国各地的应急物资运输需求，并进行统筹调度

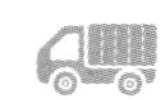

续表

工作措施	具体举措
指导各地开通绿色通道，优先保障疫情防控物资和人员应急物资	截至 2020 年 1 月 30 日，已经部署各地开通 11 042 条高速公路应急防疫物资的绿色通道，按照不停车、不检查、不收费、优先通行的“三不一优先”原则加强保障
印发紧急通知，进一步统筹疫情防控和交通运输保障工作	1 月 29 日晚上，要求各地坚持“一断三不断”的原则，因地、因时制宜，分类施策，依法科学实施交通运输管控措施，切实保障疫情防控、应急物资运输畅通高效
重点保障湖北特别是武汉地区的物资供应	加强交通运输部与湖北及其周边省份物资运输的调度统筹，建立交通运输部与湖北及其周边六个省（自治区、直辖市）交通运输厅的联动协调会商机制，部署七个省（自治区、直辖市）交通运输厅加快组建专门的应急保障车队，抽调驾驶员专门负责相关物资的运输保障工作

截至 2020 年 1 月 29 日，民航系统共组织 86 个航班向湖北地区运送防控物资115 133件，累计 625. 16吨，累计向武汉运送医护人员5 129人。国内外航空公司已陆续开通日本大阪、泰国甲米、缅甸曼德勒、新加坡等至武汉的航班，运送境外滞留旅客回国。公路、铁路、航空三种交通方式的防控措施见表 21. 6。

表 21. 6　公路、铁路、航空三种交通方式的防控措施

交通方式	工作措施	具体举措
公路	不得简单采取堆填挖洞等硬性隔离方式阻断公路交通	保障公路交通网络不断、应急运输的绿色通道不断、必要的群众生产生活物资运送不断。配合公安、卫健委等部门依法依规开展高速公路出入口、省界和服务区、各省干线、农村公路等通道交通管控和体温检测工作，不得简单采取堆填挖洞等硬性隔离方式阻断公路交通
铁路	依托大数据寻找车厢密切接触者	铁路部门专门成立数据分析团队，向各级政府防控部门依法依规提供信息。一方面，依托大数据主动提供信息；另一方面，对于个性化的确诊病人车上密切接触者，国家铁路集团根据查找的数据量和查找的时间长短，以及轨迹牵涉的时间，及时向提出查找需求的机构进行反馈

续表

交通方式	工作措施	具体举措
航空	增加航班，开展包机运送境外滞留旅客	针对部分旅客因疫情原因滞留境外的情况，民航局持续与国家卫健委、外交部、文化和旅游部等部委以及航空公司驻外机构保持密切联系，进行组织和协调，安排航班或包机将有需要的旅客运送回国

（5）各地均加强交通管制

在疫情暴发初期，全国各省市高速路口均按照各地政策进行了管制，限制一些车辆的驶入驶出，以及封闭一些高速公路收费站。有些地区需要办理通行证才可入内，一些交通流量大的地区没有限制车辆通行但需要进行体温测试等（见表 21.7）。随着疫情的逐渐好转，各地逐渐开放了通行。

表 21.7　部分城市交通通行情况（2020.2.12）

省、直辖市	是否限制外地车牌进入	办理通行证可否进入	其他限行措施
江苏	部分城市限制鄂、浙、豫、渝、粤、湘、皖七省车通行	盐城、太仓、溧阳、涟水、江阴可办理通行证进入	
上海	只限制鄂省车辆进入	是	无通行限制，过往需体温测试合格
浙江	部分城市限制温州、台州、湖北车辆进入	部分城市（杭州、台州、嘉兴等）可办理通行证进入	各城政策不同，大多需要通行证，部分路口无通行证禁止下高速
山东	部分城市限制省外牌照进入	部分城市（滨州、泰安、威海等）可办理通行证进入	
安徽	部分城市限制省外车辆进入	部分城市（滁州、芜湖）可办理通行证进入	蚌埠市外牌照禁止下高速
北京	否	否	京沪、京津、京哈部分高速关闭，且均对车辆进行严格检查
湖南	限制重灾区车辆进入	否	
河南	限制重灾区车辆进入	部分城市可以办理通行证进入	除疫情区车辆禁行外，个别地市规定其他省、市车辆需要检测合格，有通行证方可通行
广东	否	否	肇庆、江门禁止通行

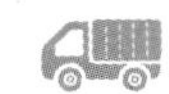

21.2.1.2　城乡道路运输

按照国务院应对新冠肺炎疫情联防联控机制关于分区分级做好新冠肺炎疫情防控工作的要求，科学有序恢复城乡道路运输服务，有力支撑企业复工复产和经济社会平稳运行，发布有关事项的通知。

（1）分区分级恢复城乡道路运输服务

各省级交通运输主管部门要在当地疫情防控工作机制领导下，根据辖区内低风险、中风险、高风险县（市、区、旗）名单，落实分区分级管控要求（见表21.8），指导各地有序恢复道路客运、城市公共交通（含城市轨道交通）运输和出租汽车（含网约车）运输等城乡道路运输服务。

表21.8　分区分级管控要求

三种风险级别地区及其他地区	要　求
低风险地区	按照“外防输入”的原则，立即全面恢复城乡道路运输服务
中风险地区	按照“外防输入、内防扩散”的原则，在做好疫情防控工作前提下，尽快有序恢复城乡道路运输服务
高风险地区	按照“内防扩散、外防输出、严格管控”的原则，采取有效措施保障医护人员、公共事业运行一线人员等重点群体的必要出行，结合疫情防控形势变化情况，稳妥有序恢复城乡道路运输服务
北京市	按照首都严格进京管理联防联控协调机制的决策执行
除湖北省和北京市外	其他暂未恢复省际道路客运服务的地区，不得阻碍其他非高风险县（市、区、旗）的客运车辆进入或者途经本地

（2）严格落实交通运输疫情防控措施

严格执行客运场站和交通工具消毒通风、乘客测温和信息登记、发热乘客移交、从业人员和乘客防护等疫情防控措施。对中、高风险地区客运场站和出入中、高风险地区的交通工具，要在落实上述疫情防控措施的基础上，适当增加消毒通风频次。疫情防控期间，三类以上班线客车和包车要在客车后两排设置留观区域；出入高、中风险地区（不含途经）的省际、市际客运班车、包车，要将客座率控制在50%以内。严禁客运班车、包车在途经的高、中风险地区上下客。

（3）切实加强道路运输安全监管

首先，督促经营者严格落实安全生产管理制度，加强车辆动态监控，严格执行长途客运车辆凌晨2时至5时停车休息或者接驳运输规定，强化气象信息预报预警，提升道路运输安全风险防控能力。

其次，会同公安机关加大联合监管执法和信息共享力度，依法从严查处“三超一疲劳”、非法营运、客运车辆超范围经营、违规异地经营等违法违规行为。对农民工返岗包车，要强化针对性的安全措施，加强行驶路线规划、车辆检测维护、司乘人员培训、运输过程监控等全流程管理，切实消除安全隐患，确保运营安全。

21.2.1.3　交通运输业

2020 年 3 月 6 日，国务院联防联控机制举行“应对疫情影响支持交通运输业和物流、快递领域发展”发布会。交通运输部副部长刘小明在会上表示，疫情发生以来，交通运输行业严格落实“一断三不断”（阻断病毒传播渠道，保障公路交通网络不断、应急运输绿色通道不断、必要的群众生产生活物资运输通道不断）、“三不一优先”（不停车、不检查、不收费，优先通行）、收费公路免收通行费等政策，在确保疫情防控到位的前提下，全力确保交通和必要的人流、物流畅通。

为保障疫情防控期间交通运输业平稳健康发展，党中央、国务院多次做出安排部署，在减税降费、金融支持、财政补贴等方面出台多项政策，特别是 3 月 3 日召开的国务院常务会议，专题研究确定了支持交通运输、快递等物流业纾解困难和加快恢复发展的十项举措（见表 21.9）。

表 21.9　十项举措

十项举措	具体内容
增值税	对运输疫情防控重点保障物资等取得的收入免征增值税
港务费用	2020 年 3 月 1 日至 6 月 30 日，免收进出口货物港口建设费 将货物港务费、港口设施保安费等政府定价收费标准降低 20% 取消非油轮货船强制应急响应服务及收费
公路费用	2020 年 6 月底前，减半收取铁路保价、集装箱延期使用、货车滞留等费用
机场费用	免征航空公司应缴纳的民航发展基金 降低部分政府管理的机场服务保障环节收费
补偿	对疫情防控期间执行应急运输任务的交通运输、物流企业，属于政府购买公共服务的，由各级财政给予补偿
企业贷款	对运输重要医用物资、重要生活物资的骨干企业，提供优惠利率贷款
物流运输企业支持	对受疫情影响较大的物流运输等行业企业，特别是中小微企业提供金融支持

续表

十项举措	具体内容
鼓励保险公司	鼓励保险公司通过延长保险期限、续保费用抵扣等方式适当减免疫情期间停运的营运车辆、船舶、飞机保险费用
公路通行政策	尽快出台收费公路免费通行的后续支持保障政策
出租车费减免	鼓励各地采取阶段性减免出租车“份子钱”

在疫情防控最吃力的关键阶段，交通运输部按照党中央、国务院决策部署，坚决打好湖北保卫战、武汉保卫战，全力做好北京疫情防控相关工作，保持头脑清醒，坚持问题导向，精准、有序、扎实推进交通运输复产复工，实现人财物有序流动，畅通经济循环，满足民生需要，提供更好的服务，实现经济社会发展目标任务。

21.2.2 防控物资运输

此次疫情暴发后，无人可以置身事外，一大批企业、机构与个人坚定地站了出来，发挥着重要的作用。抗击疫情，人人都是战士，在这场战斗中，各行各业的人们纷纷献策献力，除了医疗工作者之外，中国物流企业在此次疫情中为交通运输以及物资运送做出了重要的贡献。

21.2.2.1 顺丰及京东的防控物资运输举措

（1）顺丰

疫情发生后，2020 年 1 月 25 日至 4 月 8 日，顺丰公益基金会共计为国内政府和慈善机构等提供防疫物资公益运输2 557批次，总重量共计1 804吨，累计减免运费 810 万元。

在本次疫情期间，顺丰公益基金会所运送防疫物资发出地共计 25 省（自治区、直辖市）80 市（含国际物资的国内运输），其中发出物资最多的城市依次为广州、上海、北京、深圳，4 城防疫救援物资占比为 67%。国际救援物资入关也主要集中在这几个城市。

（2）京东

京东充分发挥自身在物流、零售、技术、服务等方面的优势，21 万名员工全情全力投入到保障医疗防疫物资运输以及百姓生活物资供给的工作当中来，与社会各界齐心抗疫。

2020年1月21日，京东物流开始为湖北当地医药企业提供紧急药品运输服务；22日宣布开始优先配送医疗机构指定订单；25日正式开通全国各地驰援武汉救援物资的义务运输通道。抗击疫情过程中，京东物流积极进行内外部物资统筹、公铁空运力整合、城配与“最后一公里”配送调度、捐赠与获捐单位对接、路权等公共资源对接等，全国七大区域一起联动，保证应急物资合理统筹、有序运输、及时送达，保障民生物资的及时送达，成为消费者最安心的后援。截至3月19日，京东物流累计承运医疗应急物资超过6 000万件，总重量约为3万吨，同时，将来自全国的超过8 000吨医疗应急物资和生活物资送至湖北。

21. 2. 2. 2　多种运输方式运输防控物资举措

不同运输方式运送防控物资情况见表21. 10。

表21. 10　不同运输方式运送防控物资情况

运输方式	防控物资及生活物资	备　注
公路运输	39. 69万吨	医疗酒精、消毒液、医疗器械、口罩、测温仪、应急帐篷、防护服等
国家铁路集团	29. 84万吨	累计装运防控物资13 531批，其中，防疫物品3. 87万吨
民航系统	1. 12万吨	运送防控物资102. 45万件，向湖北地区保障742个航班
全国货运船舶	粮食166. 1万余吨	其中，电煤130. 2万余吨，燃油24. 4万余吨，粮食11. 5万余吨

21. 3　非疫情区交通及货物运输的优化建议

在本节中，以避免疫情在非疫情区的传播为前提，针对目前交通存在的问题提出改进建议，减弱交通问题对货物运输造成的影响。

21. 3. 1　建立道路信息平台

道路信息的闭塞，给货物运输带来了一定的影响。为了增加道路信息的透明度，可以联合各地政府对道路信息变动情况实时统计，并通过App、小程序等相关渠道进行展示，方便有必要出行的人进行查询。道路信息平台的结构如图21. 1所示。

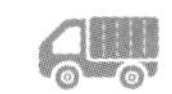

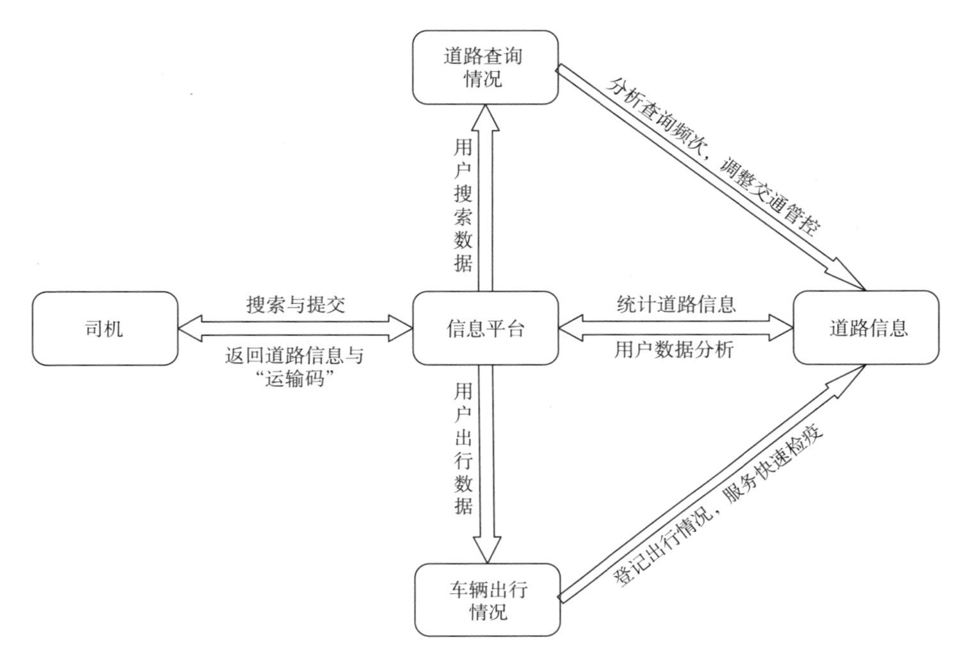

图 21.1　道路信息平台的结构

道路信息平台可以向用户提供道路信息搜索功能，同时用户还需提交道路出行的路径选择。在车辆向平台提供路径选择后，平台向用户生成此次出行的“运输码”，此码涵盖了车辆预计通行路径，以及在实际运输中的行驶路径。预计同行路径可以告知平台某段路的车辆预计通行数量，辅助道路检疫站的人员实施调度；对实际行驶路径的分析可以告知检疫人员该车辆在途经不同地区后带来的安全隐患。此外，该码还记录行驶途中的检疫情况，可以避免频繁的检疫，建立高质量的检疫流程，即通过技术手段确定司机在上一次检疫后始终保持在途状态，未进行人员接触时，可调整本次检疫流程，缩短整体的检疫时间，完善货物车辆快速检疫流程。

平台对用户搜索的道路频次以及通行路径进行分析，分析结果将有助于对交通管控的政策进行调整。道路搜索的频次侧面反映出某段路在路网中的重要性，在进行交通管控时应对主要道路进行开放，保障路网通畅，以及增加人员调配的灵活度。用户通过平台提交的通行路径信息，有助于检疫点内人员的调配，当某段路内预计通行车辆较多时，可以增派检疫人员以减少检疫时间，避免车辆聚集带来的安全隐患，同时也使检疫人员能更全面地掌握车辆的信息，建立运输车辆快速通过的简易流程。

在信息化的当下，可以充分运用互联网大数据的科技手段为政策制定提供便利。通过信息聚合的方式，不仅可以将道路信息、检疫点信息聚合，还可以将车辆信息、车辆路径信息聚合。前者解决道路信息闭塞问题，后者提高车辆运输效率。对各数据信息的分析有利于改进交通管控政策和优化人员调度。信息聚合使得疫情期间的交通信息更加完整，系统地考虑交通网络设置，能够为协调和协同要素间的联系提供数据基础。

21.3.2 系统化交通网络

在制定交通管控政策时，要将整个交通管控视为一个系统，该系统包括交通节点（检疫点）、道路、车辆等要素，应充分考虑各要素间的关联，对整个系统运行进行协调。在这个过程中，不仅要做好交通管控的顶层设计，也要着眼于各个要素之间的联系。

在实际中，受道路管辖权的制约，某段道路的通行与管控工作往往由其直属部门承担，这种做法没有充分考虑到该段道路与其他道路之间的协调关系，导致道路间通行不畅。为了避免这种做法，需要明确梳理道路关联，使路网内各段道路能够协调配合。在系统运作过程中，要素本身以及各要素之间的关联是动态的，需要根据不同时期的情况进行调整，需要通过不断地改变要素属性以及关联状态使系统保持最优。即在不同时期，某段道路的通行车辆是不同的，当通行车辆较多时，需要增加道路上的检疫人员数量，缩短车辆等待检疫时间。

快速做出公共卫生事件突发时交通管控的顶层设计，需要在平时对各要素间的关系进行梳理，明确每个要素在系统中的位置以及要素之间的关系，提前规划并在系统运转中实时调整。

21.3.3 充分利用大数据分析

特殊时期需要采取特殊方式，在疫情期间，应该采取一些非接触式的调查方式，比如多应用大数据进行分析，应用新媒体进行宣传防疫。通过大数据分析，可以对人们的各类需求的等级进行判断，优先保障医疗防疫方面的需求，解决关键问题，与此同时，还要保障人们基本的生活需求。要制订协同这两方面的管控方案，减少对个性化需求的满足，采取系统全面的管控措施，更好地完成物资调配工作。

疫情期间，需要对物资进行集中，对人流等进行分散，尤其对生活必需的物

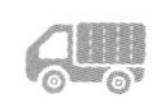

资，如瓜、果、粮、油等，既要适度集中，又要酌情分散，临时关闭不好管控的、散乱的菜市场等，方便进行卫生监控。可以根据大数据分析，安排专业人员进行定时定点的无接触配送，同时也要做好配送人员的医疗防护。除此之外，还要保证通勤人员的适度分散，比如上下班要错峰出行，交通运力的供给也要错时，可以根据大数据分析的结果进行实时增减，以降低人员聚集的程度。

通过大数据分析，做好预测，提前做好准备，充足评估疫情有可能引发的一些突发状况，制订多种应急方案。另外，还可以通过模型演示、数据分析等相关手段对多种方案进行评估和改进。

21.3.4 严防公共交通工具发生交叉传染

随着疫情防控情况的好转，人们逐渐开始复工了。虽然处于疫情后期，但大规模的复工也面临着很大的风险，要严防因乘坐公共交通工具而发生交叉感染。

出行要进行错峰管控，比如调节上下班时间，鼓励具备条件的企业让员工居家工作，鼓励进行远程办公、召开视频会议等，避免大规模的接触。工作时间及工作安排可以弹性调控，在通勤高峰期降低公交客流、地铁客流等。

应制定公共交通工具的安全标准。公共交通部门要与公共卫生部门合作，系统学习、了解疫情的传播风险及防控措施，保障特殊时期乘客的安全。应制定通风消毒标准，对乘客进行监控监督，减少人员密度。

应调控公共交通运力。在疫情后期，出行需求增多，但不能掉以轻心，依然需要控制乘客的密度，除了前两个方面以外，还可以通过增加公共交通运力来进行控制。尤其是在高峰时段，可以增加公共交通工具的发车数量、频次，以降低固定空间的载客量。

21.3.5 制定交通应急对策

此次疫情突如其来，使得我们措手不及，除了采取常规的交通组织和管控措施之外，我们应该为应对突发状况制订特别的交通方案，以应对各种不同的突发情况。在进行城市交通规划、建设和管理的过程中，考虑到突发状况，将预案融入规划中，保障在任何时期城市的交通运输系统都能够维持基本运作。

在进行交通规划的过程中，我们的考虑要多样化，要准确对需求进行预测，同时在设计中要留有余地，考虑总体容量的同时增加备案，合理地安排道路功能以及分配负荷，在突发事件使得道路受损以及使用受限时，依然能够保障整个交通系统的运输能力。在公共卫生事件发生时，首要保障的应该是医疗物资、临时建筑设施建材的运输，以及保证关乎生命安全的物资等的长途运输。对本次疫情期间非疫情区采取的有效措施的分析结果，可以列入交通应急方案中，同时改进不足之处，制定完整的交通应急对策。

参考文献

［1］李维安，张耀伟，孟乾坤．突发疫情下应急治理的紧迫问题及其对策建议［J］．中国科学院院刊，2020，35（03）：235-239.

［2］赵序茅，李欣海，聂常虹．基于大数据回溯新冠肺炎的扩散趋势及中国对疫情的控制研究［J］．中国科学院院刊，2020，35（03）：248-255.

［3］李兆隆，金淳，胡畔，等．基于弹复性的交通网络应急恢复阶段策略优化［J］．系统工程理论与实践，2019，39（11）：2828-2841.

［4］朱莉，丁家兰，马铮．应急条件下异构运输问题的协同优化研究［J］．管理学报，2018，15（02）：309-316.

［5］黄辉，未珂，杨佳祺，等．基于多品种应急物资配比打包的运输规划模型［J］．工业工程与管理，2017，22（02）：15-20.

22　疫情中心区生活必需品供应

22.1　疫情中心区生活必需品供应问题

2020 年 1 月 20 日，钟南山赴武汉调查，第一时间明确日前出现的新型冠状病毒具有“人传人”现象，同日，国务院将新冠肺炎纳入法定传染病。1 月 22 日，湖北省启动突发公共卫生事件二级应急响应。1 月 23 日，湖北省武汉市等多地采取封城政策。武汉于当日上午 10 点封城，湖北及全国不少地区陆续进入抗疫紧急状态。2 月 14 日，为避免大规模传染，武汉正式启动对所有小区 24 小时封闭管理，社区禁止居民外出采购。2 月 16 日，武汉市部署开展为期 3 天的集中拉网式大排查，坚决遏制疫情扩散。2 月 18 日，湖北省新增确诊病例1 693例，其中武汉市1 660例。2 月 22 日，湖北省确诊人数占全国累计确诊人数的 80%以上，武汉尤为严重，累计确诊达到45 660例，同时，以武汉为中心，周边城市确诊人数也较多。2 月 24 日，武汉市门诊重症疾病定点零售药店增至 50 家。种种迹象表明，武汉这座英雄的城市，是此次新冠肺炎疫情的中心区。

2 月 10 日，习近平在北京调研指导新冠肺炎疫情防控工作时指出，湖北和武汉是疫情防控的重中之重，是打赢疫情防控阻击战的决胜之地。武汉，既是中国中西部的中心城市，又是中国内陆最大的水陆空交通枢纽。但是，为了严防疫情的扩散，武汉实施了对进出人员的严格管控。

在武汉全面封闭、居民不得外出的背景下，生活必需品的储备量能否持续满足居民基本生活需求？疫情中心区内新鲜物资如何从外区及时调入？社区集中采购模式能否有效保障居民生活物资供给？种种问题引起了社会各界的广泛关注。

22.2　疫情中心区生活必需品供应的措施

针对疫情期间居民生活必需品的供应及保障问题，商务部首先明确了重点生活必需品种类。2011 年商务部审议通过的《生活必需品市场供应应急管理办法》

指出，“生活必需品市场异常波动，是指因突然发生的自然灾害、事故灾难、公共卫生事件、社会安全事件或其他事件，造成肉类、蔬菜、蛋品、奶制品、边销茶和卫生清洁用品等生活必需品市场供求关系突变，在较大范围内导致价格异常波动或商品脱销、滞销的状态”。因此，根据2020年新冠肺炎疫情，可将生活必需品归为蔬菜、肉类、蛋类、奶类、大米、面粉、食用油和方便食品八类。

在明确生活必需品种类后，商务部及武汉当地政府采取了一系列措施以应对生活必需品的供应问题，如图22.1所示。

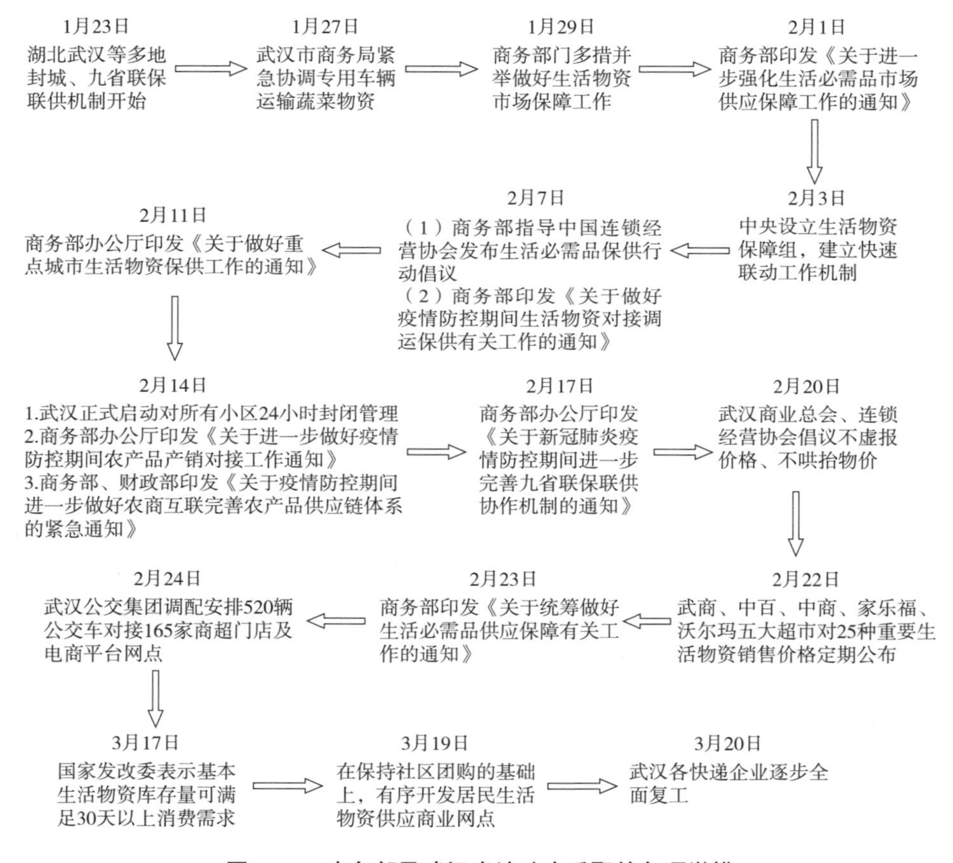

图22.1 商务部及武汉当地政府采取的各项举措

2月20日，商务部指出，为保障在疫情防控大局下的居民消费需求，各级政府部门和企业应多措并举：一是发展代购集配，生活必需品由各社区居委会代购，商超企业负责配送；二是发展线上采购，鼓励实体零售企业积极发展线上下单、线下配送业务，发布线上买菜电商平台信息，方便居民网上买菜；三是发展

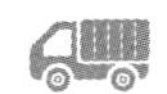

定点直供，组织市郊农业合作社与社区结对，定点配送、直供小区。同时，商务部办公厅印发《关于推广疫情防控时期保障生活必需品供应典型做法的通知》，总结了11种各地的典型做法，概括为以下5点：①开展“线上自选+无接触配送”；②促进“传统零售+融合创新”；③推行“社区团购+集中配送”；④开展“安心团餐+定点供应”；⑤开展“临时网点+定点直供”。疫情中心区湖北为保障居民生活物资供应所采取的措施，可以为其他地区提供良好的经验借鉴。

22.2.1 实时监测生活必需品价格

为避免生活必需品短缺，商务部实施全国生活必需品的市场日报监测制度，每天对市场供应情况进行监测，一旦发现异常情况，及时通报并及时解决，其中，湖北省商务厅监测系统重点监视40种商品。1月27日至2月2日，湖北省生活必需品呈“17涨23跌”的态势，其中，水产品、奶制品价格上涨，粮食、桶装食用油、猪肉、禽类、蛋类、食糖、食盐、蔬菜、水果价格下跌。随着疫情的蔓延，武汉市全面封闭小区。2月10日至2月16日，湖北省全省生活必需品呈“31涨6跌3平”的态势，其中，粮食、桶装食用油、猪肉、禽类、蛋类、食盐、奶制品、蔬菜、水果本期价格上涨，食糖、水产品本期价格下跌。截至3月19日，武汉市近80%的小区成为无疫情小区，部分小区允许居民分批、分时段活动及采购物资。3月23日至3月29日，湖北省生活必需品呈“22涨13跌3平”的态势，其中，粮食、猪肉、禽类、蛋类、水产品、蔬菜的本期价格表现为上涨，桶装食用油、食糖、食盐、奶制品、水果的本期价格表现为下跌。4月8日零时，武汉市解除离汉离鄂通道管控，有序恢复对外交通。4月13日至4月19日，湖北省生活必需品呈“23涨15跌2平”的态势，其中，粮食、禽类、蛋类、奶制品、蔬菜的本期价格上涨，桶装食用油、猪肉、水产品、食糖、食盐、水果的本期价格下跌。随着湖北省疫情防控形势持续向好、生产生活秩序恢复的态势不断巩固，湖北省内生活必需品价格稳中回落。

22.2.2 定点直供保证物资充足

根据定点直供应用范围，可分为湖北以外地区至湖北地区定点直供（见图22.2）和湖北地区内部城市社区的定点直供。

受新冠肺炎疫情影响，国内各地农副产品出现收购商锐减，瓜、果、蔬菜价格下跌和销售难等问题。因此，外地电商及农产品批发市场联手湖北当地物流企业，直接供应湖北及周边地区的大型农副产品中心，实现农产品基地直供，以解

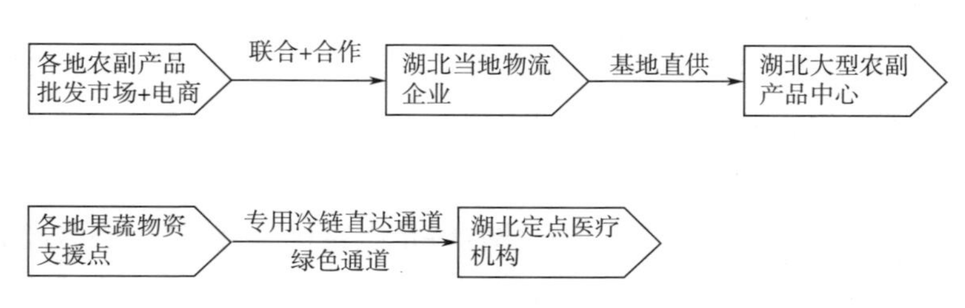

图 22.2　湖北以外地区至湖北地区定点直供

决买菜难题，以及农产品的滞销问题。例如，2 月 9 日，陵水电商联手三峡物流园松原果业，共采购 1 万千克哈密瓜，直接供应湖北及周边地区的大型农副产品中心。由于湖北地区医院的医护人员及患者增多，对于生活必需品的需求量也极大增长，因此通过建立专用冷链直达通道，开辟支援武汉的绿色通道，使国内各地支援的果蔬物资等必需品可以从供应地点直供到湖北定点医疗机构及相关密切接触者隔离点，以解决医患的生活需求问题。例如，2 月 11 日，一班广西支援湖北的果蔬物资直达冷链专列从百色启程，直发湖北宜昌市，将优先保供宜昌 11 个定点医疗机构，同时兼顾市区 2 个主要密切接触者隔离点。

如图 22.3 所示，湖北地区内部社区、居民生活必需品的定点直供主要有两种形式。一方面，加强供销对接。政府组织大型商超、农产品配送平台、农业合作社、生产基地等直接对接街道，按照街道确定的网格单位组团建群，由网格管理员汇总居民购买需求、代收货款、按团下单、按团配送至社区指定地点，实现定点配送。在配送前，食品经营单位将从业人员的相关资料交由当地市场监管局进行审查和备案，当地市场监管局强化商家、配送人员的防护工作；在配送过程中，为解决配送人手和车辆不足的问题，当地政府发动机关干部和志愿者下沉到社区参与配送工作；武汉市商务局协调公交车、邮政车等共 78 辆车，设立公交配送专线，对口定点大型商超、定点社区等。武汉 7 个中心城区通过商超组织社区团购配送的社区达到 741 个，覆盖率在 80%左右。另一方面，居民可自主网上

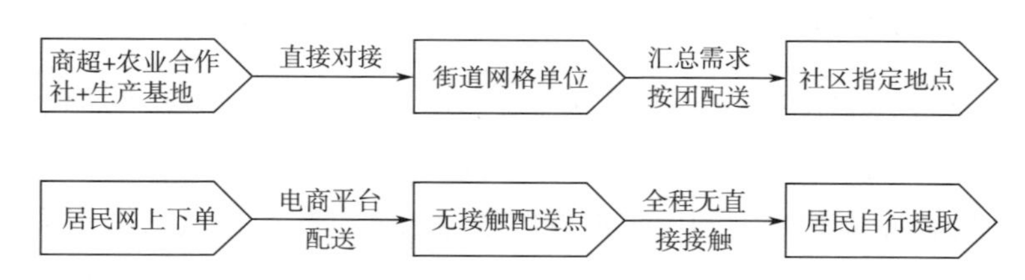

图 22.3　湖北地区内部城市社区的定点直供

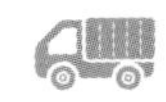

下单，政府为阿里、京东、美团等电商平台提供政策优惠、放宽限制，以便它们能够在保证全程安全、有效配送的前提下，将消费者购买的生活必需品配送至社区设立的无接触配送点或者与消费者约定的地点，由消费者自行提取，确保配送全程人员无直接接触。

22.2.3 九省联保联供及时支援湖北

1月23日，湖北省武汉市因疫情防控需要采取关闭离汉通道等措施。为保障湖北省武汉市居民生活必需品的供应，商务部连夜协调山东、安徽、江西、河南、湖南、重庆、广西、云南八个省（自治区、直辖市）商务主管部门，与湖北省商务厅和武汉市商务局搭建起九省联保联供机制平台，以湖北为中心，周边各省，包括原本就供应全国或者供应湖北的蔬菜大省，都加入联保的范围，紧急从八个省（自治区、直辖市）调运物资，以充分保证湖北地区物资充沛（见图22.4）。在联保机制中，山东、广西、云南、海南、重庆、内蒙古、西藏等地发挥农产品产地优势，捐赠蔬菜、水果、禽蛋、牛羊肉等新鲜、特色农产品；中石化湖北石油、南昌铁路局、京东、阿里巴巴、苏宁、美团点评、河南万邦、北京新发地、广州江南、绵阳高水市场等企业发挥物流配送、海外货源等优势，为抗疫一线捐赠口罩、护目镜、蔬果、餐食等物资。另外，根据湖北武汉防控措施升级需要，确定河南万邦、重庆双福和绵阳高水等湖北周边三大批发市场为蔬菜主供企业。

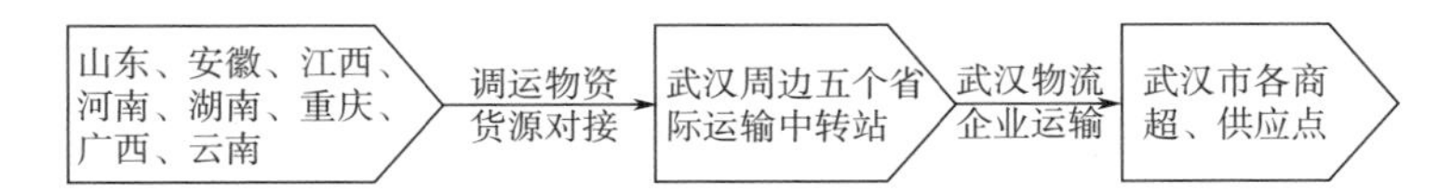

图22.4 九省联保联供

为实现无接触配送，湖北省在武汉周边建立五个省际运输中转站，外地运输货物在中转站卸货，由武汉市物流企业运输到武汉市各地，保证外来货运司机回去后不需要隔离。九省联保联供协作机制建立当日，相应监测制度也在市场运行司的协调下同时启动，包括生活必需品市场日报监测制度、应急商品数据库日报制度、31个省（自治区、直辖市）商务主管部门生活必需品市场异常情况零报告制度和10种生活必需品供应情况报送制度。

九省联保联供协作机制持续不断支援湖北省武汉市生活必需品市场供应。其中，安徽发运12辆重型半挂牵引车，载300吨生活物资援助湖北；南铁将第一批采购的160吨萝卜，第一时间通过列车行包车厢运往武汉地区；山东发送临沂

20 吨消毒酒精、滕州 66 吨土豆、金乡 300 吨大蒜、沂源 2 吨苹果等山东名优蔬菜、水果和消毒用品援助湖北；河南万邦集团捐赠湖北黄冈 200 多吨果蔬，装载 15 辆车发往湖北；湖南汉寿蔬菜产业园，将 93 吨蔬菜分两批发车运往湖北；广西支援湖北专列 13 班，累计捐赠果蔬物资超过2 600吨；重庆驰援武汉，捐赠蔬菜、水果、方便面等生活物资1 800余吨；云南针对湖北所缺物资，累计捐赠农产品12 600吨。

1 月 23 日至 3 月 25 日，通过九省联保联供机制，已累计向湖北省调运生活必需品7. 2万余吨，其中，果蔬6. 2万吨，米面6 670余吨，方便食品 680 余吨，食用油3 130余吨，有效缓解了个别时段、区域生活必需品供应紧张局面。

22. 2. 4　社区集中采购保障居民需求

在疫情防控期间，湖北社区主要采用社区集中采购方式采购生活物资。居民通过线上下单、电话订货，将购物需求提供给所在地社区，社区工作人员或物业人员集中梳理需求，统一去各大商超进行采购，采购完成后将物品运输到社区指定地点，按序号依次通知居民提货，并保证居民提货都有一定的间隔期，以防交叉感染，充分保障了全封闭小区人民群众的物资需求及人身安全。以下为具体案例。

22. 2. 4. 1　义务服务：社区达人+志愿者

疫情期间，往往一家超市平均一天要承接几万人的供货需求。为了省去中间等待环节，及时为居民提供新鲜物资，江岸区海赋江城小区的盛蕾组织了一个由 10 名业主组成的志愿服务队。每天晚上，盛蕾和商超确定套餐，发送到业主群供大家选购，挨个统计需求，一直持续到次日中午 12 点。次日下午 2 点，核对好居民需求后，盛蕾和 4 名志愿者一起驾车前往商超采购。货物送到小区后，盛蕾再通知其他志愿者，共同进行物品分发。针对老人、孕妇等特殊群体，盛蕾和志愿者们为他们量身定制方案，单独购买、送货上门。

22. 2. 4. 2　双管齐下：居民团购+物业团购

居民自发组成微信团购群，群内蔬菜、鱼肉、粮油、卫生纸等生活用品应有尽有。商家在群里推出不同套餐供居民选择，居民需提前一天下单，1 天或 2 天后，货物送到门口，业主自提。除了居民自团外，小区物业每周还会组织两次大型团购，对接小区附近的华联超市。物业向超市提供清单，由超市配送至门岗，物业人员再逐一送至每户居民家门口。除大型团购外，每栋楼的管理员会不定时组织一些小团购。物业还对部分居民团购采取错时、错峰措施，如盒马团购日期

 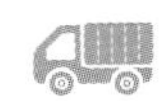

定在周四、周日，每一栋楼的居民依次错开20分钟取团购物资。

22.2.4.3 邻里守望：业委会+楼栋长

兴华·嘉天小区微信群内发布居民生活物资“团购日历”，小区业委会变成“业主采购委员会”，对外联系各种供货渠道，对内发布团购信息，并在每个楼栋挑选一名业主为“楼栋长”，负责订单统计、团购收款、协调接货等工作。为减少人员聚集，确保配送环节安全，由物业人员把团购物资送到每栋楼电梯口，然后根据订单从低楼层到高楼层在微信群“叫号”，通知业主取货。每单由业主自愿支付5元“跑腿费”，实现足不出单元门领取生活物资。

22.2.5 实施效果

通过九省联保联供机制的运转及政府和全国各界爱心人士的扶持，湖北生活必需品实现动态库存周转，具体情况如表22.1所示。从表中可看出，在多措并举的情况下，湖北武汉的库存周转持续处于充足状态，可基本保障居民生活必需品的消费需求。

表22.1 动态库存周转情况

日期	动态库存周转情况
1月30日	武汉正常营业零售网点约1 100家，大米、食用油可保障供应10天左右，猪肉、鸡蛋可保障供应9天左右
1月31日	重点调查企业大米、面条、食用油、鸡蛋、猪肉、禽肉商业库存，约可维持1周供应。蔬菜商业库存为16 810吨，可供应量较前一日明显增加。全市“一元菜”供应门店增至135个，累计销量为397.4吨
2月10日	大米、面条、食用油、禽肉、牛奶可保障10~15天的供应，蔬菜周转库存量是17天来最高水平
2月16日	九大类生活必需品动态库存量保持稳定，米、面、油、奶、主副食总体可供应18天以上，猪肉总体保障12天的供应，茎类、瓜果类等耐储蔬菜动态库存周转时间平均达到6天，叶类等不耐储蔬菜动态库存周转时间平均达到3天
2月18日	粮食、食用油、牛奶等的动态库存可满足15天以上供应；冷鲜猪肉的库存可供应7天左右，加上政府储备冻肉，可保障10天以上供应；蔬菜的动态库存可保障5天供应
3月17日	大米、面粉、食用油、猪肉等基本生活物资库存量可满足30天以上消费需求，加上备用货源，有条件保证群众基本生活

续表

日　期	动态库存周转情况
3月25日	武汉市重点调查零售企业米面油、肉蛋奶、蔬菜等库存，保证库存总量持续增加，保障市场供应能力进一步增强。武汉各大超市的猪肉、蔬菜销售基本保持稳定，动态库存处于较高水平

武汉封城初期，因为春节期间进行了物资储备，所以武汉市能基本保障居民生活必需品的供应。封城期间，为保障封城状态下全市新鲜生活物资的供应，商务部及时与周边八个省（自治区、直辖市）进行协调，调运物资，实行九省联保联供机制，以充分保证湖北地区物资供应。针对社区封闭，居民无法采购生活物资这一问题，商务部采取有关措施，如社区代购集配、社区集中采购、定点直供、线上采购线下无接触配送等，并及时总结各地典型做法以供借鉴。针对生活必需品价格大幅上涨问题，商务部发布强化生活必需品供应的通知，湖北省商务厅实施监测价格并发出不涨价倡议，对部分恶意涨价行为进行严厉打击，以保证居民能够采购到性价比合适的物资。同时，社会各界群体也积极参与物资供应，社区、物业委员自发成团组织生活物资采购。在多措并举及全国的重点关注下，武汉生活必需品市场供给总量充足、运行总体平稳，疫情中心区的生活必需品基本能满足居民日常生活需求。

22.3　疫情中心区生活必需品供应的经验和问题

在疫情防控期间，疫情地区实行了小区、社区的封闭式管理，减少了人群的聚集，从而有利于阻断传染源。同时，针对物资的及时供给，我国既积累了丰富的经验，又吸取了深刻的教训。

22.3.1　疫情中心区生活必需品供应的经验总结

在疫情防控期间，防疫的重点任务之一是保障生活物资的供给。在党中央及社会各界的努力下，湖北各地生活必需品的供应总体上保持稳定。因此，总结此次疫情下我国保障生活物资供应的经验，可以为将来应对突发事件提供借鉴。

22.3.1.1　国家严格管控库存

为切实做好库存保障工作，我国实行三个层次的库存保障方式，即商业库存、地方政府储备和国家储备。在此基础上，扩大市场供应，建立九省联保联供

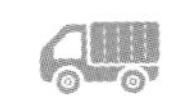

机制，全国各地大量援助湖北基本生活物资。

在货源调运、价格监管方面，采取“外扩货源，内强配送，多点布局”的应对方针，强化“菜篮子”市长负责制，既关注量的满足，也避免结构性的短缺，及时调度，保障供应；加大商超、社区和物流企业对接力度，优化商品套餐组合，采取灵活的配送方式。与此同时，中央指导组和湖北地区建立实时监测系统，对全省的医用和生活物资生产、调运、分配进行详细分析和研判，及时根据疫情动态调整有关保障策略。

22.3.1.2　推出购物供应新模式

为避免新冠肺炎传染造成更大范围的人员感染，居民传统购物方式被“无接触”配送方式替代，典型做法包括社区集中采购、定点直供、线上下单线下自提等，社区工作人员、下沉干部、志愿者、物业职工组成小分队，负责团购物资接收及分发，畅通社区门口到家门口的“最后100米”。

居民传统购物方式改变的同时，大型商贸流通企业也转变经营方式，实行以团购服务为主，网上订购、点对点送货到社区的方式。阿里巴巴、京东、美团、顺丰等一大批电商平台及物流配送企业加足马力，活跃在保供一线。物流配送企业在保证员工健康管理、行业管理到位的前提下，要求员工陆续返回工作岗位。

在满足居民个性化需求方面，电商发挥了独特作用，因此，为更好地保证电商平台的运营，湖北省将电商平台企业纳入保供重点企业名单目录，提供绿色通道支持，协调武汉市在市级储备物资的供应上优先保证电商平台的供应；在运力上，武汉市人民政府调配公共汽车给各区服务电商平台，其中，全市公交车全部下放到区，由区里统一调配，以打通超市到小区的环节；武汉市国有资产监督管理委员会（简称“武汉市国资委”）将系统里专用车辆调配出来，如运钞车等，用于老旧社区的物资配送；湖北省商务厅协调顺丰集团把多余产能，尤其是多余运能全部调动出来，交给武汉市总体平衡和统筹管理。至2月26日，武汉市33家电商平台已配送生鲜物资超30万单，配送重量超1 686吨。据不完全统计，武汉市线下与线上生鲜配送比例约为6∶4。

22.3.1.3　社区配送全覆盖

疫情期间正常人士可通过社区团购、网上下单来满足日常生活基本需要，但是特殊群体如孤寡老人、低收入群体、残障人士的生活如何得到保障是一个大问题。针对该问题，各级领导及时深入了解情况，派人入户对社区居民进行调查，了解具体诉求，同时细化重点人群，政府动员、协调所有社会工作力量，号召机关干部下沉到社区，帮助商家和小区沟通对接，为社区老人、残障人士等特殊群体提供网上下单、参与团购、配送上门等服务；组织各大商超，为贫困群体推出蔬菜套餐，售价不等，满足不同群体需求并供应“特价蔬菜包”（价格 10 元，重量 10 斤，至少三个品种），平均每三天向低保户配送一次“特价蔬菜包”“爱心蔬菜包”，重点保障低收入群体的生活需要；调研需求，为病人、残障人士提供代买药品等服务，加强对特殊群体的关爱帮扶，争取做到“不掉一户，不落一人”，确保实现社区配送全覆盖。此外，安排专业人士，做好社区群众的心理疏导工作，让人民群众居家生活更加安心。

22.3.2 防疫期间所存在的问题

虽然通过采取多项举措，居民生活必需品供应已基本得到保障，但是在实施过程中仍存在着很多问题与教训。例如，省外爱心捐赠物资积压于红十字会，无法切实有效送到群众手中；社区团购套餐品类相对单一、配送慢、价格偏高等负面舆情逐渐增多，引起居民不满；整体需求量过大导致物资配送人员缺乏、配送不及时、配送范围不广；形式主义、官僚主义等问题时有发生，使得居民对部分工作人员、工作形式寒心；疫情区某地出现用环卫车和殡葬车运送生活物资等不卫生的问题。针对这些问题，政府有关部门已出台相关政策、措施，取得了较好的效果，但政府仍然要加强疫情防控，以全面解决疫情期间居民生活必需品的供应保障问题。

22.4 防疫期间生活必需品供应保障优化建议

自从武汉封城以后，为了满足居民对生活必需品的需求，无论是商务部还是武汉当地政府都采取了一系列的政策和措施。但是，有些政策和措施依然具有优化的空间，具体如下。

22.4.1 拓宽无接触配送渠道

目前各大电商平台和社区采购的物品都是放到指定地点来实现无接触配送，但这有可能导致物品丢失等问题。因此，政府应加大资金投入，引进智能科技。一方面，可通过在社区门口设立“无接触售货机器”，开启自助购物模式；另一方面，可与各地电商平台、商超、餐饮等保供企业联合，利用新技术、新装备、新标准，优化配送服务，引进智能配送机器人、智能疫情机器人，增配终端自助

 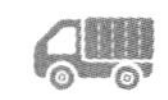

取货设施，实现“无接触”“少接触”配送。

22.4.2 优化采购环节

目前社区采购多以大规模就近采购为主，过程繁杂，效率有待提高。因此，建议尽量缩短采购时间，提高采购效率，采购方式也应多样化，即可以采用公开招标之外的其他采购方式，如邀请招标、竞争性谈判、询价等采购方式。在疫情期间，采购活动具有时限的要求，因此应该适当地简化采购程序。同时，由于时间紧、任务急，采购人员在选择供应商的过程中，容易发生违法乱纪的行为，因此应当制定制度予以规范化。

22.4.3 梳理整合社区工作

各地并没有对基层社区的工作进行有效梳理，使得各地社区工作力度不一，效果参差不齐。因此，建议政府迅速统一社区工作指南，指导基层首创经验分享；梳理优化封闭方式、物资保障组织流程、疾病患者发病处理办法，以及孤寡老人、残障人士生活保障措施及流程；加大社区志愿者招募力度，细分所需志愿者类型，出台奖励制度，公布封闭期间志愿者社会服务保障范围，保证志愿者队伍更加专业化。

22.4.4 建立专门的疫情信息发布平台

由于针对疫情的新闻繁多，同一条新闻能同时被多家媒体报道，导致信息冗余，报道混乱，群众查阅困难且各地区借鉴难度加大。因此，建议国家设立专门发布疫情期间热点如感染人数、政府措施、社会经验、实施效果的平台，梳理重大举措，并细分该平台的各个部分，做到专门报道疫情相关新闻，以方便群众获取信息，利于监管政策和措施的真正落实。

参考文献

[1] 贺雪峰．武汉疫情防控的几点思考［J］．社会学评论，2020，8（02）：8-12.

[2] 保建云．全球疫情防控的中国力量与中国速度［J］．人民论坛，2020（Z2）：40-43.

[3] 胡敏．从新冠肺炎疫情防控看重大公共卫生事件的全媒体舆论引导

［J］．新闻爱好者，2020（04）：21-23.

［4］张新宁．坚决打赢疫情防控阻击战的强大思想武器：学习习近平关于新冠肺炎疫情防控的系列重要讲话［J］．思想理论教育导刊，2020（04）：18-22.

［5］曹振祥，储节旺，郭春侠．基于重大疫情防控的应急情报服务模式研究：以新冠肺炎疫情防控为例［J］．现代情报，2020，40（06）：19-26.

23　疫情下禽肉水产品流通

23.1　研究背景及影响

23.1.1　背景描述

2019年12月以来，湖北省武汉市部分医院陆续发现了多例有华南海鲜市场暴露史的不明原因肺炎病例。2020年年初，新冠肺炎疫情暴发，在疫情和春节双重因素的影响下，全国各地封城封村，禽肉运输因道路不畅而受阻。1月，全国多地相继关闭了活禽市场，家禽养殖业遭受牵连，商户无法上门收购，销售途径受阻，家禽终端的消费持续不足，增长缓慢，导致该行业处于低迷状态。消费者购买禽肉水产品的渠道不得不从活禽市场改向超市。自2月起，全国部分超市的禽肉水产品数量少且价格高，供不应求。消费者居家隔离阶段买不到禽肉水产品，缺少蛋白质营养，日常生活受到严重影响。禽肉水产品的供应是民生保障的基础，疫情下的禽肉水产品的流通问题研究因此变得异常重要，研究结果可为下次应对突发事件提供可借鉴的方式。

23.1.2　疫情下禽肉水产品流通存在的问题

中国传统家禽养殖业供应链的上下游都十分依赖物流运输为之提供服务。中国家禽养殖业的产业链下游正逐渐向精细化的方向发展，以提高产品附加价值；而上游的幼苗育种、饲料生产、技术服务等产业的发展对家禽养殖至关重要（见图23.1）。物流环节对产业链的上下游的服务起着至关重要的作用，疫情期间物流行业停运，导致各个环节不畅通，禽肉产业链无法顺畅衔接，给家禽养殖业带来巨大冲击。

23.1.2.1　禽肉水产品流通通道受阻

2019年的猪瘟疫情和猪肉涨价双重因素，让许多消费者转向购买禽肉水产

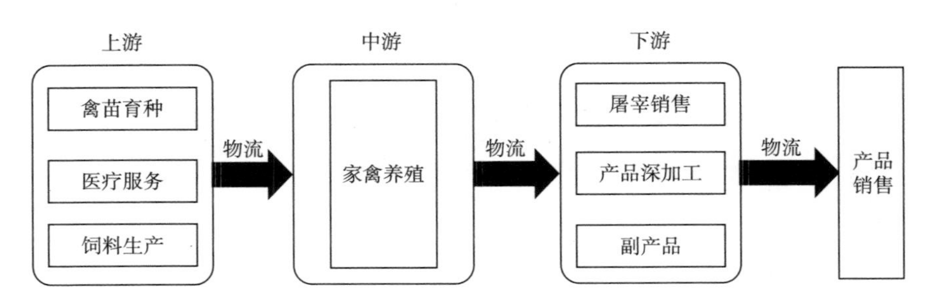

图 23.1 家禽养殖供应链

品，因此很多禽肉水产品养殖户进行了扩产。随着应急响应调至一级，各省（自治区、直辖市）的公路封闭，公路运输被阻断，原本 2 月初复工的物流行业面临着难复工的困境，司机等工作人员被困在家中，全国公路货运量与往年相比呈断崖式下跌。截至 2 月 13 日，节后零担物流与整车物流恢复率仅为 0.9%和 19%，远低于去年同期值，即 92%和 87%。

因资金周转不足，物流中小企业复工形势更为严峻，人员延迟到岗、订单减少、运力资源不足等，使物流企业的人工成本和生产经营成本提高。实行封城交通管制后，公路货物运输路线受到限制，有些地区的货物难以送达，跨省运输的成本大大增加，规模经济效益骤减，单车运输成本上升，导致禽肉水产品流通通道受阻，全国各地区都面临着"家禽饲料进不了，活禽无法卖出"的严峻局势。

23.1.2.2 禽肉水产品流通方式落后

我国大多数禽肉水产品的流通方式是线下的商户预定和传统活禽市场销售，管理水平落后，现代化程度不高，缺乏现代的有组织的流通企业。家禽多为散户养殖，其组织规模小，组织化程度低，辐射带动能力不强，抵御市场风险的能力较差，这些综合因素导致养殖散户在此次应对疫情时无法像往常一样销售禽肉水产品，滞销严重。禽肉水产品的双向流通方式落后，流通建设水平低，因此在疫情期间很难组织禽肉水产品的大流通。线下市场主体及其组织的迟滞发育和市场信息传递机制不健全，致使禽肉水产品流通的专业化发展受到限制。

23.1.3 疫情对禽肉水产品造成的影响

受此次疫情影响最大的是黄羽肉鸡和水禽产业。因猪肉产能不足，黄羽肉鸡和水禽产业产能剧增，但封锁给养殖户带来了巨大的压力：产能过剩，饲料短缺，饥饿的家禽被迫销毁处理。交通管制和销量大跌导致肉禽难以出栏，发病率

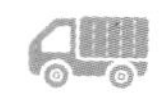

提高，2020年第一季度各地区的肉禽出栏率同比大部分有所降低（见图23.2），养殖户的利润空间缩小。

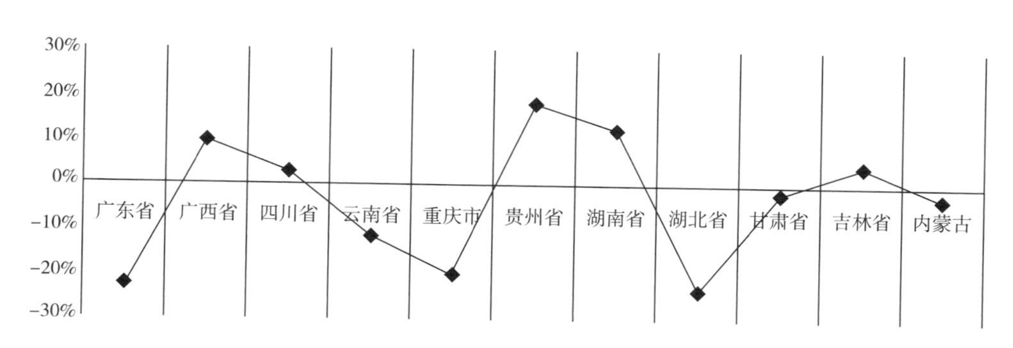

图23.2　2020年第一季度禽类出栏率

禽肉水产品养殖多为散户养殖，售卖流程标准化程度低，再加上散户养殖抗风险能力低，所以养殖户损失惨重。影响禽肉水产品流通的因素有：①疫情和春运高峰。受其影响，全国范围的公路运输受阻，导致禽肉水产品流向市场通路受限。②禽肉水产品流通方式。禽肉水产品流通方式落后（见图23.3）。消费者无法正常购买到禽肉水产品，导致短期内市场供不应求，严重影响居民正常生活。

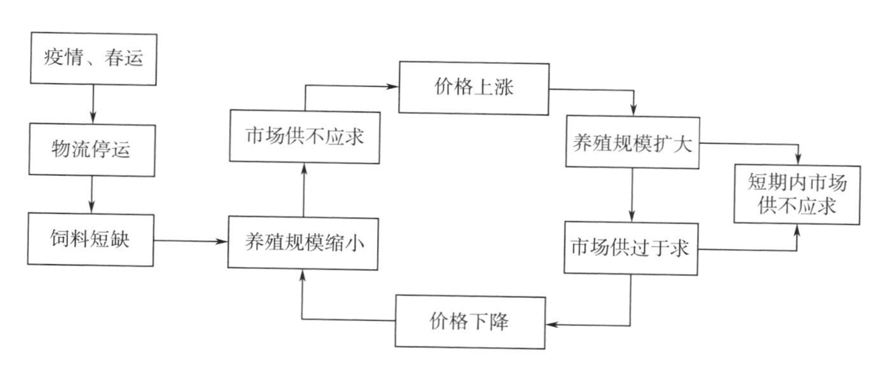

图23.3　疫情对禽肉水产品市场的影响

23.2　促进疫情下禽肉水产品流通的措施

2020年3月4日，习近平对春季农业生产工作做出重要指示，即“越是面对风险挑战，越要稳住农业，越要确保粮食和重要副食品安全”。疫情期间人员流动受限，家禽养殖企业面临消费量下降、禽产品销售受阻等困难，国家发展改革委办公厅和农业农村部办公厅发布了关于《多措并举促进禽肉水产品扩大生产保障供给的通知》，即家禽和水产养殖企业及个体养殖户要遵从各级政府的统一指导，确保复工条件下工作人员的身体健康，并稳定进行禽肉水产品的生产工作，保障有序供应和价格平稳，为疫情防控做出行业的贡献。

为保证“菜篮子”的有效供应，政府发挥先导作用，加快推进饲料和屠宰加工企业的复工复产，对部分企业提供优惠补贴福利；各企业以及社会各界群体发力，打通滞销品的流通渠道，保障禽肉水产品的供应。

23.2.1 开通禽肉水产品运输的绿色通道

我国家禽养殖密集区是以山东、河南、安徽、江苏为主的中东部地区，主要养殖品种为白羽肉鸡、白羽肉鸭、肉杂鸡；水产品养殖区域主要是长三角、湖北、海南、广西等地，主要养殖各类鱼、蛙、南美白对虾等，禽肉水产品的国内消费市场以京津冀、长三角地区为主。疫情发生以来，养殖密集区的散户损失惨重，各省（自治区、直辖市）针对交通管制导致的饲料、禽肉水产品等生产物资调运困难等问题，充分响应两部门的号召，因地制宜将农业生产物资运送车辆纳入应急绿色通道（见表23.1，数据来源于各地区农业局），为养殖户解决资源难以流通的困难，保证生鲜产业链各个环节的畅通。

表23.1 我国家禽养殖密集区开通绿色通道的具体措施

省份	措施
山东省	积极协助畜牧企业向疫情防控指挥部申报车辆通行证，开通绿色通道，确保企业所需原料、设备等生产资料运得进来，企业产品运得出去，畅通产业链条
河南省	将春季生产物资和农业机具的转运纳入应急运输绿色通道政策范围，确保饲料的物资供应和农机具运输车辆不停车、不检查、不收费，优先通行
安徽省	畅通家禽及水产品运输绿色通道，为家禽企业开出道路通行证明，免收车辆通行费，确保饲料原料调入和产品输出
江苏省	畅通鲜活农产品和畜牧业生产资料绿色通道，尽力保证饲料、苗种等生产物资进得来，家禽及其产品运得出去

23.2.2 畅通禽肉水产品销售渠道

为有效解决家禽养殖密集区的存栏严重挤压的困难，各地政府都采取行动充

 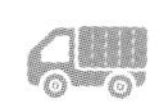

分畅通禽肉水产品的销售渠道（见表 23. 2）。政府批准屠宰场复工，采取统一消毒、统一屠杀、白条上市的措施；按照不同地区疫情的严重程度，逐步开放活禽交易市场，设立主管渔业部门并对重点渔业企业采取定点联系机制；政府带头主动与直播平台沟通，组织电商企业充分开展助农活动，解决散养殖户售卖难的困难，解决禽肉水产品市场供应不平衡等问题。

行业协会积极发挥协调和调度作用，构建“产销衔接”平台和“网+渠道融合集聚”模式，收集和整合各方产品数量和价格信息，在平台发布产销信息，分析生产端和需求端的信息实时变化趋势，推动养殖企业及养殖户有效对接销售市场，并提前做出合理的生产策略；利用电商平台、微信小程序等资源，对优质产品、库存商品集中存储和分类，开展购物节、文化节等特色活动，全面推进线上线下融合模式，拓宽农副产品的销售通道。

表 23. 2 各地政府畅通禽肉水产品渠道的措施

省份	措 施
山东省	协助屠宰场、饲料厂企业办理复工审批手续，帮助企业积极对接北京新发地批发市场、百果园等国内大型商超、批发市场，和拼多多、抖音短视频等大型电商平台积极沟通，通过开展“直播助农”方式进行销售
河南省	各地政府加强家禽养殖场户和活禽市场买卖的对接，实现肉禽集中屠宰、白条上市，协助养殖户解决活禽的上市问题，满足居民的生活需求。严格落实“菜篮子”市长负责制，处理好家禽压栏和市场供给等问题
安徽省	加强家禽养殖企业与家禽屠宰加工企业对接，解决活禽的供应问题。搭建信息平台，加强产销信息对接，疏通水产品的销售和运输通道，稳妥有序推进海洋捕捞生产
江苏省	采取“集中屠宰、冷链配送、冷鲜上市”形式，开展场企对接、农超对接、农批对接和网络销售，帮助养殖场户解决流通不畅的难题

23. 2. 3 政府采购收储应急补贴

各地政府对因疫情而受损严重的养殖户给予不同形式的补贴，将受疫情波及程度深、急需国家提供经济支持的大型重点企业列入国家专项贷款和贴息支持的范围（见表 23. 3）。政府发动龙头企业收贮滞销禽肉水产品，并对企业给予不同等级的补助，大力鼓励企业租赁冷库给养殖户贮藏禽肉水产品，并选择合适的时机重新投放市场，保证养殖户获得收益。政府进一步落实产业扶持政策和措施，加大养殖企业和银行之间的衔接力度，促进散户的资金回笼，降低疫情期间散户养殖的资金风险，帮助养殖业渡过难关。

表 23.3　我国部分地区政府收购补贴措施

省份	措　　施
安徽省	对家禽业龙头企业、合作社和家庭农场进行补贴。对履行约定，坚持按合同价收购活禽的企业给予补贴；对家禽企业疫情期间新增短期贷款给予贴息；该市财政在县级财政补贴的基础上，按保费的20%对肉鸡目标价格指数保险续保（增保）的企业给予补贴
江苏省	对承担保供任务的指定保供蔬菜品种生产主体、畜禽渔等养殖场、种畜禽生产企业及承担收储“菜篮子”产品任务的主体，给予一定的财政奖补。支持各地统筹现代农业发展、农业公共服务等相关专项资金，自主确定补助对象、补助金额及补助方式
海南省	对采购收储本省的压塘水产品（罗非鱼成鱼或对虾成虾）100 吨以上的水产品加工企业，每吨补贴 1 000 元

23.2.4　供应链的企业间协同运作

在疫情背景下，农贸批发市场发挥主渠道作用，简化入驻手续，强化管理服务，适当减免农产品进场交易等相关费用；商超连锁企业保障农副产品的供应，杜绝哄抬物价、囤积居奇等行为。上游产业链的企业发挥主体作用，立足大局观，响应国家政策号召复工复产。对于家禽，要确保从饲料的喂养、兽药的使用过程到活禽的流通、屠宰、加工、销售等环节的有序运行，稳定家禽供应链；对于水产品，各企业加大冷水处理、冷藏冷冻设备的投入力度，保证水产品的新鲜度，上下游企业协同保证水产品幼苗的养殖、捕捞、加工、销售等环节的有效衔接。

电商企业积极发挥平台作用，利用线上直播获得订单，再和第三方物流企业进行合作，由专业冷链物流团队进行配送，大大解决了养殖户的产品线下售卖的滞销难题，同时也保障了禽肉水产品在物流环节的新鲜度。电商平台的助销模式已经成为解决疫情供应难题的重要方法。许多物流公司、销售商展示公益形象，主动与周边多家加工企业、大型超市采购商、禽蛋贸易商进行对接，并联系多家加工企业和下游养殖场户，畅通和拓宽了销售渠道。

各家企业积极发展农超对接、农社对接、产地直接采购等流通模式，保证饲料、禽苗、鲜活水产品等涉农物资运输渠道畅通。

 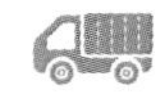

23.2.5 优秀企业案例

山东益生种畜禽股份有限公司（以下简称“益生公司”）是集祖辈肉种鸡养殖、原种猪养殖、饲料生产、畜牧兽医研究院、生态奶牛养殖、牛奶加工、生态蔬菜、粪便生物处理及有机肥加工等生产、研发、销售为一体的农业产业化企业。该公司热心参与社会公益事业，曾在“非典”时期、汶川地震时捐款捐物，为推动社会共同进步和发展做出了重要的贡献，承担了重要的社会责任。受疫情影响，益生公司2月份鸡苗销售收入达到7 645.81万元，环比下降41.45%，同比下降50.46%；3月份益生公司股价持续下滑，3月8日，下降幅度超过5%。随着疫情缓解，屠宰场、饲料加工厂等也都陆续复工，趋于正常运转。在疫情期间，益生公司积极响应政府号召，主要从生产环节、运输环节、企业责任三方面采取措施。

23.2.5.1 生产环节有效管控

益生公司春节期间实行分散式放假，生产场区不存在人员返场受阻等情况，所以场区的人手调配充裕。在疫情期间，益生公司安排相关人员对员工进行排查登记，每日检测体温，发现问题及时上报，并敦促员工做好基本的个人防护工作。公司积极按照疫情防控要求，整理上报饲料生产等复工材料提交当地政府，并且由自己企业隶属的饲料厂提供饲料。该公司在做好饲料生产、物资采购、家禽养殖的前提下，注意生产肉禽群的孵化厅的卫生，确保场区饲料、物资供应正常。

23.2.5.2 运输环节畅通

益生公司积极响应政府政策，同各级政府紧密联系，推进生产和销售的运输渠道通畅便利。益生公司为鸡苗、鸡蛋等生产物资运输车辆办理通行证，严格遵守政府发布的绿色通道制度，禁止不按要求私自设卡拦截、阻断交通运输，保证“菜篮子”农副产品和生产资料的平稳流通。饲料厂等生产单位严格按照属地主管部门复工要求，部署人员和生产防控，确保公司生产不停歇。

23.2.5.3 发挥企业责任

为抗击疫情，益生公司全体员工积极捐款，数额共计800万元；同时，由于疫情期间农贸市场被迫关闭，益生公司主动为客户和相关社区提供服务，保持蔬菜和蛋奶制品的销售价格正常；采取送货上门形式，减少人员的频繁接触；努力保障居民“菜篮子”的供应，为周边村民捐赠肉、蛋、奶等生活必需品，解决疫情期间的物资短缺问题。

面对疫情的严峻考验，益生公司对其他养殖企业起到了很好的带头示范作用。益生公司在做好企业内部管理的同时，积极践行党的会议精神和贯彻政府制定的政策。除了益生公司，其他企业在这次抗击疫情过程中也积极发挥重要作用，采取相应措施（见表 23.4）推进禽肉水产品的供应，保证运输畅通。

表 23.4　其他企业推进禽肉水产品流通的应对措施

企业名称	应对措施	效　果
广东得宝食品有限公司	主动收购养殖户的滞销品，进行屠宰加工和冷藏，利用成熟稳定的销售渠道及客源进行推广	帮助养殖户渡过滞销难关
安徽农乡源家禽屠宰有限公司	在各农贸市场设置销售点，减少中间流通环节，并为每只上市家禽佩戴脚标，实现产品质量溯源	日处理家禽达 10 万只，辐射范围 150 千米，能保障全市的供应需求
广东湛江某养殖基地	利用自动化钓船进行捕捞，通过网络销售渠道将其销往各地，确保水产品产销两旺	对虾销售量达到 50 吨，稳定了水产需求的供应
生鲜传奇	建设用于对禽肉水产品进行清洁、分拣、包装、消毒的库区，实现产品标准化、无菌化	日销售量从疫情暴发前的 300 吨上升到 500 吨
京东直播	推出“京源助农”项目，为直播用户提供运营一对一指导及专项资金补贴，以及免费入驻开播的绿色通道	实现快速对接货品上架售卖，拓宽线上销售渠道

众多企业为稳定社会经济的发展和抗击疫情积极做出努力，都取得了显著的效果。在疫情期间，各家企业在抓紧做好防疫工作的同时，保证复工，稳定生产，积极贯彻政府政策，保证肉禽和水产品的供应和流通，减少价格的上下浮动，共同打赢新冠肺炎疫情攻坚战。

23.3　推进禽肉水产品流通的优化建议

23.3.1　实现产业链变革

由于新型冠状病毒的传染性和扩散性极强，禽肉水产品养殖场的产品流通成为问题。疫情期间居民的高需求助推了生鲜电商平台的订单量增加，线上的高质量服务也使得用户线上采购的意愿增强、购买操作也日渐熟练，进一步冲击了线

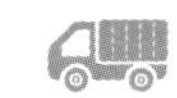

下的超市、便利店，也在一定程度上考验企业的全品类供应能力，加剧了企业间的竞争。

在疫情期间，“产地直送”“销地自购”等新模式和服务出现，居民需求的变化也倒逼了产业链变革。传统企业过去只拥有商超、农贸市场等线下销售渠道，如今更加注重线上渠道的开拓，全渠道的整合及履约方案助力企业发展。消费者购买偏好的变化，对产品品牌认知度、认同度的不断提高，推动了电商平台的发展，更为企业提供了新的机遇。禽肉水产品产业链下游渠道以农贸市场为主，下游销售据点的分散以及标准的不规范使得流通成本增加。为保证禽肉水产品的产业链畅通，并打通线上线下各渠道、各链条，供应链上下游企业需要齐心协作，利用专业化第三方冷链物流团队进行配送，降低不必要环节的成本，开拓新渠道，搭建线上线下相结合的销售平台（见图 23.4）。

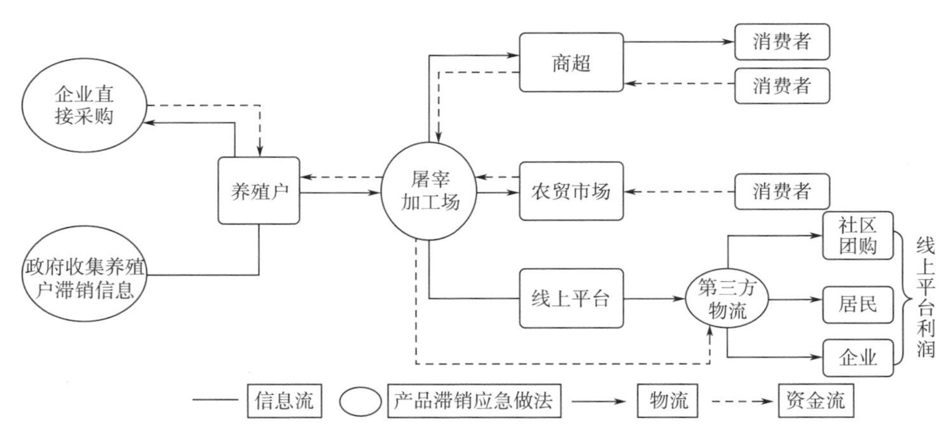

图 23.4　生鲜产业链结构

新零售业态的市场渗透率因为疫情得到大幅度提升，消费者到社区便利店和大型商超采买生活必需品的次数相对减少，通过线上 App、小程序进行采购的次数日益增加，这将重构禽肉水产品的产供销模式。不过未来还应把重点放在将传统养殖户、流通加工的资源优势及技术优势与新零售和消费升级融合起来，实现产业链重构。

23.3.2　推广多式联运方式

多式联运（又称“一站式运输”“复合运输”），是指多式联运企业利用多种运输方式，将货物从起点以最低的成本、最快的效率运送至终点的综合性运输服务的方式。2017年，交通运输部联合其他部门印发了《关于进一步鼓励开展多式联运工作的通知》，详细说明了多式联运的发展路线，标志着多式联运已经提升到国家战略层面，充分显现各种运输方式之间的比较优势，促进了物流运输的降本增效。其中，对多式联运进行优势、劣势分析见表23.5。在新冠肺炎疫情暴发的特殊时期，交通管制、公路物流运输不通畅等问题接踵而来，企业往往无法将货物准时送达目的地，大大限制了禽肉水产品在运输过程中的时效性。

表23.5　多式联运优势、劣势分析

优势分析	
成本因素	降低运输、包装、管理成本，实现门到门运输，加速资金的周转
时间因素	各运输方式之间衔接紧密，通过集装箱直达运输，减少货物在途停靠时间
运输结构因素	解决单一运输方式的经营业务、运输区段、货运量受限等问题，实现运输合理化
质量因素	通过专业化机械装卸，提高货品质量
劣势分析	
价格因素	全程单一运价，可能产生不合理费用
信息网络因素	信息传递、更新不及时，不能实现人员、货物有效对接，造成运输中断

应发挥多式联运优势作用，优化运输网络结构，整合各种运输方式的有利资源，获取最大化收益。因此，禽肉水产品生产企业要积极联合铁路站场、港口，充分发挥公铁联运、公铁海联运的优势，提供禽肉水产品的加工及保鲜冷藏服务，冷链物流服务，跨区域分拨配送服务，以及物流信息服务，保障供应渠道通畅。

实现在疫情防控下的企业多元合作、运输链条相结合发展，提供稳定高效的物流运输服务，保证产品在流通过程中的时效性和准确性，有效解决企业禽肉水产品的积压问题，从而保障农副产品的市场供应和维持重点民生商品价格的稳定。

23.3.3　发展无人物流新模式

从疫情因素下衍生出来的“无接触配送”模式发展态势良好，用户在生鲜电商、商户自有小程序等平台下单购买，配送员将商品送到社区的智能自提柜中或者放置在用户家门口，减少人员的直接接触。该模式为无人物流提供了发展机

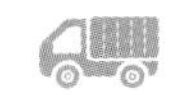

遇，即商品从无人仓库发出，在物流运输时使用无人冷链车，工作人员通过远程操控，可以避免直接接触，并能省去大量人力，实现禽肉水产品从入库、预冷、加工冷冻、贴标、分拣、出库直至送达消费者手中的无人化操作。企业通过数字化、智能化的线上平台，采用无人配送模式，引导传统消费者向“体验经济、社交平台、智能消费”的消费模式升级转型。

得益于5G技术和大数据预测的快速发展，无人配送业务时效性很高，突破了运送车辆不足、交通不畅等的限制。这样的供应链是以消费者需求为导向的拉式供应链，商家结合消费者需求进行定制化采购，保证生鲜品的新鲜度，可以有效避免供应商即养殖户的产品滞销问题，也保证了禽肉水产品的渠道销售。随着技术不断成熟，消费者的个性化需求服务将会增加，无人配送、自动搬运等新业态将迎来发展机遇。

23.3.4 建立风险管控机制

近十年来，我国禽肉水产品产业在遗传育种、常规的疫苗接种、食品供应链的安全风险管控机制的建立方面付出了巨大努力，凸显了禽肉水产品产业向现代化产业发展的趋势。但是，在新冠肺炎疫情发生时，政府、养殖企业在危机处理和风险管控方面依然存在一些不足，亟须建立一种高效、科学的突发事件风险管控机制（见图23.5）。

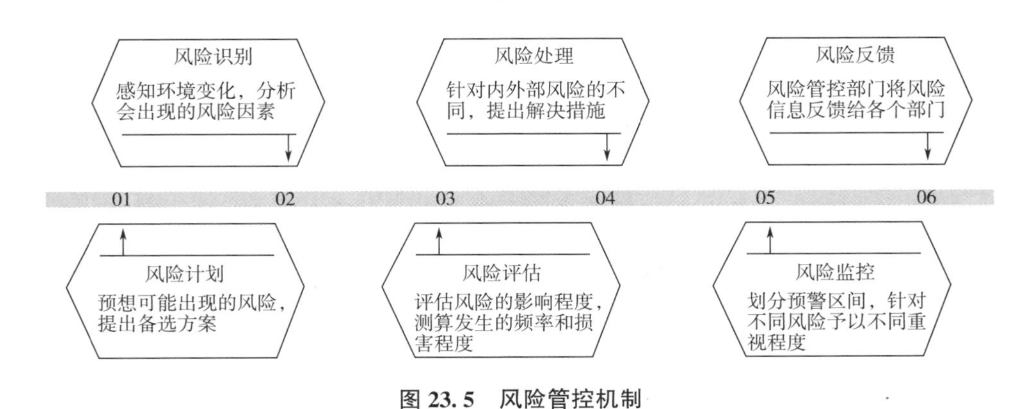

图23.5 风险管控机制

核心企业和龙头企业要充分发挥供应链的高弹性和高韧性优势，帮助个体小养殖户发展生产；单一养殖户、加工厂和农贸市场要做好防控工作，根据疫情变化，灵活改变现有的生产、加工和销售模式，保证禽肉水产品在市场上的正常供应；政府要加强对企业行为的监管、监控，适当提供政策支持和补助；加快供应链企业间的资源和产业要素的整合和优化，分散产业风险和损失。

新冠肺炎疫情来势汹汹，已经席卷亚、欧、非数百个国家，全球各地区的食品供应都成了问题。因此，应分析此次禽肉水产品滞销问题，总结各地的经验与教训，重新组建上下游供应链结构，以便更好地防范不可控风险。在疫情期间，核心企业扛起社会责任，加大收购力度和保障供应，与养殖户共渡难关，抓住线上新市场，获得新创收，发展了新的模式。

结合抗击疫情和以往禽流感的经验和教训，政府和企业在建立风险管理体系时，在从做好风险应对计划到风险反馈等风险管理全流程中，既要考虑到各类风险发生时的短期应对策略，也要考虑长远策略和政策支撑。同时，各家企业还当协同发展，以农民专业合作社和龙头企业为主体，联合分散的小农户，将产业链中生产、加工和流通环节有机地整合起来。

参考文献

［1］姜长云，王一杰，芦千文．从农村基层看新冠肺炎疫情对农业农村经济的影响［J］．农业经济与管理，2020（02）：5-9.

［2］石岿然，孙玉玲．生鲜农产品供应链流通模式［J］．中国流通经济，2017，31（01）：57-64.

［3］赵松岭，陈镜宇．发展智慧物流的路径探索［J］．人民论坛，2020（08）：108-109.

［4］王海燕，詹沙磊，陈达强．基于质量链视角的食品质量管理新范式［J］．管理评论，2020，32（04）：12-20.

［5］贺书霞．农户分化、风险策略与农业风险治理［J］．社会科学辑刊，2020（02）：103-108.

24 疫情下电商平台的运作

24.1 研究背景

2019 年 12 月新冠肺炎疫情在湖北武汉暴发，并以武汉为中心迅速辐射至全国各省（自治区、直辖市）。这次疫情，与 17 年前发生的“非典”疫情相比，其潜伏期更长，传染性更强，对广大民众的生命安全及我国经济社会发展造成了重大影响。疫情的暴发首先导致大批口罩、酒精等医疗物资短缺，而春节期间物流的大面积终止导致应急物资难以运输到灾区。因此，在新冠肺炎疫情防控的过程中，如何快速、精准地保障应急物资的供应是我国应急管理面临的一次巨大挑战。

2003 年发生“非典”疫情催生了中国零售业变革，电商模式随之兴起。如今，在抗击新冠肺炎疫情的过程中，电商同样发挥了积极的作用，做出了重大的贡献。此次疫情的暴发给我国经济社会生活带来了全方位的影响，在全国人流、物流受限和企业复工受阻等情况下，以京东和阿里巴巴等为代表的电商凭借网络平台优势，有力保障了物资供应，促进了社会稳定，从而有效地减缓了疫情的硬冲击。在应对新冠肺炎疫情的过程中，电商平台彰显出了特别的战略价值。本节基于此对疫情下电商平台的运作进行深入探究，以京东和阿里巴巴两大电商平台为例详细描述电商平台在疫情中面临的挑战和应对举措，并在此基础上提出相关建议，以期为电商平台未来的发展提供参考。

24.2 电商平台在疫情中面临的问题

24.2.1 物资供应问题

随着经济社会运行复杂性的提升，重大突发事件的影响也更加复杂，对应急保障物资的种类、数量的要求也不尽相同。受场地、资金、人员等制约，国家物资储备体系只能进行有限品种和数量的储备，疫情的暴发首先导致大批口罩、酒精等医疗物资短缺，国家物资储备不足，只能依赖电商平台等各种渠道。正常情况下，电商平台根据消费者的历史购买数据分析消费者的消费趋势，从而对商品销量进行预测并提前准备库存以实现供需平衡。但口罩、防护服、酒精、消毒剂等防疫类商品在平时购买量通常较低，因此库存也相对较少。疫情的突发使得这类商品需求爆发式增长，导致原本的供需结构失衡。面对防疫物资需求激增，如何调整供需平衡成为电商企业的一大难题。

疫情的暴发也导致生活物资的需求更加集中，各地因疫情而采取的封锁措施使得线下实体店大量关门，消费者采购生活物资变得非常不便。为了减少出行次数，消费者可能会一次采购较多的生活物资。从历史上看，各国发生类似的公共危机时，经常伴随着商品抢购和物价飞涨。因此，疫情期间如何满足消费者生活物资供应，避免形成抢购潮，同时保持物价稳定，需要电商进一步思考并给出合理的解决方案。

24.2.2 员工短缺问题

疫情下各地采取封闭管理措施，有些企业员工不得不暂缓复工，复工的人员也需要暂时隔离，这些情况导致电商企业人员不足，从生产到配送，整个供应链都受到复工不足的影响。例如，对于生鲜电商来说，突如其来的疫情给生鲜电商带来了意想不到的流量机遇，订单量、销售额、客单价都有了显著提升，但人员的短缺成了生鲜电商亟须解决的问题。突发事件的特殊性，要求从业人员具有较强的应急处理能力和较高的专业素质。例如，灾情发生以后，物资运输是连续不断的，因此运输人员要具有超强的耐力，以应对超长的工作时间和巨大的工作强度。

24.2.3 应急物流问题

在电子商务不断发展壮大的今天，物流已经成为各大电商企业的关注重点。疫情暴发正值春节这一特殊时期，物流人员大量短缺，加上道路管控政策的实施，部分交通线路被封锁，物资运输及配送变得异常困难，进而暴露出电商企业在应急物流中存在的问题：一方面，电商物流基础设施建设不足，尤其是智能物流体系不完善，导致物流信息化程度较低，应急物流响应速度较慢；另一方面，在企业的物流规划方面，没有把应急物流的需求考虑在内，没有将应急物流能力作为企业配套物流发展的重要指标。面对突如其来的压力，部分中小电商缺乏系统性和预见性，与相关物流组织之间缺乏有效协调、沟通与整合，组织效率不

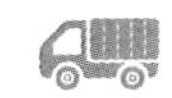

高，在应急物资的流向、流量、流程方面，不同程度地存在杂乱无序现象，很难做到供需匹配，进而导致供应链协调不畅，应急物资供应与配送不够及时。

24.2.4 居家防控问题

为了避免疫情蔓延，疫情期间政府制定的居家隔离政策使得人们不得不减少外出的次数，生活和工作都需要在家中完成。一方面，疫情的蔓延搅得人心惶惶，很多人刚开始不重视，后面又过分紧张，心理压力巨大。因此电商企业作为线上的重要平台，要勇于承担社会责任，缓解民众的心理压力，提高民众对新冠肺炎的科学认知，同时解决就医难问题。另一方面，在保证民众身体健康的同时，也要保证其工作和生活的正常运行，这就需要电商平台综合运用各方面的资源和技术，不断拓展自己的服务形态，为疫情应对提供多方位的精准支持，满足民众居家防控期间各种各样的工作和生活需求。

24.2.5 经济恢复问题

此次疫情对我国经济和社会发展造成了全方位的影响，其中，农产品的滞销问题尤为引人注目。在这场没有硝烟的战斗里，不管是个体农户还是品牌商家，都面临艰巨的挑战。因为运输道路不畅通，各地均不同程度地遭遇了农产品滞销难题。此外，一些企业特别是中小企业的生产经营遇到了较大困难。我国电商企业普遍规模偏小，突发的疫情给中小电商平台造成了极大的影响。受疫情影响，部分中小企业的业务量呈现断崖式下跌，导致资金链断裂。很多扛不住现金流压力的企业不得不申请破产，进而导致失业人数增加。中国人民大学中国就业研究所所长曾湘泉教授根据统计局公布的数据推算，因为疫情，中国有超过 1 亿人就业受到不同程度的影响，其中，新增约 400 万失业者，2 600 万人因疫情退出劳动力市场，7 500 万人处于休假不上班状态。因此，疫情后期，在做好疫情防控工作的同时，如何助力经济恢复、如何解决农产品滞销、如何帮扶中小企业渡过难关、如何增加就业等主要问题就成为电商企业不得不思考的问题。

24.3 电商平台在疫情中的举措

24.3.1 疫情暴发前

快速响应是应急保障的第一步，也是最关键的一步。在大数据、人工智能、云技术等现代化信息技术日益发达的情况下，电商平台具有明显的信息优势。电商可以综合运用大数据等技术对顾客的购物信息进行实时监测，追踪消费记录与搜索记录，对顾客未来的消费需求进行预测，进而提前联系上游供应商生产消费者所需物资，增加库存，以便在出现应急情况时有序保障物资的供应。例如，面对疫情防控的升级，早在 1 月 20 日，即疫情暴发前，京东就根据消费者需求预测向生产商发出了紧急协调抑菌洗手液类产品供应的需求信息，以便提高响应速度，满足消费者的需求。

24.3.2 疫情暴发时

24.3.2.1 保障物资供应

(1) 防疫物资

充足的物资保障是战胜疫情的前提。在疫情发生期间，电商在防疫物资保障方面的作用主要体现在两个方面。一方面，对疫情最严重的武汉地区，各大电商企业纷纷捐助防疫物资，帮助武汉渡过难关，如表 24.1 所示。

表 24.1 电商平台防疫物资捐赠情况

电商平台	防疫物资捐赠情况
京东	京东向武汉市分批捐赠 100 万只医用口罩及 6 万件医疗物资，其中包括：紧急从全国各地调货分批驰援武汉的 100 万只医用口罩，以及从武汉本地仓库就近捐出的包括洗手液、消毒液、阿莫西林等在内的 6 万件药品和医疗物资
阿里巴巴	阿里巴巴设立了 10 亿元医疗物资供给专项基金，从海内外直接采购医疗物资，定点送往武汉及湖北的医院。与此同时，阿里公益还开通社会捐赠通道，这条通道已将来自中国内地以及全球 38 个国家、地区的超过 4 811 万件捐赠物资送往武汉等地
苏宁	苏宁利用全球供应链资源捐赠前方所需的防疫物资，包括 42.5 万只防护口罩、77 万双医用手套等。同时，苏宁启动第三轮捐赠计划，向武汉雷神山医院捐赠 200 万物资，包含医院办公电脑、空调、热水器等几乎全部家电

另一方面，疫情发生后，面对防疫物资的紧缺，电商平台积极发挥供应链协同作用，运用市场化方式动员全产业链整合资源，有效协调上中下游企业，有力地保障防疫物资的供应。例如，2 月 12 日，湖北省政府发出公告，由京东承建应急物资供应链管理平台，针对抗疫急需物资的生产、库存、调拨、分配进行全程高效管理。作为最大的 B2C 综合电商平台，京东拥有 25 万商家，且合作紧密。疫情发生后，京东全面动员品牌伙伴加班生产、加快流通，全力保障供应。京东

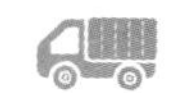

物流紧急调度多批车辆直达生产线，确保防护物资第一时间送达消费者。

（2）生活物资

疫情迫使人们的购买习惯由线下转变为线上，为了满足居民对生活消费品的需求，生鲜电商供应增多。生鲜电商新用户较去年同时期也明显增多，线上购买生活物资成为疫情中居民重要的消费模式，如表 24.2 所示。

表 24.2　2020 年春节期间生鲜电商 App 日活跃用户规模

项　目	盒　马	多　点	叮咚买菜	每日优鲜	京东到家
2020 年春节日活跃用户规模（万）	295	250	147	99	92
同比 2019 年春节增长（%）	127.5	34.2	274.6	101.0	98.3

一方面，各大生鲜电商企业凭借强大的信息优势和货源组织能力，实实在在保障了全国生活消费品供应，生活消费品未出现比较明显的短缺，物价基本保持稳定。线上购物避免了居民在菜市场等人流密集处聚集，利于疫情的防控。另一方面，零售业开始探索新的运营模式，电商直播成为疫情发生期间推广商品的重要方式。例如，阿里巴巴发布的数据显示，2 月以来全国每天新增的淘宝店数量达到 3 万多家，电商直播成为淘宝新老商户疫情发生期间推广商品的重要方式。这种电商对零售业务模式的新探索既帮助中小企业实现了自救，也满足了消费者对各种各样生活用品的消费需求，相信在疫情过后，这种新模式会得到进一步发展。

24.3.2.2　推出“共享员工”创新模式

疫情发生期间，面对复工难、员工短缺的问题，“共享员工”的新模式应运而生。阿里巴巴等多个电商平台联合餐饮、商超等企业，将冷门行业的员工与有用工荒情况的企业共享，例如，盒马和当地的餐饮企业合作，收拢不能营业的企业员工参与到电商订单的分拣和配送当中去。阿里本地生活也成立就业共享平台，全国各地餐饮商户可为员工统一报名。这样既缓解了企业用工紧张的局面，也使赋闲的员工有了工作收入。从短期来看，推出“共享员工”的模式是一项互利共赢的举措，预计会有越来越多的企业加入进来；从长期来看，该模式体现了一个新的共享思路，在疫情过后也值得研究。

24.3.2.3　物流配送准确及时

物流配送准确及时是检验应急物资保障能力的一个关键，相比 2003 年，现在中国物流的社会化程度已经非常成熟，并已产生了菜鸟、京东物流、顺丰、三通一达、苏宁物流、德邦、日日顺等物流实力较强的企业。在本次疫情中，成熟的物流运作机制在应急物资供给与调配方面发挥了很大作用。对应急物资需求的暴增，使电商企业的相关物流始终处于高速运行状态，对此，不同的电商平台采取了不同的物流思路。以京东为例，作为大型电商，京东在多年间都很重视物流，不仅打造了京东电商，也打造了与之配套的京东物流平台。在疫情期间，拥有核心物流能力的京东呈现出很强的竞争力。因为采取自营模式，所以京东物流在非常时期对一线员工有更好的调度管控能力，在疫情发生后能够快速反应，推出一系列举措，发挥智慧物流骨干网优势调度物流资源，对防疫核心的物流需求快速响应，做到了湖北疫区优先、医疗防护物资优先、大众生活保障物资优先。同时，为了保证人民群众的生命安全，电商平台推出无接触配送模式，大大降低了感染的风险。无人仓、无人车和无人机等面向未来的智能物流科技在无接触配送中发挥了重要作用。关键时刻，电商平台强大的调配、运送能力有效弥补了应急物资保障体系不足，为政府应急物资保障提供了有益补充。

24.3.2.4　开展多项便民服务

疫情下，为了满足居民生活的各样化需要，电商平台不断拓展自己的服务形态，为疫情应对提供了多方位的精准支持，这些服务有效减少了人们出门聚集的频次，对于疫情防控具有特殊意义。其具体形式如表 24.3 所示。

表 24.3　疫情期间电商平台新增服务形态

电商平台	新增服务
苏　宁	在线义诊
当当网	免费阅读
考拉海购	海外防护品
网易严选	口罩购买专区
同程艺龙	同程患者查询
小米优品	新型冠状病毒预防课堂

24.3.3　疫情恢复期

此次疫情的暴发给我国经济发展带来了严重的损失，因此，在疫情逐渐平稳后，我国经济社会生活需快速恢复。在此期间，各大电商平台都为助力经济回暖

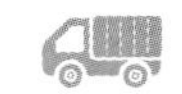

做出重要贡献，其中，阿里巴巴、苏宁、京东三大平台推出了大量的助农扶商和增加就业的相关措施，发挥各自优势为保持行业稳定做重大贡献（见表 24.4）。

表 24.4　疫情恢复期三大电商平台的贡献

电商平台	主要贡献
阿里巴巴	阿里巴巴宣布全国所有线下商家均可零门槛、免费入驻淘宝直播，吸引大量商户入驻，助力商户的发展。菜鸟发布辅助物流和供应链的 15 条措施，切实促进快递物流业和商家的复工复产。同时，通过菜鸟绿色通道帮助滞销农产品进行运输，从需求层面解决农产品滞销问题
京东	京东生鲜正式上线“全国生鲜农产品绿色通道”，帮助全国各产地滞销农产品进行线上销售。面向平台 25 万户商家推出了 11 项补贴支持措施，为全国 2 000 余家企业提供复工复产安全服务。同时，联合其投资的达达集团，面向全社会提供超过35 000个就业岗位
苏宁	苏宁金融、苏宁科技通过采取资源开放等一系列措施，利用平台优势助力中小微企业缓解经营压力与复工复产。同时，苏宁接连采取启动开仓计划、提供 24 期免息、启动超店播计划三大行动，涵盖家电、家装、手机电脑等多个品类，开展全面促销行动，极大地刺激了消费需求

24.3.4　案例分析

新冠肺炎疫情突如其来，给全国企业运营带来了很大困难。面对挑战，各大电商平台积极承担起社会责任。以京东和阿里巴巴两家电商为首，在保障物资供应中发挥了巨大作用，全力以赴配合政府做好疫情防控工作，为助力经济发展做出了重大贡献。下面将分别阐述京东和阿里巴巴在疫情中的举措，并对两大电商平台进行对比分析。

24.3.4.1　京东

（1）平衡防疫物资的供需

疫情突发导致防疫物资需求爆发式增长，人们处于抢购囤货状态，供需平衡被打破，如果放任大家抢购，需求缺口将进一步放大，而现有的防疫物资也无法得到充分利用。例如，如果非疫情重灾区的消费者大量购买并囤积市面上仅有的口罩，那么这些口罩很可能被闲置在家，而疫情严重地区却无法获得急需的口罩。面对这种情况，京东智能供应链的科学家们基于 SEIR 流行病传播模型和区域人口规模预测了疫情物资需求，避免非疫情严重地区出现疫情用品囤积的情况，控制需求以确保将有限的物资分配到最需要的区域。针对疫情期间个别商家恶意调高防疫物资价格扰乱市场的投机行为，京东的供应链科学家们基于智能预测、异常数据检测等算法技术，建立风险预警模型，识别出两百多条疑似不合理涨价、存在超卖隐患的信息，规范商家运营。

（2）全渠道供应生活物资

京东在疫情期间迎难而上，保障了全国近300个城市的下单和配送服务，向全国消费者提供了2.2亿件、超过29万吨的生活用品。疫情发生后，由于居家隔离，消费者对于米面粮油、肉蛋菜奶等生活用品的购买方式迅速由线下转移到了线上。要满足突增的线上需求，仅靠京东仓库的库存是远远不够的，而京东打造的创新项目——物竞天择全渠道供应链平台在这一时期便发挥了重要作用。与传统京东购买、京东仓库发货不同的是，全渠道将不再只依赖京东仓库的库存，它针对用户的线上订单，通过智能算法实时匹配离用户最近的线下门店，从那里调用库存配送到用户家中。疫情期间，上百个城市的上万家线下门店与京东一起，通过全渠道供应链平台向广大用户配送商品，日均配送量约为疫情暴发前的五倍。

（3）仓网一体化解决物流产能问题

疫情暴发正值春节期间，复工人员少，加上交通管制，使物流产能严重不足，物资运输及配送变得异常困难，导致部分仓库无法正常保证其原来辐射范围内的城市物资的供应，使得配送时效降低。为解决以上问题，京东Y事业部的智能仓网优化平台发挥了重大作用。“多级网络分层优化”系统根据最新疫情信息实时分析京东仓网状态，计算省市间仓网中的库存分布状况并结合疫情期间国家开通的绿色通道重新规划运输线路，使京东的供应商绕过原有的区域运输系统，直接向京东的前置仓交货，从而提高了配送的时效性。

（4）全方位解决就医难问题

除了保障物资供应和物流通畅，京东还勇于承担社会责任，针对疫情所带来的民众心理问题，以及就医难的问题，邀请多位权威医学专家，以直播形式进行科普解疑。为此，京东健康在此前推出了“用药目录解读”，避免用户盲目用药，提高民众对新冠肺炎的科学认知。1月26日，京东健康联合全国2 000余名呼吸科、感染科等科室医生，提供免费在线医生咨询和心理疏导服务。同时为缓解线下医疗机构压力，降低患者线下就诊交叉感染风险，京东健康从2月6日起，将免费问诊范围扩大至全部科室的所有疾病领域。

（5）京东“618”助力商家渡过难关

疫情后期面对的主要问题是经济的恢复，针对这一问题，京东发布《2020年京东开放平台618活动总则》。与往年“618”活动不同，该准则提出多项扶

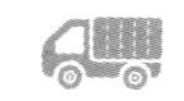

持补贴政策，帮助商家渡过难关。

从表24.5可以看出，京东“618”将投入巨量资源，推出电商直播、头号京贴等创新性的营销手段，在资金、物流等方面提供支持和补贴，高效防范恶意购买行为让品牌商家在疫情后期实现加速跑，也为亿万消费者带来优惠力度最大、新品发布最多的购物体验。

表24.5　京东“618”十大礼包助力商家疫后加速跑

十大方面	具体举措
直播支持	京东“618”将为商家提供丰富的直播玩法，商家直播场次越多，在大促会场中的曝光也越多
头号京贴	平台级跨品类满减优惠券“头号京贴”全新升级，支持类东券和限品类东券、店铺东券三重叠加，参与商品将获得更多流量扶持
预售支持	参与京东“618”预售活动的店铺和商品，可在搜索、大促会场获得额外流量曝光，优质预售商品可获更多流量加持
资金支持	京小贷的信用贷和企业主贷，新客户最低享4.8折利率优惠、老客户最低7.8折；在途订单融资产品助力快速提前回收货款，最低可享8折优惠；满足条件的客户最高可提升信用贷额度50万元
流量支持	外部媒体资源将全场景覆盖新闻资讯、社交渠道、搜索引擎、视频网站等；线下媒体除一二线重点城市，还将专项覆盖三至六线城市
服务支持	商家可选择“晚必赔”“30天包退，720天换新”等服务保险，提升用户体验和店铺转化
物流支持	为已入仓或即将入仓且满足条件的平台商家提供年化9%，最高达200万额度的半年期“京信贷”服务，缓解入仓商家的资金压力。为广州、深圳等9城使用京东物流发货的“京喜商家”提供物流折扣补贴
三倍京东月	京东“评价官”用户的优质评价可获三倍京豆，帮商家积累优质评价，促进销售转化
内容平台推广激励	商家在抖音、快手等内容平台进行推广，产生的有效订单仅按1%收取类目扣点
权益保护	成立“恶意行为投诉中心”，帮助商家快速预警并解决恶意占库存、恶意索赔、恶意退换货等问题，有效维护商家权益

24.3.4.2　阿里巴巴

（1）全球采购助力医疗物资供应

突如其来的新冠肺炎疫情使我们措手不及，面对医疗物资的紧缺，阿里巴巴在1月25日宣布设立人民币10亿元医疗物资供给专项基金。阿里巴巴在疫情发生的初期，就开始全球采购医疗物资，采购了价值4.68亿元人民币的超过4 000万件物资送往武汉和其他受疫情影响的地区，免费从海内外各地为武汉地区和其他受疫情影响地区运输社会捐赠的救援物资。此外，针对商家的恶意投机行为，阿里巴巴于第一时间向淘宝、天猫平台的所有销售口罩的商家发出通知，绝不允许涨价销售。在武汉本地，阿里健康与武汉当地阿里健康O2O合作线下药店沟通，倡导商家承诺口罩等商品不涨价。

（2）新零售助力生活物资供应

疫情使得消费者改变了传统的线下消费模式，转向线上消费。为满足这种消费模式的转变，盒马新零售业态线上线下联动，实行“不打烊、不涨价、不断货”的三不政策，确保生活必需品的充足供应。特别是武汉的18家门店，坚持实行三不政策，成为当地消费者购买生活物资的重要渠道之一。阿里、盒马、饿了么和品牌餐饮企业一起，依托末端配送能力，每天免费为武汉当地医院、救援医疗队等提供一日三餐和各种生活物资。

（3）菜鸟开通绿色通道助力物资配送

疫情期间，封城封路，疫区救援物资和生活物资的运输成了大问题。从这个角度来讲，打通物流线可以说是打通了生命线。疫情发生后，针对医疗应急物资配送问题，1月25日，阿里巴巴董事会主席张勇提出，菜鸟物流在疫情期间要“民用”转“军用”，凡是社会捐赠的医疗物资，一律免费运输，物流公司不能免费的，菜鸟来补贴，总之不能向捐赠人和受赠人收费。菜鸟改变传统的网状物流链路，组织了全链路、端到端的供应链解决方案，牵头开通中国快递物流业救援绿色通道，利用全球性网络与物流干线大动脉，与几十家物流企业一起快速向湖北输送物资。菜鸟绿色通道高效率地实现了供需匹配衔接，从多级配送变为直达配给，可以让救命物资第一时间抵达最需要的地方。继保障医疗物资运输的“抗疫情绿色通道”开通之后，阿里菜鸟与快递物流企业又开通了“促经济绿色通道”，保障生产生活物资的运输。

（4）技术助力疫情防控

阿里巴巴在抗击疫情过程中充分利用先进技术。例如：达摩院免费给政府及防疫机构提供疫情防控智能呼叫平台，为重点目标人群提供智能语音服务；钉钉帮助企业远程办公，帮助学校和学生远程上课，同时发布企业员工健康打卡产品，使企业员工可以在钉钉上打卡“报平安”。

（5）发布《阿里巴巴告商家书》，扶持中小企业的发展

疫情期间，经济还要发展，生活还得继续，中小企业还得存活。受这次疫情

 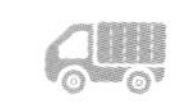

影响，很多企业最紧迫之事无疑是“复工与自救”，如何“自救”成为诸多中小企业不得不深思的一个问题。为此，2月10日，阿里巴巴集团与蚂蚁金服集团针对电商商家发布了《阿里巴巴告商家书》，推出六大方面共二十项特殊扶持措施，扶持中小企业的发展，如表24.6所示。

表24.6　《阿里巴巴告商家书》扶持举措

六大方面	扶持举措
减免平台商家经营费用	免去所有天猫商家2020年上半年的平台服务费，向所有淘宝、天猫商家免费提供其必用的网店装修工具“旺铺智能版”
提供资金和贷款支持	蚂蚁金服旗下的网商银行为淘宝、天猫等平台上的全国的商家提供为期12个月的、总额为100亿元的特别扶助贷款，贷款利率打八折
补贴快递员	淘宝、天猫联合菜鸟设立10亿元专项基金，用于补贴供应链和物流；对快递员实行提供揽收补贴、免费保险、免收技术服务费等措施，促进快递网络的恢复
提供灵活就业岗位	盒马与餐饮、酒店、影院、百货等行业开展跨行业“共享员工”；饿了么口碑推出“蓝海”就业共享平台，向企业待岗员工提供工作岗位
开放更数字化服务能力	全国所有线下商户均可以零门槛免费入驻淘宝直播，可以免费使用运营工具；淘宝大学推出多项线上免费课程，在线辅导商家运营
帮助企业远程办公管理	钉钉“在家办公”功能免费开放，支持召开302人同时在线的视频会议、员工健康关怀智能日报系统，以及“无接触考勤”“人工智能机器人”等

让天下没有难做的生意是阿里巴巴的使命，相信阿里巴巴会和所有商家一起共渡难关，帮助商家在疫情中生存和发展，为全社会抗击疫情做出更多贡献。

24.3.4.3　两大平台举措的对比

（1）防疫物资供应范围不同

在疫情发生后，阿里巴巴、京东都先后捐款捐物，对于保障医疗物资的供应起了重大作用。京东在物资供应上相对本土化，主要通过国内的供应链体系助力物资的供应；而阿里巴巴的物资供应打破空间限制，全球采购物资助力疫情防控，彰显了阿里巴巴在全球的影响力。菜鸟相关负责人表示，在全球疫情暴发时，面临交通管制、人员隔离还能保持强大的运输能力，与阿里巴巴和菜鸟近年来打造的物流网络和全球供应链相关。菜鸟从“全球买、全球卖”中积累的全球供应链和全球运经验，在此次疫情中发挥了重要作用。早在2013年成立时开始，菜鸟就在杭州、香港、迪拜、莫斯科、吉隆坡等地陆续推进eHub超级枢纽布局。在枢纽之外，菜鸟还与新加坡、阿联酋、埃塞俄比亚等航空公司合作，建立了通达的空运网络；海运网络也得到不断拓展，实现“千柜出海”。海陆空一体的“国际干线”，实现了快速寻找航班舱位、医疗物资全部高效到达；“秒级通关”帮助医疗物资从北上广和杭州、武汉等口岸快速通关进境，在国内外海关高效协同下，一路绿灯将物资运回国内。

（2）物流速度不同

在疫情期间，京东电商在物流速度方面比阿里巴巴有明显的优势，这主要得益于京东的自建物流体系。自建物流体系协调性强、专业性强的优势在疫情期间充分体现，京东通过自身的物流体系有序开展驰援湖北的应急物资运输工作，保障了应急物资到达抗疫一线。全国七大区域、十万余名一线员工联动，积极进行沟通协调，迅速响应，保证应急物资的合理统筹、有序运输、及时送达。此外，京东物流还启动了“移动菜篮子”计划，在疫情期间保证了人们各类生活物资的供应；京东快运调动十万余条运输干支线路，保障物资迅速流转，充分发挥了京东物流自身的优势。与此同时，京东物流凭借着先进的技术，完成了在武汉的配送地图采集和机器人测试工作。配送机器人也参加到了防疫的队伍中，助力湖北各地紧缺医疗和生活物资的供应。同时，以5G、云平台为基础的无人机送货、无人车配送在物流和供应链服务中大显身手。

（3）综合科技实力不同

京东在疫情期间的科技实力主要突显在它的智能供应链上，而阿里巴巴在全球具有很高的知名度和影响力是因为阿里巴巴早已不是单纯的电商企业，从达摩院到阿里云，阿里巴巴正成为全球领先的科技企业。为战胜新型冠状病毒，阿里云与钟南山团队达成合作，借助AI云技术来加速推进病毒防治等有关工作。在这个过程中，阿里云提供了超大规模的计算能力以及AI算法等多种云计算技术，支持并帮助钟南山团队等有关科研人员加快对新型冠状病毒的研究工作，为有关科研工作提供强而有力的数字化技术保障。在险峻的局势之下，阿里巴巴携手技术人，与全行业一起抗击疫情。阿里巴巴首席信息官（CIO）学院联合中国专业IT社区CSDN为大家带来攻“疫”技术公益培训，达摩院数据库首席科学家、计算机协会（ACM）杰出科学家李飞飞，深度学习开放联盟（ONNX）创始人贾扬清，阿里CIO学院院长胡臣杰等顶级技术专家连麦直播，开展阿里企业级的技术解密活动，以技术利剑助力抗疫防控。

 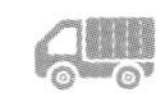

24.4 建议解决方案

24.4.1 建立统一的应急物资保障体系

习近平在中央政治局常委会会议的讲话中指出："这次疫情是对我国治理体系和能力的一次大考，我们一定要总结经验、吸取教训。要针对这次疫情应对中暴露出来的短板和不足，健全国家应急管理体系，提高处理急难险重任务能力。"我们应在统筹做好疫情防控和经济社会恢复发展的背景下，充分总结抗疫过程中应急物资保障工作的得失，充分认识电商在应对疫情等突发重大危机事件时的特殊价值，把电商平台纳入应急物资保障体系中，更好地发挥电商在应急管理中的作用。

一是鼓励电商提升应急物资保障能力，支持全国性电商企业完善营业网点布局，特别是优化仓储设施、运转中心的城乡区域布局，与国家、省、市、县四级救灾物资储备网络实现有效对接，在保障日常运营的同时，适度兼顾国家应急管理需要，进行"平战结合"的柔性化管理。二是针对疫情发生时间不确定的特点，建立健全电商平台与重点物资生产企业应急对接机制，根据国家应急管理需要，让电商平台在特殊时期、在政府部门有效监管下，能够行使一定的物资调配权，鼓励中小电商与物流企业构建更紧密的协作关系，提高重点物资调拨配送效率，构建一支应急保障后备队伍。

24.4.2 出台相关政策支持电商发展

为更好地发挥电商平台在疫情中保障物资的作用，政府部门应出台相关优惠政策给予支持。一方面，为保障疫情防控和生产及生活物资运输的顺畅，交通运输部门需要在当地政府统一领导下，联合有关部门制订详细的通行方案，开通应急物资运输绿色通道，使道路随时保通保畅，为应急物流提供支持。另一方面，其他相关部门需加强政策引导，提供贴息贷款等，给予专项扶持，鼓励电商平台在重点保障湖北等地医疗物资供应的同时做好农产品供需对接工作，更好地满足城乡居民生活需要，进一步支持乡村、农业、扶贫等领域的恢复发展。

24.4.3 提高供应链资源整合和调度能力

疫情期间，口罩、消毒液、防护服等防护物资需求极其旺盛，电商平台在满足用户防疫需求上表现得有心无力，而要确保消费者能够买到品质商品，离不开供应链对制造端能力的深度整合。电商平台要不断提高其在制造端的渗透力，不仅要提高制造端企业的生产组织能力，还要学会应用供应链技术，帮助制造端企业更好地生产，释放与激发产能。非常时期动员组织能力很关键，体现的是电商平台的供应链资源积累和调度能力。疫情期间，对于紧急防护用品只是限制涨价或者打击假货是不够的，关键是如何短时间内激发产能，这就需要具有极强的供应链组织能力。

24.4.4 提高工作人员的应急处理能力

疫情的暴发使得电商企业的业务量急剧增加，加上部分人员复工困难，企业人员短缺，使得在岗人员的工作压力巨大。能够解决如此紧迫的问题，企业工作人员无疑发挥了关键性的作用。企业要提高工作人员的应急管理能力，在平时对工作人员的管理培训中应加入突发事件应急管理培训的内容，使工作人员面对突发事件时可以有条不紊地应对，提高工作的效率。同时，企业应要求工作人员具有抗风险性、高技术性与超极限性等高素质。例如，物流人员在运输配送过程中可能面临运输线路情况差、天气状况恶劣、运输时间长等各种问题，这就需要物流从业人员具有较高的素质，以应对并克服困难。

24.4.5 构建配套的智能物流体系

电商的发展离不开配套物流平台的支持。疫情期间，由于物流企业的员工大都没有复工，加上各地采取不同的交通管制措施，所以电商平台的物流遇到了很大困难，一件商品往往要跨越重重阻碍才能送达消费者。因此，把电商与物流结合起来，形成现代化的物流体系是非常重要的。目前伴随着“大云移物智”等黑科技的发展，智能供应链体系建设成为物流基础设施建设的主要组成部分。信息化、数字化、智能化供应链体系的建设，带动了一系列信息技术和物流设备的发展，应急信息传递越来越及时，应急物流设备越来越先进，物资配送越来越及时和准确，企业的各项工作越来越协调有序。

24.4.6 提升电商平台的科技水平

疫情期间，电商平台都不只是“卖货的”。以京东为例，疫情期间，京东数科针对社会需求推出十几款产品、解决方案及服务平台，免费向政府、企业及公众开放。电商企业之所以要提高科技水平，是因为两个方面的原因。一方面，电

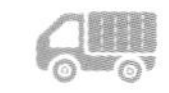

商平台在运用互联网技术开展经营管理活动时，其平台、物流以及金融等方面的诸多基础设施都需要技术支撑甚至驱动，这就迫使企业不得不提升科技实力，进而促使企业在智能供应链、无人车、无人机、智能仓上不断创新。另一方面，电商平台技术强大后会形成溢出效应，就会想办法让技术赋能成为一种模式，依靠技术赚取更多的利润。例如，亚马孙、阿里巴巴、京东都有面向企业（B）端的科技服务业务，亚马孙的科技服务主体是亚马孙云服务（AWS），阿里以阿里云智能为依托，京东的科技服务主体是京东数科，且这些科技服务逐渐成为企业运转的核心。

24.4.7　使服务更加贴近消费者

“顾客就是上帝”，电商未来的发展核心仍然是要无限贴近消费者。首先，我们注意到疫情背景下顾客消费习惯的转变。一方面，我们观察到疫情使得消费进一步线上化，顾客的消费品类购买比重也发生了变化。此次疫情期间出现的“口罩荒”等医疗物资短缺现象，将使用户养成日常囤积基础医疗卫生产品的购物习惯。另一方面，物流要做到足够快不能只靠物流设备和技术，关键要看谁更能贴近到顾客身边去服务，疫情背景下电商企业更加注重社区居民服务。例如，京东针对社区居民疫情期间的核心需求，推出各项团购服务，其中，社群团购“小七拼”覆盖 1 200 个社区并用专车配送食材，使京东进一步贴近了消费者。

24.4.8　提高对“重资产”模式的认识

2003 年的“非典”疫情无意中开启了中国的网购时代，电商行业在高速成长 17 年后，于 2020 年年初再次迎来一场残酷的侵袭：新型冠状病毒席卷全球。“抱歉没货了”和“快递时效不能保证”可能是疫情期间网购者最常听到的两句话。上游工厂库存不足、中游物流发货受阻，已成为疫情期间电商企业面临的两大困境，这种情况使“轻资产”企业受到剧烈冲击，“重资产”模式凸显出优势。例如，京东斥巨资打造的物流体系曾饱受质疑，但在此次疫情期间，京东凭借其庞大的物流体系仍能正常运营，无疑凸显出其“重资产”模式在非常态下的优越性。疫情带来的行业洗牌，考验的正是一家企业对电商本质的理解，从“轻资产”模式过渡到“重资产”模式，可能是今年电商物流运营模式的一大转变。

参考文献

［1］田雪莹．京东物流配送模式优劣势及对策分析［J］．运作管理，2017（06）：92-96.

［2］郭秀红．应急物流管理体系与信息系统构建研究［J］．现代信息科技，2018（05）：7-8，11.

［3］吴桂贤．新时代电子商务发展对策研究［J］．经验交流，2019（20）：131-132.

［4］田世英，王剑．我国农产品电子商务发展现状、展望与对策研究［J］．中国农业资源与区划，2019（40）：141-146.

［5］孟晓梅．疫情下的国际应急采购管理实践与思考［J］．国际经济合作，2020（02）：51-58.

25 疫情下物流企业的应急响应

25.1 研究背景

物流业作为我国的第三产业，在此次疫情防控中发挥了十分关键的作用。物流企业一方面要保证疫区各类紧急物资的及时供应，另一方面还要保障非疫情区居民在特殊时期的基本生活物资供应。作为此次防控的重要支撑，物流企业在疫情期间因运力缺乏、交通管制、道路堵塞等困难，复工遥遥无期，物流企业面临前所未有的压力。疫情暴发后，在前期阶段，G7 平台数据显示，平台整车恢复情况仅为 2019 年的 40%；全国道路货运车辆公共监管与服务平台数据显示，全国货运卡车开工率不足 2019 年同期的 30%；美团外卖平台的数据显示，疫情期间采用“无接触配送”的订单占到了整体订单量的 80%以上。疫情的暴发迫使物流企业发生变革。由于物流企业在应急响应方面缺乏有效应对措施，所以运输受阻、物资调配混乱等问题接踵而至。习近平在统筹推进新冠肺炎疫情防控和经济社会发展工作部署会议中明确提出，要科学调配医疗力量和重要物资，落实防护物资、生活物资保障和防护。为保障防护、生活物资的及时输送，畅通物流运输道路成为当务之急。

25.2 物流企业应急响应过程中面临的困难

25.2.1 供应链停摆，物流企业货运量减少

疫情暴发使全国中小企业遭遇停工、停产、关闭的风险。供应链停摆，物流企业流通的货物量明显减少。作为第三方服务商，没有需求和订单，物流企业无法正常运行。货物是物流企业的生存基础，无货物则无物流。河南裕生祥物流有限公司董事长徐子立表示：“如果工业企业没复工，我们物流只能停滞。”如表 25.1所示，以湖北省为例，2020 年公路货运量逐月递减，且与 2019 年相比货

运量明显减少。

表 25.1 湖北省 2019 年和 2020 年 1—3 月公路货物运输量

（单位：万吨）

年　份	1 月	2 月	3 月
2019年	15 441	6 131	11 959
2020年	3 401	98	1

物流企业除了日常生活物资货源紧缺外，防护物资也面临同样的问题。2020 年 4 月 17 日，马云在央视《新闻 1+1》节目中说道："疫情前期医疗物资非常短缺，我们最难的就是寻找货源。从全国各地抢各种各样的防护物资运输至前线，为了筹集物资几乎给所有的朋友打电话，从克林顿、比利时国王，到日本、以色列的大使，都在帮忙搜集各种各样的物资，为了搜寻物资还亲自飞去日本寻找货源订单。"

25.2.2 线上订单激增，快递业务压力大

受疫情影响，线下服装、餐饮、医药等行业运营停滞，消费者被隔离在家，无法出行。大多数企业为了自身能够存活，将经营模式搬到线上。消费者只能通过线上订单满足日常生活物资需求，导致线上订单量激增。疫情后期企业逐渐复工，消费者进行报复性消费，全国快递业务量呈现报复性增长。根据国家邮政局统计的数据，2020 年一季度，全国快递服务企业业务量累计为 125.3 亿件，同比增长 3.2%；4 月份，全国快递服务企业业务量为 65 亿件，同比增长 32.1%。各月份的数据详见表 25.5。

表 25.2 2019 年和 2020 年 1—4 月全国快递服务企业业务量

（单位：亿件）

年　份	1 月	2 月	3 月	4 月
2019 年	45.2	27.6	48.6	49.2
2020 年	37.8	27.7	59.8	65.0

由于线上订单增多，物流企业面临严峻的挑战：疫情发生后，员工到位率低，导致订单积压，派发不出去。即使订单能够正常配送，"最后一公里"的无

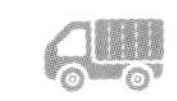

接触配送也给物流企业带来不小的挑战。根据《每日经济新闻》记者的报道，武汉市内多数快递网点疫情前期实际在岗人数只有五六个人，有的甚至只有两三个人，配送人力严重不足，只能优先配送口罩、消毒液等紧急物资，其他物资延后派发。消费者在线上下单，订单物流信息无法及时更新，订单送达时间在一周左右，最长的为 25 天。总之，疫情下快递时效无法保障，“最后一公里”配送压力大，寄递服务无法正常提供，物流企业运营速度放缓。

25.2.3 道路封锁使货物运输受阻

为了防止疫情进一步扩散，多个地区封锁道路，对流通车辆进行严格控制。由于种种限制，地区内部的车辆出不去，地区外部的车辆进不来。受封城影响，整体物流运输链条十分不畅通，物流企业响应过程受到严重影响。除此之外，各地政府严格限制车辆出入，需由当地收货企业开出车辆通行证明，到高速路口办理接车事项，外地车辆才能进入。手续办理烦琐及通行证数量十分有限，加剧了物资运输的难度。2020 年 2 月 10 日，有两辆车需要从镇海去往江苏送货，随车人员携带浙江省疫情防控车辆专用通行证，但在泰州高速口因没有江苏省份通行证而被告知不能下高速，同时也不允许车辆在高速上长时间停留。不得已，两辆车只能修改目的地，将货物送至南京，最终顺利卸货。运输是物流企业的一大核心业务，道路不通畅大大影响了紧急物资运输的时效性，不仅使前线救灾物资不能及时送达，还影响非灾情区人民的日常生活。因此，在疫情期间，在交通受阻的封锁期间灵活进行车辆调度，保证各类物资的顺利流通，最大限度避免资源浪费，满足人们的生活需求，是物流企业的当务之急。

25.2.4 司机与车辆难对接

疫情暴发正值春节假期，紧急卫生事件又具有特殊性，居民居家隔离无法走动。疫情发生后，社会对运力的需求呈报复性增长，物流企业要想满足社会需求，则需员工及时复工。据国家邮政局 2019 年发布的快递员生存现状调查报告，76.31%的快递员来自农村，15.89%的来自县城，仅有 7.8%的来自城市。2020 年对中国卡车司机的调查显示，承担我国 75%的公路运输量的卡车司机约有 3 000万名，其中 90%属于个体司机，且绝大部分也来自农村地区。受疫情防控影响，道路封锁，农村封村，大多数劳动力出不来，即使可以出来，有的员工也会因害怕感染病毒不愿上班；司机需要隔离 14 天才能上岗。人员紧缺对物流企业来说无疑是重磅一击。所以，物流企业需在短时间内迅速调整工作状态，针对疫情进行指向性的业务转变。2020年2月1日，一家大型运力平台公司负责人表示，目前平台上需要运输酒精的很多，但是需要有资质的货车运输，并且自愿支援的司机只有少量，这就造成有车无人或者有人无车的局面，司机与车辆对接面临较大挑战。

25.2.5 库存水平上升，周转率下降

运输和仓储是物流企业的两大核心业务。物流企业要实现高效率仓储，必须保证“快进、快出、多存储、保管好”，这不仅能够提升物流企业对应急物资运送的反应速度，还能保障消费者生活物资提供不受紧急情况影响。中国物流与采购联合会和中储发展股份有限公司联合调查显示，中国仓储指数2020年2月份为39.0%，与1月相比下降12.1个百分点，道路封锁、业务需求量下降、运营成本上升都影响了我国物流企业仓储库存水平和货物进出仓频率。受疫情影响，我国2020年2月库存周转次数指数为25.0%，较1月下降24.5个百分点。由于终端消费者消费需求转至线上，线下消费需求减弱，加上受疫情影响，全国中小型企业处于停滞状态，商品流转速度放缓，商品进出速度大幅度下降。某大型物流企业经理表示，受疫情影响，钢材等大宗商品销量下降，但生产并未完全停止，导致进库大于出库，库存水平上升明显。根据中物联调查企业反映，个别企业的仓库甚至处于爆仓状态。

25.3 我国物流企业应急响应措施

25.3.1 搜集货源，提高货运量

疫情暴发后，许多企业全面停产，社会上的货物流通需求减少，物流企业无货可运，在这种特殊情况下，物流企业第一时间与合作客户积极沟通，确保疫情期间货运量仍能得到保障。以菜鸟物流为例，其常年建设维护的数字化全球供应链，在抗疫过程中充分发挥作用，解决了业务量不足、货运量减少的问题。在全球化物流战略的指导下，菜鸟通过开放式平台与国内外物流合作伙伴建立多条绿色物流通道，将业务触达国际市场，发挥了其面向全球的资源链与物流业务的优势。在特殊时期，菜鸟针对供应链上的不同物资在全球范围内整合货源，使得其在国内停工停产的情况下也能保证自己的货运业务。如表25.3所示，在全球抗疫过程中，无论是在我国疫情严重的上半场还是在国外疫情严重的下半场，菜鸟

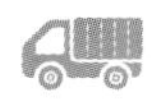

都利用其强大的通关能力与数字化信息技术完成各类物资在全球范围内的流通，有效提高了货运量。

表 25.3 菜鸟联盟抗疫的国际合作

时　间	货源信息
抗疫上半场（国内疫情严峻）	有效经营范围遍布全球 24 个国家
	累计进口物资来自 38 个国家
	累计承接物流订单 452 票
	累计到港物资 337 吨
	承接海外进口医疗物资共计4 000多万件
抗疫下半场（国际疫情严峻）	先后向 149 个国家/地区运送医疗物资
	累计空运架次 200 余架
	试剂冷链运输货物超 370 多万件
	世界电子贸易平台枢纽超1 500个
	累计出口物资6 000多万件

除此之外，在物资流通非常困难的时期，菜鸟联盟在全国部署的智慧物流网络有力承担了为我国居民提供生活物资，使快递运输正常运转的重任。菜鸟通过整合天猫、淘宝的交易与物流信息，形成一个强大的数据信息网络，称之为“天网”；在全国范围内重要物流区域搭建形成仓储中心，称之为“地网”。两网有效配合，能够精准锁定供应商合作伙伴的货源情况，并与需求精准对接，完成运输业务，提高货运量，使物流活动变得流畅高效。针对疫情期间口罩极度稀缺的情况，菜鸟采取了“一仓发全国”的运输模式，在全国上百个中心仓库中选择浙江嘉兴作为应急核心仓，通过这个核心仓向所有天猫超市进行口罩补货，最大限度地将国内口罩货源整合，开展运输业务。

25.3.2 提高工作强度，缓解快递压力

疫情期间快递业务量剧增，对所有物流企业来说，如何迅速调整业务满足巨大的快递需求是不小的挑战。据统计，疫情期间，除顺丰外，其他物流企业业务量均呈现负增长。作为快递巨头，顺丰在 2020 年第一季度实际营收同比增长 39.59%，业务量同比增长 75.15%，占据疫情期间快递总业务量的四成。顺丰多年建设的综合物流网络在快递配送中发挥了重要作用，保证了全链条上的信息畅

通，极大地提高了末端线路的管控能力、物资配送保障能力和多元业务线布局能力，表现出强大的物流能力与韧性，也在第一时间获得了国家邮政局的通行证。在疫情期间，顺丰积极应对，遵守国家邮政局发布的《疫情防控期间营业网点操作规范（建议版）》，承诺在疫情期间不停运，除了野生动物与冷鲜产品不承运外，全国大部分地区居民都可以通过拨打顺丰服务热线进行快递收寄。顺丰在配合当地卫生部门疫情防控规定的基础上与社区合作，在特殊情况下采用创新的物流服务模式，满足居民投递需求。由于顺丰本就全年 365 天不停运，在配送人员到岗方面相较于其他企业来讲难度小，而且顺丰平均每天为一线快递员分发两个口罩，保证员工的安全，这也是顺丰能够得到邮管局批准的主要原因之一。为了保证疫情期间快递员的积极性与物流服务的优质性，从 2020 年除夕到初二顺丰快递员的工资为平时的五倍，初三为平时工资的三倍，其他日期的工资按照春节期间两倍工资的规定支付。当大部分快递企业都停止服务的时候，顺丰抓住机遇，逆流而上，巩固企业地位，为今后的发展打下了基础。

25.3.3 多种运输方式灵活应急

疫情期间各地道路全面封锁，交通运输活动受阻严重，为满足社会的正常物资需求，保证抗疫前线重要物资的供给，物流企业及时响应。以中国邮政为例，其对运输网络进行适当调整，精心设计运输线路，减少邮件在武汉经转，确保进出湖北邮路不中断，在保证各方安全的情况下尽量减少运输过程中不必要的检疫环节，提高防疫物资运输的时效性。当向武汉运输物资时，采取“干线运输，市内中转”的方式，车辆无须进入武汉，只需将货物在中转站卸下，由武汉市内的运力自行运输，这样便可解决司机因出入疫区而被隔离的问题。除此之外，为缓解因交通封锁而导致的通行问题，中国邮政采取多种运输方式协作运输，如表 25.4所示。

表 25.4 中国邮政采取的多种运输方式

时 间	措 施	解决问题	运输方式
1 月 25 日	正式开通全国绿色寄递通道	为武汉地区提供救援物资快速运输服务	公路运输
1 月 27 日	开通首班广州—武汉防疫物资寄递邮航专机	缓解武汉地区的物资紧缺问题	航空运输

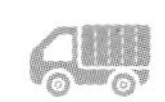

续表

时　间	措　　施	解决问题	运输方式
1月29日	提供上门捐赠寄递服务，开通11183电话捐赠渠道以及线上捐赠渠道	解决居民因在家隔离无法邮寄的难题	公路运输
1月31日	紧急承运26吨防疫医疗救援物资，用两架邮航包机从北京运抵武汉	第一时间缓解医疗物资短缺问题	航空运输
2月2日	江苏邮政支局成立“水上邮路”	保证物资可进行正常投递	水路运输
2月24日	邮政航空开辟的空中绿色通道累计发出执行运输医疗物资任务专机19班，运输防疫医疗物资226.98吨	运输全国各地物资至武汉天河机场，为武汉助力	航空运输
2月29日	中欧班列（重庆）防疫期间运邮不中断	完成疫情时期的防疫物资运输	铁路运输
3月1日	使用拉萨至兰州Z918次隔日班一级干线火车邮路	方便西藏自治区向周边城市运输防疫物资	铁路运输
3月2日	超前配置空港转海港国际干线	全力提升运营能力，保障国际供应链畅通	水路运输
3月10日	首批日本进口邮件搭乘中国邮政“大阪—义乌”邮政航空货运包机顺利飞回义乌机场	顺利完成首批进口捐赠物资运送任务	航空运输
3月17日	第一条国际航线“上海—大阪”航线正式开通	为日本捐赠救援物资	航空运输
4月3日	首趟中国邮政号将救援物资运输至西班牙、瑞士等36个欧洲国家	通过中欧班列帮助国外抗击疫情	铁路运输
4月10日	武汉中心局首次启用高铁运货	邮政构建柔性网络、强化公铁衔接	铁路运输
4月12日	全国首趟“中国邮政号”国际航空货邮包机在江西南昌起飞	提高我国国际航空货运能力，努力稳定供应链	航空运输
4月15日	同时启用三架邮航包机紧急运送湖北捐赠黑龙江物资	解决黑龙江地区物资紧张问题	航空运输

续表

时 间	措 施	解决问题	运输方式
4月21日	第二条国际航线“上海—东京”国际货运包机航线正式开通	保障货物和服务跨境流动	航空运输

在公路运输方面，中国邮政第一时间开通“紧急绿色通道”，将救援物资送至武汉。各高速路口、国道、省道以及乡村道路的干线支线设置防疫关卡的，要保证应急物资与人员运输的车辆不停车、不检查、不收费，保障应急物资运输通畅，生产及生活物资运输通道不断，公路运输网络正常，使物流企业能够高效地完成物流活动。针对地区封路，居民无法出行的情况，为满足居民捐赠物资的运输需求，中国邮政着重进行线上服务，开通“11183”捐赠热线，经核实筛选后由各地方邮政上门收寄，统一运输，免费寄递。与公路运输相比，铁路运输、航空运输、水路运输检疫环节减少，在防疫期间也承担了大量运输任务。中国邮政先后开通防疫专列与专机用作应急物资运输。对陆地交通而言，航空运输更能满足防疫物资运送的紧急性与时效性要求，中国邮政正是依靠航空运输，避免运输中断的问题。在我国“一带一路”的倡议下，中国邮政充分发挥中欧班列的优势，利用中欧班列与其他国家进行物资运输来往，在关键时刻缓解了国内物资紧张的局面。

25.3.4 多渠道协调运配力量

在疫情期间，为使得员工及时到岗，车辆资源与司机能够得到有效对接，物流企业积极协调运力。以中百物流为例，在此次疫情中，其承担了重点疫情区武汉市一半以上的物流任务。疫情初期，大量人力资源与车辆资源不能合理匹配。中百物流为解决员工无法到岗、车辆发车难等问题，充分利用全社会资源，合理组织运配力量，与供应商联合保供。

如表25.5所示，中百物流首先将重要供应链由省外转至省内，通过转移供应链，把省外无法调拨的链条迅速转移到省内或者武汉近郊。因此，可在当地进行司机与车辆之间的协调，最大限度发挥运力的作用，并与近郊当地农产品基地合作，解决了因交通封锁而导致的生鲜农产品的滞销问题。在武汉市交通封锁的情况下，中百物流向省市交通管理部门申请了两条员工专用通勤道路用于专车接送，确保有足够的到岗员工进行相关物流活动。而当供应商面临有货无人运的困难时，中百物流则前往发货地自行取回，保证居民基本物资供应。在运力协调方

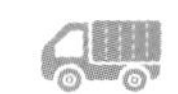

面，中百物流紧急请求第三方支援，充分利用社会人力资源补充巨大的运力缺口。与此同时，中百物流向政府求援，政府及时调动军方车辆在物流高峰期参与运输，同时调动组织农民工进行装卸和搬运。一些党员先锋与企业员工自发成立搬运突击队参与运输。而在城市末端配送方面，主要通过改变配送方式缓解物流员工数量紧张的局面。一方面，中百物流创新末端配送模式，与社区合作建立社区群，以志愿者上店提货的模式减少配送人员的数量；另一方面，中百物流与政府合作，使用公共汽车进行末端配送，在很大程度上解决了物流企业无人到岗的问题，使物流活动能够正常进行。

表 25.5　中百物流运力协调措施

协调方面	具体措施
完善供应链	物资渠道由省外转至省内
	加强与原产地协作联合保供
	省供应链内协调司机与车辆
组织物流员工	开通员工通勤专用通道
	充分利用社会人力资源
	模式创新减少用人数量
协调运配力量	由被动接收方变为主动运输方
	与政府合作调用军方车辆
	使用公共汽车进行运输

25.3.5　启用智能物流仓储，提高应急能力

物流中心作为物流企业的重要基础设施之一，在疫情期间面临着不小的挑战。例如，京东物流疫情期间日订单量增长将近100%，这对物流中心的仓储能力与周转能力都提出了极高的要求。京东物流依靠其在全国分布的25座智能仓储中心高效不间断运转，人工与机器配合，运用数字化手段让短时间内爆满的订单商品能够在最短的时间内及时送达，有效解决库存问题，完美应对疫情期间的物流需求。在智能仓储中心“亚洲一号”，具有不同功能的形形色色的机器人忙碌而有序地工作着，每小时可实现近4 000件商品的全部数据信息采集，并依靠

强大的基础设施完成货物的吞吐，提高货物周转率。在疫情期间，“亚洲一号”内自动化立体仓库可同时存储超2 000万件中型商品，日订单处理量超160万单。京东依托于覆盖全国的智能基础设施与大数据分析，将货物按照需求与库存水平放在不同的智能物流中心，减少搬运次数，提高周转效率，释放库存压力。在应急过程中，为解决企业仓储问题，京东充分发挥了全国700多个仓库的作用。仓库总面积共约1 700万平方米，已成为亚洲最大的智能仓群。京东应对疫情的举措充分体现了智能化技术对物流企业的重要性。京东在提供高品质物流服务的同时还精心打造智能仓群，运用5G技术提高物流企业的应急能力。

25.4 物流企业应急响应不足分析

25.4.1 各大物流企业间缺乏协作响应

2020年1月23日武汉开始封城，各大物流企业邮政、京东、传化、通达系等纷纷免费运输捐赠物资，但大多数企业都是各自响应、单独行动，其相互之间并没有形成合作协同的理念，缺乏全国性的协同组织。物流行业在此次疫情当中虽然反应迅速，响应及时，但整体呈先出一种散乱杂的局面，各个物流企业像在暗中进行比拼，比拼谁又快又好，并以此来提升企业形象。这在一定程度上导致信息不通畅，资源配置不合理。抗击疫情是一场“战争”，而我们的“敌人”只有一个——“病毒”。正如习近平所指出的，“要加强对疫情防控工作的统一领导，疫情防控要坚持全国一盘棋”。对于货源的获取、车辆的调度、运力的合理分配等，所有物流行业应协同应对问题，通过共享货源、车源、人员信息，整合所有资源，做到统一采购、统一分发、合理配送、人车匹配。

25.4.2 企业自身缺少系统的应急管理

我国拥有大量物流企业，一些大型的或者早期的物流企业，如菜鸟、中原物流等对应急物流有所认知，其余大多数物流企业对应急管理束手无策。此次疫情的发生导致一些中小型物流企业因为运营资金不足而倒闭。一些物流企业虽然制订了物流应急管理预案，但却缺乏专门的部门进行统一管理，往往将预案束之高阁，没有强有力地执行。受资金限制，多数物流企业很少会成立一个不常使用到的部门。应急管理部门可以帮助企业做出应急预案，解决企业应急响应后复工复产等方面的问题，但是应急管理部门的使用很少，所以很容易被企业忽视。经过

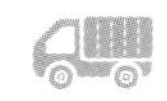

本次疫情，各物流企业发现了应急管理部门的重要性，大型物流企业的应急物理管理部门甚至可以在应急物流方面为国家做出重要贡献。

25.4.3 企业自动化技术仍需提升

虽然我国物流行业发展迅速，社会物流总额也在不断上升，但我国物流企业整体信息化水平还是比较低下的。疫情期间大型物流企业拥有自动化立体仓库，一方面，可以提高工作效率；另一方面，对于人工的依赖程度小。无人机、无人车的投入也可以缓解企业人力不足的压力。对于大型物流企业来说疫情更像是一种考核，考核它们近几年来的成果。但是中小型物流企业的信息化水平低下，应急技术水平不高，所以在紧急情况下物流效率提升不上去。物流企业应加大力度提升自动化技术水平，有效解决运输效率低下、运力短缺等问题。

25.5 物流企业应急响应优化建议

25.5.1 建立全国统一的应急物流信息平台

25.5.1.1 由政府主导，协调企业，整合资源

疫情前期物流企业各自为战，缺乏协同响应，产生了一些问题，为了加强企业之间的协作响应，需建立一个由政府部门主导的跨地区、跨部门、跨层次、跨系统的全国统一应急物流信息平台，对货源、人员、车源等资源进行整合，有效解决疫情期间出现的货源短缺、人员短缺、道路堵塞等问题。政府部门是全国统一应急物流信息平台的建设者、组织者和管理者。政府部门将全国消防部、交通运输部、公安及其他相关政府的资源信息进行收集整合，据此进行预警分析，制订预警筹划方案，对物资进行统一采购、统一分发、统一调配，使全国物流企业有计划、有安排地进行物资运输，做到“全国一盘棋”。

25.5.1.2 企业提供资源信息，快速响应政府决策

与应急物流相关的物流企业以及供应链上下游供应商、制造商是信息平台的使用者、信息提供者和行动者。相关企业提供企业数据给平台，平台通过分析数据启动响应级别，物流企业根据平台上供应商或其他企业提供的货源精准定位应急所需物资地点，之后将筹集到的物资通过大数据分派到合适的车辆、人员，平台对所开通的绿色通道进行路径优化，避免出现因道路封锁而使物资滞留在高速公路上的情况。物流企业之间还可以通过信息共享，合理规划员工、共享员工来

解决疫情期间人员不足问题，通过平台快速响应政府的决策，用最快的速度、最短的路程完成物资采购、车辆调度、物资分发、运输等任务。

25.5.1.3　借助公众用户力量协助应急

“众人拾柴火焰高”，公众的力量不容小觑。一方面，公众可以通过应急物流信息平台发布自己所拥有的紧急物资，通过平台大数据分析将物资整合运输至前线缓解物资紧缺的状况。另一方面，物流企业可以利用公众的资源就近提供工作岗位，解决企业人员短缺问题。全国统一应急物流信息平台层次结构如图25.1所示。

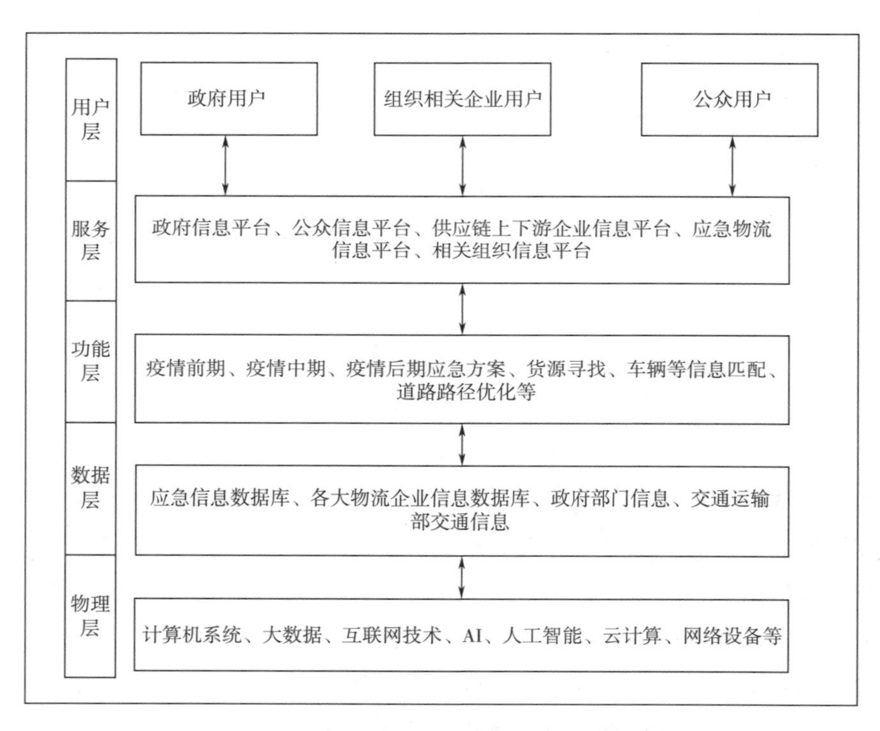

图25.1　全国统一应急物流信息平台层次结构

全国统一应急物流信息平台分为五个层次：①用户层，包含政府部门、相关企业、公众用户；②服务层，可以帮助物流企业提供配套应急方案，方便寻找货源；③功能层，针对物流企业实现路径规划、车辆调度等功能；④数据层，帮助物流企业建立应急信息数据库、物流企业信息数据库等；⑤物理层，该信息平台基于大数据、AI、云计算、5G等技术的支持，为物流企业提供相关数据，以及疫情前期预案、疫情中期救援措施、疫情后期复工复产计划等。

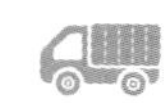

25.5.2 物流企业建立应急管理部门

25.5.2.1 疫情前期编制预案，进行风险分析

物流企业应急管理部门主要由应急领导小组、应急领导小组办公室等相关职能部门组成。国内各个物流企业均应设立本企业的应急管理部门，应急管理部门在疫情前期根据企业的相关情况编制适合本企业的、详细的应急物流预案。物流公司根据内外部数据分析确认疫情前期本企业的响应级别。在面临非紧急事件时企业应急管理部门应向上级反映情况并由企业高层领导做出响应决策；在遭遇紧急情况时，企业高层领导可将权力下放，由应急管理部门做出重要决策，直接下达相关文件，并做出相应的部署，提升办事效率，避免因层层反馈而延误时机，对企业造成重大影响。

25.5.2.2 疫情中期调度安排，实时监控

在疫情中期的应急响应过程中，企业应合理安排人员、车辆，根据应急事件的发展情况不断做出调整；对疫情进行评估，制订专项预案。这样企业就能将损失降至最小。

25.5.2.3 疫情后期复工复产，进行汇报总结

疫情后期应对企业复工复产做出调整规划，每个步骤都应该由企业应急管理部门做出详细的计划。应急管理部门要对所发生的疫情进行经验总结、吸取教训，使企业再次面临同样的事件时能够快速做出反应，并且可以根据实际情况进行应急演练，提升企业应对风险的能力。图 25.2 为物流企业应急管理部门流程框架图。

25.5.3 加速新型基础设施建设，灵活应急

25.5.3.1 智慧仓储，缓解人员紧缺状况

2020 年 3 月，中共中央政治局常委会召开会议，提出要加快 5G、大数据、人工智能等新型基础设施建设进度。物流企业加速新型基础设施建设投入，充分利用智能化、数字化、无人化、自动化技术，让企业人力资源占比有所下降。仓储作为物流企业中的重要环节，受无人复工影响最大，成为企业运转的拦路虎。企业使用仓储机器人、智能仓储规划可以实现精细化、自动化管理；通过云技术、大数据，可以实现仓库之间的信息互联互通，及时寻找到货源信息；引入自动分拣、自动货架等设备，解决企业疫情期间人员不足、人员劳动力成本过高等问题。

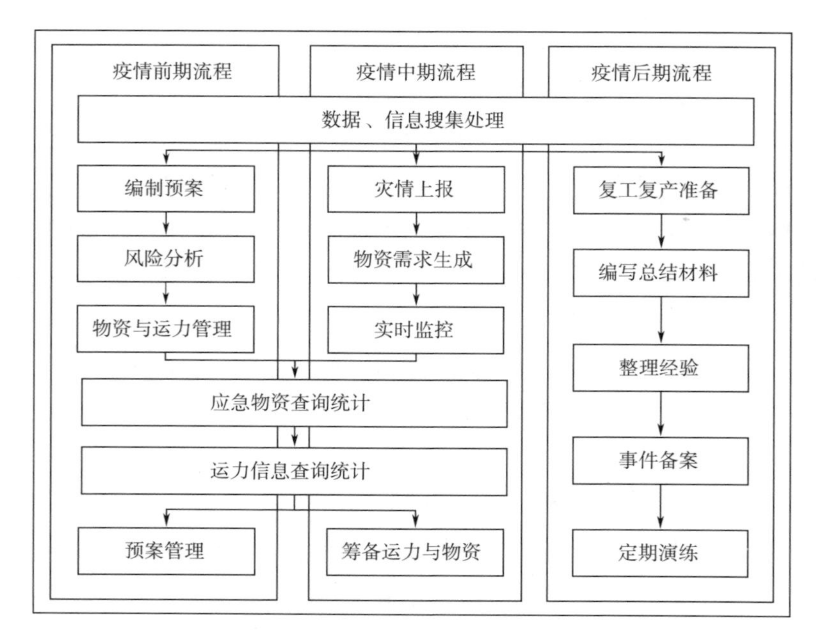

图 25.2 物流企业应急管理部门流程框架

25.5.3.2 智能调度，提升配送效率

物流企业应用大数据进行平台管理，可以整合货源、人员、车源等信息；货车司机可就近接单，减少空返成本，增加收入，提高货运效率；可以解决疫情期间人员不足、货源减少等问题，实现智能调度，货运跟踪，快速匹配。因此，应坚持以科技的力量发展物流运输，通过机器学习和数据挖掘，实现更高效、更智能的运力调度和路径规划，用最少的人力成本发掘出更大的资源。物流企业数字化水平越高，反应速度越快，响应能力越高，所面对的资金风险也相对越小。

25.5.3.3 无人配送，降低传染风险

由于新型冠状病毒可以通过接触和飞沫传播、具有人传人的特性，所以对人员密集的物流企业影响甚大。多数物流企业缺乏自动化生产技术、信息化水平较低，在疫情当中反应有些被动。为了减少人员的直接接触，多地采取封锁措施。因此，企业可以引进无人配送车进行末端配送。“最后一公里”无人配送成为此次疫情的“潮流”。无人机、无人车配送不仅可以避免病毒传染，还可以提升配送效率，帮助解决疫情期间运力不足的问题。

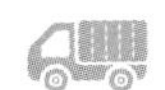

参考文献

［1］刘明，曹杰，章定．数据驱动的疫情应急物流网络动态调整优化［J］．系统工程理论与实践，2020，40（02）：437-448.

［2］刘明，李颖祖，曹杰，等．突发疫情环境下基于服务水平的应急物流网络优化设计［J］．中国管理科学，2020（03）：11-20.

［3］赵建有，韩万里，郑文捷，等．重大突发公共卫生事件下城市应急医疗物资配送［J］．交通运输工程学报，2020（06）：1-10.

［4］孟晓梅．疫情下的国际应急采购管理实践与思考［J］．国际经济合作，2020（02）：51-58.

［5］李旭东，王耀球，王芳．突发公共卫生事件下基于区块链应用的应急物流完善研究［J］．当代经济管理，2020（04）：57-63.

26　疫情下社区物流管理

26.1　疫情下社区物流概述

2020年1月，新冠肺炎疫情首先在我国武汉暴发，并迅速波及全国各地，居家隔离、不出门成为阻断病毒传播的有效方法。社区居民“宅家”模式兴起：居民线上下单购物，服务于社区物流的企业为居民把货物配送到家，全程安全、无接触、速度快，能够满足居民个性化的需求。一些大型购物中心、百货店等开展社区物流服务。社区居民在需要日常生活用品、办公用品时，都通过社区物流来满足要求。社区物流既要满足居民急剧攀升的配送服务需求，又要防止管理出现混乱，所以要积极应变，几种社区物流发展模式随之出现。社区物流直接服务于社区居民，承担起居民生活物资的保障责任。针对本次疫情，下面从企业微观层面、政府宏观层面对社区物流展开讨论，并为重大疫情下的社区物流发展提出发展建议。

26.2　社区物流

26.2.1　社区物流的概念

目前，社区物流尚未形成统一的定义，普遍接受的定义就是：社区物流是以社区为单元，以家庭为节点，以生活用品为核心，以定制服务为特征的物流集约化行为，社区物流的服务对象是居民和社区零售商，是一种把货物从上游供应商运送到社区商店或居民手中的物流模式，是物流中的真正的“最后一公里”。例如，本次疫情中社区居民生活必需品的采购、运送、回收，以及食品、蔬菜、肉制品、水果的采购、加工、配送，都是社区物流的服务内容。在日本和北欧的一些发达国家，社区物流的发展已经相当成熟，但是就此次疫情而言，国外发展社区物流的经验并不适合我国。我国需要在疫情期间，在人员紧缺、需要紧急生活

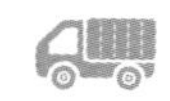

物资的情况下，通过高效的资源整合、密集的物流服务网点建立起完善的社区物流运作体系。

26.2.2 社区物流运作模式

在本次疫情中，常见的社区物流模式包括智能快递柜模式、委托代收点模式、自建线下提货点模式和送货上门模式。其中，智能快递柜模式是指，在居民居住的社区楼下放置取快递包裹的智能化存取设备，居民可通过输入取件码或者扫码取件的模式；委托代收点模式主要指，为了方便居民取货，在社区内或者社区附近的便利店、家庭超市放置居民的包裹，由一些商超和便利店代收，居民可凭借收到的短信或者身份信息到超市或者便利店取包裹的模式。在我国各方面经济快速增长的大环境下，社区物流必然会随之迅猛发展，从而服务社区居民，方便社区居民，为社区居民提供急需必备的生活物品。

26.2.3 疫情下发展社区物流的难点

26.2.3.1 社区居民消费习惯改变难

从社区服务及社区商业本身的特点来看，社区传统的配送模式，居民的消费心理与消费习惯，居民追求个性化、少量化、高频化、多样化等特点，决定了社区物流操作的难度较高。社区物流的配送主体分散、需求规模较小、环节及程序复杂、服务要求较高等特点，也对物流企业提出了较高的要求。在此次疫情中，社区配送的主要难点是配送人员进不来，居民出不去，传统的社区配送与疫情下的需求难以匹配，出现了供不应求的状况，大量的产品生产处于自发状态，缺乏专业的引导，没有形成产业集聚效应，同时也缺乏相应的供应链协同与沟通的信息平台。

26.2.3.2 社区物流企业资源整合能力差

社区物流的竞争在加剧。疫情期间，如好邻居便利店、生鲜传奇、盒马鲜生、叮咚买菜等都参与了社区物流服务。社区周边的供销社系统、市区的大中小型连锁商超，包括社区便利店在内，形成了强大的竞争系统，而这些竞争大部分都是同质化的。我国的社区居住环境导致人们的生活半径基本局限在单位和小区，贴近社区的小业态可以更好地满足消费者的即时性需求。我国超市各细分业态有很大的集中空间，但这些服务社区物流的企业缺乏合作，资源整合能力不强。疫情突发后，这些企业由于需求激增，出现了供应不足、配送人员不充分等问题。

26.2.3.3　成本控制诉求和客户体验诉求之间的矛盾

疫情期间，居民以网上购物为主，基本上没有外出购物，因而需要更强的顾客体验要求，不仅要求有时效性，更要求企业有良好的服务。企业面临用工难问题，不得不提高工资水平，招聘临时工来提升居民送货的效率。订单的增加、员工的减少，必然会导致各种成本上升。除此之外，还会发生“最后一公里”货物压仓成本、快件重复派送成本、工作人员差错成本、天然和交通因素造成的额外成本，以及通知产生的通信成本，如电话费，短信费，流量费等。物流成本控制诉求和客户体验诉求之间的矛盾，在本次疫情中表现为：

第一，参与社区物流工作的人员数量不足，难以协调居民对物资需要的不同要求。

第二，社区物流配送应急物品和居民食品时，物流设施尤其是配送车辆不足。

第三，日常团购量大，造成社区物流配送时仓库爆仓或者供不应求。

第四，物品的性价比、临时配送费的合理性让消费者质疑。

第五，订单仍靠手动填写，电子订单应用不充分。

第六，安排社区物流配送人员时，时常出现人员混杂、责任不清晰、效率较为低下的混乱场面。

26.2.4　造成的影响

26.2.4.1　订单激增带来配送难

社区商超订单激增，出现了配送难的现象。每日优鲜的数据显示，在疫情暴发的一个月中，其供应链平台实收交易额与去年同期相比增长321%，在疫情暴发的一周内总销量突破4 000万件。其中，鲜菜、鲜果、鲜肉、水产，以及防护口罩等需求量最大。叮咚买菜在全国范围内的订单大幅增加，在疫情期间的订单量比去年同期增长超过了300%，一周内订单量超过了400万单。盒马鲜生在武汉有18家门店，数量超过一线城市，本次疫情期间的备货量是平时的5~10倍，是往年春节的2倍左右，广州、深圳两地的订货量甚至高达平日的10倍。盒马鲜生门店平均每天补货6~8次。苏宁菜场的订单量是平时订单量的3~5倍。疫情期间，社区商超已经与供应商、物流方面协商增派了人手。京东供应链平台在疫情暴发的3天内卖出口罩126亿只、消毒液31万瓶、洗手液100万瓶，平均日销售口罩数量是同期的48倍，成为全国抗疫战线的后盾。

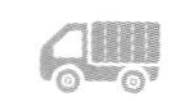

26.2.4.2　社区自提货架供应不足

疫情期间，各大物流企业在城市小区门口安装无接触配送存放点。例如，在北京市，多个小区门口都有一个三层的仓储货架，这些货架是社区居委会联合企业组织安装的。然而这些在社区中的货架以及快递柜不能满足人们的需求，在疫情期间，社区物流发展机会与短板俱现，人们下楼取件不方便，造成货物积压，加上快递柜以及货架容积有限，出现大件物品无法配送、负责社区物流运作的人员短缺等问题。

26.3　疫情下社区物流管理措施

26.3.1　疫情下社区物流企业

26.3.1.1　提供“无接触配送”服务模式

疫情暴发，社区物流企业的核心竞争力来自物流供应链体系的强大实力，因封闭式管理等防控措施的实行，以社区为单位收货成为社区居民购买生活必需品的一种方式，催生了企业无接触配送模式的发展。例如，顺丰和京东用无人机配送商品，有效消除了道路限行和小区封闭等因素的影响，减少配送时间，将紧急物资在最短的时间内送达指定地点。在疫情暴发初期，美团外卖发布了业内首个《无接触配送服务规范》。3 月 10 日，由美团发起、中国贸促会商业行业委员会立项、多家行业协会与研究机构参与起草的《无接触配送服务规范》团体标准正式发布实施。该标准共有七个部分，从术语定义、服务流程、异常情况处置、服务质量控制和服务要求等方面制定了具体细则，为电商平台、配送及餐饮企业提供了翔实可遵循的“无接触配送”服务模式，配送人员、医务人员、社区居民无须面对面接触，有效避免了交叉感染。表 26.1 整理了典型物流企业在疫情期间服务社区的行动，同时指出其中缺陷所在。

表 26.1　典型物流企业服务社区的行动与缺陷

企业名称	疫情期间的行动	缺　陷
京东	智能配送车，无人机在社区与医院之间完成配送任务，保障抗疫一线医务人员的物资供应，推出“小七拼”团购服务	受到当地的法律、政策限制，未能大面积普及

续表

企业名称	疫情期间的行动	缺　陷
顺丰	共享员工，社区成立代收点，设立智能快递柜，投入使用无人机，承担医疗用品和生活用品的配送	配送成本高，共享员工劳动权益保障问题协调难度大
菜鸟	推出“外卖平台+社区生鲜”模式，为广大居民提供日常物资供配；打通果蔬供应链；开启“共享员工”模式	—
盒马鲜生	依托社区商超、社区小店，为消费者提供半小时的零售和配送服务，开启“共享员工”模式	配送难，订单分散，协调难度大（协调好物业公司的利益），无法确保线上、线下信息一致
叮咚小区	以社交连接社区生活各类服务，用户在社区中聊天、交友、解决问题并衍生出拼车、二手交易、家政、食品、教育等社区服务	交易规模往往过小，造成社区物流企业配送成本提升，难以实现规模化
考拉先生	自建用户端，为每个社区建立单独的微信公众号，社区业主关注自己社区的微信号，登录考拉商城集中进行采购商品	—
住这儿	App 涵盖社交、物业服务，业主可以分享图片、文字，查看物业账单，提供智能停车、门禁授权、智能家居维修服务等	有上门服务，一定程度上受到政策限制，疫情紧急之时无法大规模普及
兴盛优选	自提门店提前复工，开启社区团购，采用“预售+自提”模式，门店单日订单量突破3 000单，提供送货上门服务，与沃尔玛、家乐福有团购配送上的合作	疫情紧急之时面临订单暴增、配送难、个性化服务质量差问题

26.3.1.2　建立多样化的社区物流服务体系

表 26.2 说明参与社区物流配送的平台以及企业业务对比情况。由表 26.2 可知，需求层次总体上呈现出多品种、小批量的特点，服务体系以外卖、新零售即时配为主，一般都是采取配送至社区门店后由用户自提或者社区代收的形式，同时企业与企业之间也有合作关系，企业的服务主体还是社区家庭。

 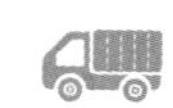

表 26.2 服务社区物流的企业业务对比

企业	美团	蜂鸟即配	达达	顺丰	盒马鲜生	京东	饿了么
主要客户群体和服务内容	餐饮外卖、商超、生鲜果蔬等	餐饮外卖、商超、生鲜果蔬、文件等	超市便利店、日用品、生鲜果蔬等	企业文件、个人寄送、网络购物	蔬菜、生鲜果蔬、海鲜	小件快递、网络购物	餐饮外卖、商超
服务体系	外卖以及新零售即时配、跑腿	外卖、新零售即时配、定制化配送、跑腿	落地配、新零售即时配、跑腿	配送至社区门店、快递网点、自取	5千米范围内30分钟送达；新零售，即时配	配送至社区门店、快递网点、自取	新零售即时配、跑腿、定制化配送
合作商家数量	360万以上	100万以上	100万以上	400万以上	340万以上	700万以上	160万以上
配送人员数量	370万以上	300万以上	300万以上	340万以上	350万以上	420万以上	100万以上
涵盖城市数量	2 800座以上	1 500座以上	400座以上	3 200座以上	2 000座以上	3 000座以上	1 000座以上
顾客定位	社区家庭	社区家庭	家庭市场、高校	社区家庭、高校、政府	社区家庭	社区、政府	社区、政府、高校
物流配送	美团专送+外包	蜂鸟配送+众包+点我达	达达+京东物流	顺丰快递	骑手、拼单	京东物流	饿了么+点我达
入口	美团+美团外卖+微信	饿了么+支付宝口碑+淘宝口碑	达达+京东到家	顺丰App+微信	盒马鲜生App	京东App	饿了么+微信+支付宝

26.3.1.3 组织团购及快速送达

根据中国物流与采购联合会的公开资料，以及物流指闻、物流沙龙公布的数据，可以整理出疫情发生过程中服务于社区的企业信息，如表26.3所示。企业供货商品以社区居民日常所需的生鲜产品、水果、蔬菜为主，也有平台承担应急药品的配送业务。在疫情期间，这些企业在社区居民以团购的形式下单后，平均送达时间在一个小时以内，平均每日为每个小区的日供货量达到600千克，有的企业还增加了补货次数。

表 26.3 2020 年疫情期间参与社区物流服务的企业信息汇总

企业名称	平均为每个小区日供货量（千克）	交易方式	供货商品名称	日平均补货次数	平均送达时间（分钟）
盒马鲜生	900	盒马 App	以生鲜产品为主	6~8	30
每日优鲜	700	美团	以外卖、水果为主	7~9	50
苏宁物流	600	饿了么	蔬菜、肉类、奶蛋	—	42
家乐福	400	美团	蔬菜、水果、肉类	7~8	25
顺丰	400	配送到社区门口	应急药品、小件快递	—	30
永辉超市	900	美团	水果、蔬菜、肉类	6~8	30
叮咚买菜	900	美团、饿了么、手机 App	水果蔬菜、鲜肉水产	4~6	30
圆通	700	天猫	小件快递	—	50
韵达	600	天猫	—	—	40
阿里	800	淘宝 App	小件快递	—	40
申通	400	天猫	小件快递	—	50
百世	600	手机 App	—	6~7	40
天天	500	手机 App	—	—	50
京东	700	京东 App	应急药品、小件快递	4~6	30

同时，为应对突发的疫情，企业配合当地政府通过类似众包的方式临时招募志愿者参与到居民的社区物流配送中。这些志愿者多为当地居委会成员，他们熟悉区域特性，因此配送更安全、更便捷、更配合。

26.3.2 疫情给社区物流企业带来的困境

26.3.2.1 无接触配送实现程度低

根据物流时代周刊公布的信息，可以总结出社区物流的配送体系结构，如表 26.4所示。由表 26.4 可知，线上消费仍然是主流，但是快递多数仍由个人收取，存在感染的风险。

 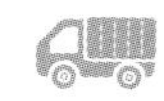

表 26.4 社区物流配送体系结构

<table>
<tr><th>服务主体</th><th>服务场景</th><th>典型企业</th><th>在本次疫情中所占比重（%）</th></tr>
<tr><td>快递企业</td><td>网购、个人收取</td><td>顺丰、通达系</td><td>84</td></tr>
<tr><td>电商企业</td><td>网购</td><td>京东</td><td>89</td></tr>
<tr><td>电商本地生活平台</td><td rowspan="3">O2O 生活服务</td><td>饿了么（蜂鸟即配）、京东到家（达达）</td><td>77</td></tr>
<tr><td>商贸企业</td><td>盒马鲜生</td><td>85</td></tr>
<tr><td>社区商贸企业</td><td>苏宁（苏宁小店）</td><td></td></tr>
<tr><td rowspan="2">第三方配送企业</td><td>网购、个人收取</td><td>菜鸟驿站
芜湖快递服务
熊猫快收</td><td>87</td></tr>
<tr><td>O2O 生活服务（同城即时配）</td><td>点我达</td><td>40</td></tr>
<tr><td>同城货运平台</td><td>O2O 货运搬家</td><td>货拉拉
快狗打车</td><td>10</td></tr>
<tr><td>厂商</td><td>B2C 大件网购装配一体化</td><td>日日顺物流</td><td>19</td></tr>
</table>

26.3.2.2 智能化设备普及程度低

根据中国物流信息网、物流桃园、物流时代周刊的公开资料，可以总结出社区物流在末端交付的手段及其优缺点，以及在疫情中所占的比重，如表 26.5 所示。由表 26.5 可知，疫情期间人工成本对于企业来说也是一个不小的压力，公众期待的无人化智慧物流系统、无人便利店在本次疫情期间的普及率较低，全国有 93%的地区并没有采用这种物流系统。

表 26.5 社区物流在交付手段、服务对象以及优缺点汇总

交付手段	服务主体	优 点	缺 点	在本次疫情中占比（%）
送货上门	零担物流、整车物流除外的绝大多数实施社区配送的物流企业	较高的体验和满意度	成本高，在本次疫情中存在交叉感染风险，等待时间长，隐私安全度低	12

续表

交付手段	服务主体	优　点	缺　点	在本次疫情中占比（%）
代收	与快递企业或者电商合作的社区门店、物业等，如菜鸟驿站	有效整合社会资源，降低送货上门的比例	客户体验差，疫情期间难以提供投诉处理、验货较难等。在一定程度上存在人员感染的风险	88
门店自提	各类相关企业的线下门店或者网点	企业自营，服务质量的可靠性比较强，降低了交叉感染的风险	客户体验差	42
无人化智慧物流系统	智能柜企业，如蜂巢、速递易等	有效减少二次配送的次数，减少人员接触，避免交叉感染	空间小、有局限；无服务过程，客户体验不好	2
	菜鸟小盒、享受小盒	集约化配送、大幅度较少沟通成本与等待时间	资源整合要求高；尚未形成规模化，仍有待检验	
	无人快递车、无人机	降低人工成本，减少人为错误，保护隐私	存在政策、应用场景等局限，仍没有市场化应用	
新零售，去人工化	自助售货机	借助 RFID 等识别技术手段，商品货损率较低	成本居高不下，运营维护成本高，单点模型成本回收周期长，在一定程度上影响客户体验	39
	无人货架	成本低，在疫情中普及度高，可以快速铺设点位	无技术监控手段下的用户自觉性较低，存在较大的货损率	92
	无人便利店	自助收银，采用人脸识别技术，便利化	以部分高端社区场景为主，成本相对较高，处于摸索阶段，没有大规模普及	8

26.3.2.3　社区与物流融合程度低

在本次疫情中的物流配送末端交付环节，有85%以上的社区采用的是居民自

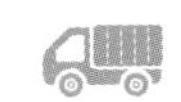

提的服务模式，也就是商品销售企业，如大型商超、连锁店、社区便利店等，通过物流服务商将居民订购的商品配送到物流企业设立在城市小区居民楼下的物流储物柜，然后发送短信通知社区居民提取自己的商品。如图 26.1 所示，社区物流企业在提供相关服务时，由于疫情的特殊要求，需要登记办理进出社区手续，这占用了社区物流服务人员的配送服务时间，导致配送效率低下。物流企业也可以采取和社区物业进行合作，共同配送的服务模式，面临的问题是如何保证两者之间的利益平衡。第三种服务模式是安放快递柜，然而快递柜是为物流企业提供服务的物流服务商根据社区物业所提供的空间和地点来安放的，无法根据物流企业的专业需求来进行快递柜的配置以及地点的选择，导致在疫情中快递柜运营难以满足社区居民的要求。

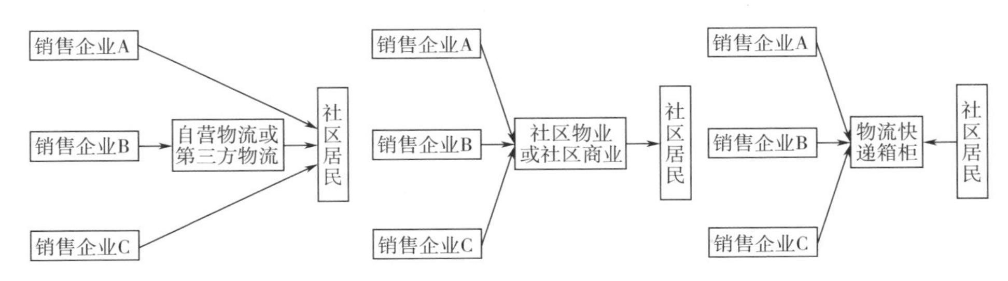

图 26.1　疫情下的社区物流服务模式

26.3.2.4　正常经营秩序被打乱

首先，参与社区物流服务的员工缺岗严重，最严重的时候，缺岗率会达到 40%左右。一旦缺岗，对于订单大增，将会出现无人为社区居民进行物流服务的状况。

其次，政府协调，为给全封闭的小区安排一对一送货，造成员工工作量加大，有的甚至达到了极限，大大降低了开展社区物流的效率。

最后，企业与政府相关部门协调的时间和成本较高，造成社区物流工作人员进入社区受到限制，居民不能及时收到生活必备物资。

26.3.3　政府积极助力社区物流

26.3.3.1　政策特许社区物流运营

政府给予社区物流企业费用减免政策，包括土地、房屋租金减免以及社保和公积金豁免，部分减免税收，完全免除高速通行费（2020 年 2 月 17 日—2020 年 5 月 6 日）。政府还在运营方面给予社区物流企业支持，包括：为社区物流运作开通专项绿色通道，允许物流企业的车辆正常运输和分拨场地的开工，将邮政、快递车辆纳入疫情防控及运输应急、生活必需和重要生产物资的车辆管理中，落实“不停车、不检查、不收费”政策，保障邮政、快递车辆优先便捷通行；为网点正常经营开绿灯，给予物流从业人员特许通行证；打通居民需求和快递配送之间的管控关卡，保障运输和配送效率，在物流企业采取必要的防御性保障措施的前提下，满足企业的此类诉求。

26.3.3.2　复工复产助力社区物流

政府给予社区物流企业物资支持或为其提供防疫补贴，为企业员工复工复产提供必要保障；积极协调提供企业复工复产所需的口罩等防疫物资，加大对邮政、快递一线从业人员疫情防控物资的保障力度；分区分级精准有序引导邮政、快递企业和邮件快件处理场所、营业场所复工，取消不合理复工审批；按照疫情风险等级，灵活采取措施，为邮递员、快递员提供相关便利条件，禁止“一刀切”取件和投递；对于疫情期间的封闭式社区，起到保障居民生活基本生活需要的作用，以此打破乡村、社区“最后一公里”通行和投递障碍，切实满足正常寄递服务需求。

26.3.3.3　鼓励保障社区电商企业

疫情之下，居家消费习惯的培育和养成，对于农产品电商的发展大有裨益，也可解决农产品销售周期短以及集中销售导致农产品价格大幅下跌甚至农产品滞销的问题。各地区商务局结合地方政策、企业决策，提高农产品流通效率，积极落实习近平关于强化社区管理、打通物流配送的工作指示；为保证蔬菜配送到社区，允许社区物流服务工作人员运送物资到社区，并为企业工作人员提供消毒、防护用品等；联合企业，面向社会招募志愿者，协助社区做好集体下单、配送工作；在提高部分人民收入的前提下，保障社区人民生活供应，避免因买菜聚集引起不必要的感染。

26.3.3.4　牵线搭桥社区物流企业

设立社区自提站，实行“无接触”送货。各区商务部门、社区居委会、街道办事处等部门给线上销售企业牵线搭桥，有75%的社区建立起了自助提货站。市商务局筛选了美团点评、饿了么、物美多点等约20家电商平台，向社会进行推介，为各大电商企业服务社区物流提供便利。一些商超为减少单一配送，与社区团购配合。有的企业安排外卖人员、配送人员集中食宿来提高通勤率。

 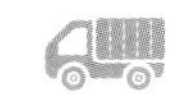

26.3.4 政府面临的困境

政府的举措整体上呈现出大而不全、散乱、非专业化，以及责任不清晰、分工不明确等问题。有些政策朝令夕改，有的规定不明确，造成部门之间相互推诿，个人不敢承担责任，社区物流企业的员工办理出入证、车辆通行证的周期长，社区门店的正常经营受到一定影响。政府对于商用和民用物业的租金减免支持政策涉及程度不深，租金对于仓储和作业场地占地面积较大的物流企业是一笔主要支出。政府在搭建企业供应链平台方面也有相关政策来鼓励企业之间合作，但是这些政策并不是强制性的，有许多实施方案并没有被企业加以重视。在社区物流服务过程中，企业之间甚至出现恶性竞争。政府出台的政策也并不是专业的，往往比较宏观，没有真正切合企业的实际。

26.4 优化建议

26.4.1 实体超市附加快递配送业务

超市本身具有区域覆盖率高的属性，也具备仓库配送的条件，此次疫情下有的封闭管理小区的周边超市已开展配送到家业务。送货上门是配送业务的主要构成，另外顾客对配送员的评价关系到所属快递公司的受欢迎程度。从顾客评价的角度看，超市配送人员依靠更熟悉覆盖区域业主的情况能够获得比相对陌生的快递员更高的评价，且超市比快递公司有更高的配送效率和安全保障；从服务的角度看，因为超市营业长久，所以超市配送人员会更注重服务态度；从成本的角度看，配送由快递公司的主营业务变成了超市的附带增值业务，降低了成本和顾客收货频次；从配送积极性看，在上门配送过程中，超市能获得更多的机会进行产品促销活动的宣传。超市如果大举进军配送业务领域，足以对快递企业地位产生撼动，尤其在疫情暴发的特殊时期，超市具有更大的竞争力。

疫情期间，为加强服务于社区物流的企业之间的合作，考虑建立如图26.2所示的共同配送信息平台，也就是发展社区物流共同配送模式。与其他物流共同配送模式不同，这种基于信息平台建设的共同配送模式，对于社区应对突发疫情是十分有帮助的。这种社区物流模式的实施流程主要是：首先，城市物流中心通过信息平台收集社区所需要的信息，包括物资需求量、社区地理位置、社区物流人员信息等，然后进行集中采购。其次，对于干线运输服务商运输到城市的货物进行优化组合，再集中配送到社区物流中心。最后，由社区物流中心的工作人员依据社区居民的需求，采取统一规范化的服务模式，由一些特定的社区物流配送服务人员针对自己服务的特定社区开展相关配送服务。

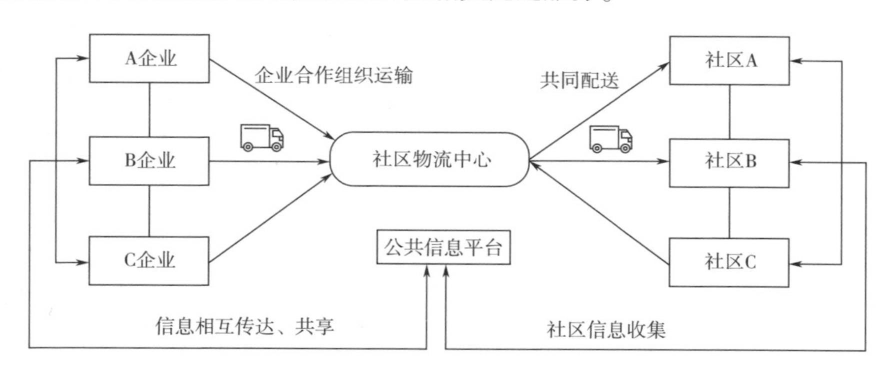

图 26.2 社区物流共同配送模式

26.4.2 构建社区团购可持续发展

因疫情期间实行封闭式管理政策措施，线上消费订单暴增，启动资金小、行业要求低的社区团购随之兴起。从招商证券调研数据来看，居民避免出门是生鲜电商能够得到迅猛发展的主要原因，如表 26.6 所示。所以，培养用户习惯并强化此种消费渠道才能持续形成良好的商业模式。

表 26.6 疫情下选择生鲜电商的原因

原　　因	占比（%）
交通受阻	12
配送效率	30
不方便出门	46
避免出门	93

近年来生鲜企业的倒闭多由于融资失败、资金链断裂，为此我们提出以下建议：

第一，差异化战略是生鲜电商和当前行业巨头竞争的优良选择。生鲜电商应针对用户年龄段、性别特征、消费水平制定经营策略，不盲目打价格战，避免劣币驱逐良币的不良反应。

第二，利用社交平台，通过互动预热、直播带货、晒单好评营造良好氛围，

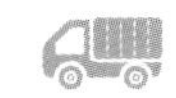

拉动交易量。

第三，通过社交平台、专业渠道、团长推荐等方式招募团长，在给予佣金的基础上给予一定的激励政策来防止团长的流失。众包能够获取更多的客源，同时能打造高效下沉的物流网络，降低物流成本。

第四，核心是线上线下高效协同的物流业务模式。

26.4.3 改善智能快递柜利用现状

3月3日，国务院召开常务委员会会议，提出将智能投递设施等纳入城乡公共基础设施建设范畴。疫情催生无接触配送，在政府号召下，智能快递柜有望打破乡村、社区“最后一公里”的投递障碍。北京等地出台政策补贴购置快递柜进社区，进一步说明政府对以智能快递柜为代表的智能投递设施的重视。但是在3月6日国务院联防联控机制新闻发布会上，国家邮政局副局长刘君指出，疫情期间，智能快递柜利用率仅为47.1%。针对目前快递柜存在的利用率低等问题，提出以下建议：

第一，将智能快递柜纳入社区配套基础设施进行明确管理，不仅可以更好地配套设备，还可以分担投入成本。

第二，借鉴沃尔玛自助取货塔（pickup tower）技术，改善固定箱体结构，智能规划各种规格物品的存放，提高利用率。

第三，推广嵌入墙体式双面开门快递柜，即快递员在社区墙外配件，居民在墙内取快递。同时配合“分布式集群监控”和“巡检算法”实时监控，这样一来，快递员不用进入小区，用户不出小区也能顺利取件，避免了摆摊式的派件。

第四，相关部门应出台相关政策，加大补贴资助。智能快递柜虽然前期投入成本高，但从长远来看，发挥的效益足以弥补前期投入。

26.4.4 建立线上线下高效协同的社区物流业务模式

疫情发生时，企业积极组织居民于当日下午6—11点团购下单，设置截止时间，这样可以形成规模效应，便于企业提前安排采购与配送，便于供应商按照订单量预估备货量。在此期间，由负责社区物流业务的团长来安排居民团购业务。次日凌晨供应商开始发车，早上7点就可以发车完毕；社区物流企业要积极响应，把货物集中在主仓或者共享仓，次日到达分拨仓，下午就能够配送到居民手中。虽然这个过程有时间差，但是对于企业来说，有充足的准备时间，便于安排。在居民收到货物之后，积极反馈意见或者给社区团长以及供应链平台提出建议，社区物流企业积极进行改进。具体流程如图 26.3 所示。

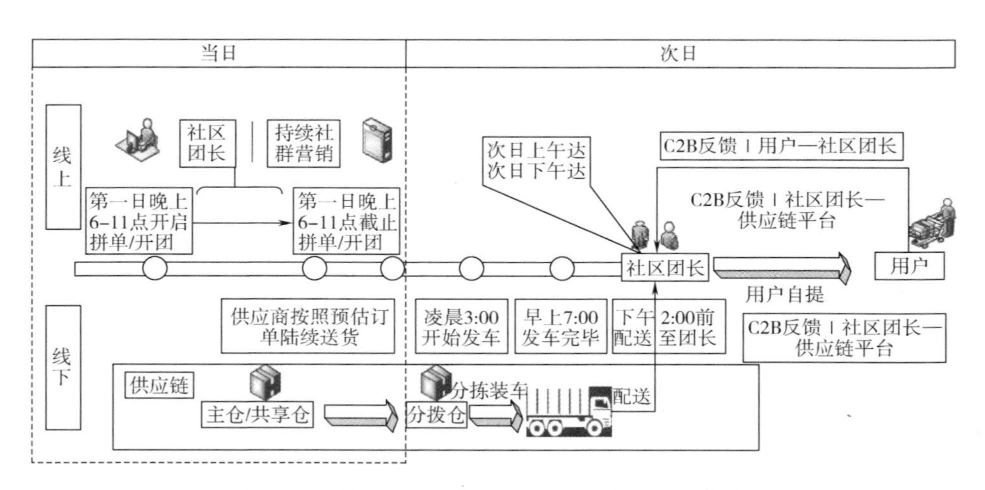

图 26.3　线上线下高效协同的社区物流业务模式

26.4.5　赋能社区便利店

重大疫情期间采用社区拼团模式，以此作为起点，全面赋能社区便利店，以更低成本、更高效率服务社区家庭。在这个过程中，需要社区物流服务企业连接产地/工厂与社区家庭，提供比传统社区便利店更广泛的品类。

如图 26.4 所示，全面赋能社区物流服务便利店模式，能够拓宽社区居民的消费场景，更有利于企业采购与集货，减少库存，提高周转率。

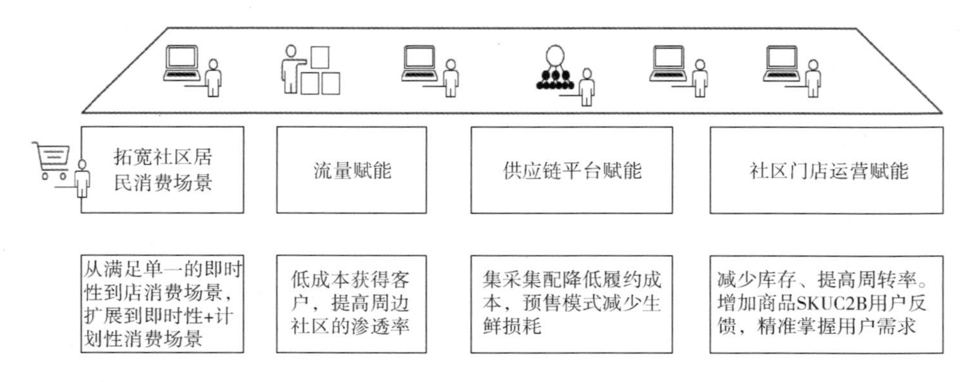

图 26.4　全面赋能的社区物流服务便利店模式

 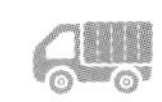

26.4.6 平台化运营+三级仓模式

平台化运营+三级仓模式在疫情防控中起到重要作用。该模式的基本框架如图 26.5 所示。

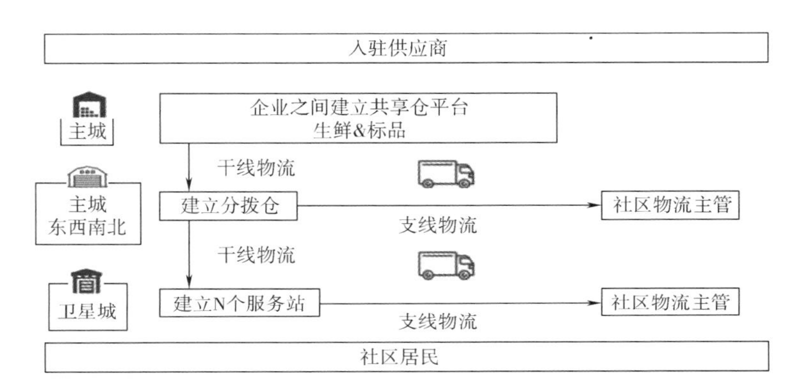

图 26.5 平台化运营+三级仓模式

疫情背景下，采用“平台化运营+三级仓模式”能够从多个方面提升供应链与物流的效率。首先，政府组织社区物流企业参与，通过竞争机制，在企业供应链平台运营过程中，筛选出更优质、成本更低的供应商，入驻供应商可以提前在共享仓内备货，前置到货时间。其次，企业要按照品类划分共享仓，生鲜与标品要分开分拣，保证生鲜品质；采用“分仓+服务站”模式，将成本较高的支线物流尽可能集中为成本较低的干线物流，拓展主仓的辐射作用，扩大社区物流配送的网络覆盖范围。最后，要进行信任交付，即要坚持按社区订单分拣，提升配送时效，提高居民收货效率。

参考文献

[1] 刘玲，李钢，杨兰，等．深圳市快递自提点的空间分布特征与影响因素［J］．地球信息科学学报，2019，21（08）：1240-1253.

[2] 刘晓宁．“互联网+社区”终端物流模式发展现状与展望［J］．商业经济研究，2017（02）：100-102.

[3] 夏羿．基于商圈理论的社区商业开发模式构建［J］．商业经济研究，2019（14）：39-42.

[4] 路红艳．城市社区商业供给模式及政策建议［J］．商业经济研究，2017（20）：5-7.

[5] 李雪，张赫，于丁一．网络经济驱动下社区便民商业设施配置方式研究：以菜市场为例［J］．现代城市研究，2020（02）：33-41.

27　特殊群体的应急保障体系

2020 年 1 月湖北 17 岁脑瘫儿独自在家 6 天后死亡的事件引起社会关注，其父母养了 17 年未曾放弃，却在一场疫情中被疏忽致死，这样的悲剧令人悲愤。2020 年 2 月 27 日，湖北十堰小区志愿者上门检查体温时发现，疫情期间爷爷已在家去世多日，而 6 岁留守儿童以为爷爷只是睡着了，还在给爷爷盖被子，孩子饥肠辘辘却不敢出门，只能吃饼干充饥。疫情暴发后武汉封城，武汉以及其他地区的艾滋病患者面临着身份“暴露”和断药的双重危机。2020 年 2 月上旬，一批滞留武汉的异乡人住进武昌火车站的地下停车场，基本的生活需求难以得到保障。2020 年 3 月 10 日，福建泉州一座用于安置隔离人员的酒店由于质量问题发生坍塌，导致多人被埋，受伤严重。

以上事故中的人群作为疫情中的特殊群体，需要国家、相关救助机构、基层工作者给予更多的帮助，相关机构应通过应急保障体系对其进行有效管理与救助。

27.1　相关概念

27.1.1　特殊群体相关概念

特殊人群主要是指未成年人、老年人、残障人士和流动人口。不同事件中的特殊群体范围也会发生变化，如无经济来源、无人照料的老人，残障人士，无人照料的儿童，留置人员，传染病患者，隔离人群，疫情中的监狱人群，无劳动能力者，慢性疾病患者，精神病人，国家担任重大使命群体，等等。

27.1.2　应急保障体系相关概念

应急保障就是当出现了不可预料的紧急情况时，应急管理方为帮助需要帮助的群体减少伤害和损失所采取的有效应急策略。在发生紧急情况时，应急管理方有完备的方案，可以针对各个群体做出快速反应。保障是指国家和社会通过颁布法律法规等强制性措施来对有特殊困难的人群提供基本生活保障的制度。保障体系是能提供最基本生活保障的不同机构对于要完成的救助所进行的层次分明、结构合理、分工明确的协调和安排。

27.2 特殊群体相关问题描述

特殊群体在疫情期间主要存在的问题，汇总如表27.1所示。

表27.1 特殊群体在疫情期间主要存在的问题

特殊人群	主要问题
特殊疾病患者、老年人、残障人士	无人照料、缺少药物
儿童	无人照料
传染病患者、慢性病患者	缺少药物
外地滞留人员	无固定住所
隔离人员	缺少心理疏导
感染人员、无经济来源人群	缺少经济支撑
国家重大使命人员、监狱人员	缺少安全措施保障

27.2.1 老年人和儿童无人照料

受新冠肺炎疫情影响，出现了奔赴抗疫前线和感染病毒被隔离或去世的人群家中的老人、孩子、特殊疾病患者、残障人士无人照料，基本生活得不到保障的问题。

27.2.2 特殊疾病患者缺少药物

疫情期间出现慢性疾病患者、精神病人、艾滋病人、留守老年人所需药物获得难的问题。对很多艾滋病患者而言，药物等于生命，他们需要每天定时且终身服用药物来抑制体内的病毒，一旦中途停药就会增加发病和耐药风险，严重者可能会无药可治。中国有很大一批精神病患者，他们在就诊环境和就诊程序上面临的困难往往会非常大，不积极进行治疗的话还会出现自杀等现象。

27.2.3 特殊群体缺少安全措施保障

疫情期间，监狱人群、隔离人员、国家担负重大使命的群体、外地滞留人员暂

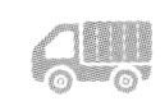

时所在地的安全措施薄弱，他们缺少保障。根据国家卫健委官网发布的全国疫情数据，2月20日全国新增确诊病例889例，其中，湖北省631例，湖北以外省份为258例，各地新增确诊病例均大幅反弹，数据的激增让公众感到迷惑。随后，浙江和山东详细公布了两省新增病例反弹的原因：仅两个监狱单日就新增227例。这表明，监狱医疗条件与医疗物资难以得到充分保障。全国甚至全世界的疫情防控物资都在向武汉相关机构集中，然而武汉相关机构的人力和经验都相对不足，难以接收大批量捐赠物资，最终造成“肠梗阻”，疫区一线人员的医疗物资依旧极度匮乏。此外，大多数社会捐赠物资不符合标准，无法医用，也造成人力和物资的浪费。监狱是人员密集的特殊场所，对于防控疫情责任重大。然而我国监狱危机管理体制存在观念落后、缺乏法律制度保障、缺少规范的领导和执行机构、缺少危机管理的特殊物资保障以及人才储备不足等问题，导致部分监狱出现大规模传染现象。

27.3 国家与社会相关举措

27.3.1 为特殊群体提供基本生活保障

随着北京市疫情发展形势的变化，在推进疫情防控工作中遇到了一些新问题，如疫情防控一线医护人员亲属的保障问题、慈善捐赠物资的规范管理问题以及疫情期间的社会心理调适问题等。为此，在前期有效做好疫情防控工作的基础上，北京市民政局出台13项具体措施，主要内容是加强疫情防控一线医护人员亲属服务保障，开通服务热线，因子女、父母等近亲属或其他法定监护人员参与全市疫情防控一线医护工作，特别是因支援湖北疫情防控医护工作而无人照料的老年人、儿童、残障人士，可免费到福利机构或政府提供的专门场所，由专门的人为其提供服务。针对低保对象、特困人员、老年人、残障人士、困境儿童等民政兜底保障对象开展大排查，查清楚有无生活困难、有无感染或隔离情况、有无必要的防护措施，对有需求的进行救助。

27.3.2 为特殊群体提供医疗服务

切实做好新冠肺炎疫情防控期间滞留在鄂人员的服务保障工作。在湖北就业就学的人员，由所在单位、学校提供必要生活保障。对自由职业人员或因出差、探亲、访友、休假等原因滞留的人员，由现住地所在社区（村）及时了解困难问题，积极协调解决其生活问题。对有就业愿望且通过健康检测、医学观察的人员，由人社部门组织用工需求对接，提供就业服务。对急需医疗救助的人员，由卫生健康部门协调医疗机构及时给予救治。对生活无着落、确有困难的人员，由各地设置集中安置点，提供食宿、医疗等基本生活保障。

27.3.3 为特殊群体应急提供经济支持

针对城乡低保人员、特困供养人员和孤儿，国家政府及相关部门自2020年2月20日起至封闭管理结束，为每人每周配送“爱心礼包”（含米、油、蔬菜、鸡蛋等），并提前发放2020年3月份社会救助资金。各县（市、区）负责统筹做好特殊困难群体的生活保障工作，民政部门负责提供保障对象名单，财政部门负责划拨社会救助资金，各乡镇（街道）负责按标准采购物资并组织村（社区）配送到户到人。

27.3.4 对特殊群体进行全面排查

截至2020年2月13日，各级财政用于医疗设备和防护物资购置、支持改善医疗卫生机构设施条件的支出达到了259.4亿元。2月21号下午，浙江监狱系统已启动全面彻底排查机制，对疑似病例及其密切接触者一律隔离观察，对确诊患者一律送诊治疗，确保全部患者得到及时救治。进一步加强监狱、养老机构疫情防控工作，对监狱防疫物资强化定向供给，合理配置医疗资源和医疗设备，为有效救治和阻隔提供保障。成立工作专班，深入一线督战，确保各项工作落地落实。

27.3.5 减轻特殊群体税收负担

新冠肺炎疫情来势汹汹，对全国人民的健康防线造成威胁，也打乱了社会生产和生活秩序。疫情高峰过后，疫情防控形势正在逐步好转。在疫情流行高峰过去后，各地“分区分级”有序恢复生产生活。通过税收优惠政策减轻湖北特别是武汉企业的负担；通过个税减免或调整个税起征点，减轻湖北特别是武汉市企业员工的个税负担；给困难人群发放一定金额的消费券，帮助湖北特别是武汉提振消费市场；鼓励银行等金融机构加大对湖北特别是武汉地区信贷投放，加大对湖北特别是武汉的重点企业、支柱产业、中小企业和失业人员的信贷支持力度，加大力度支持湖北特别是武汉地区的企业通过债券市场、资本市场融资以及企业上市。

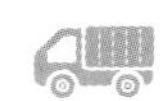

27.4 特殊群体应急保障经验与不足

27.4.1 特殊群体应急保障经验

27.4.1.1 对特殊群体给予相对完善的经济社会支持

针对特殊人群，北京市政府给予了相对完善的经济社会支持，鼓励党员积极发挥奉献精神，充分利用社区基层力量，共同应对紧急情况。北京市民政局根据针对特殊群体出台的13条政策对特殊群体提供有效的服务。在紧急情况下，针对特殊群体出台的相关政策十分关键，应快速为这些特殊群体的困难提供有效解决方案，发挥社会与企业作用帮助这些人群。

27.4.1.2 对特殊群体提供各方面的保障

疫情防控期间，应急管理部党组全力参与受理涉疫报警求助、病员转送、物资转运、洗消杀毒、医疗废水转运等急难险重任务，并多次紧急调拨救灾物资支援湖北等省。他们在抗击疫情中主动作为，发挥职能优势争做贡献，为特殊群体提供各方面的保障。

27.4.1.3 采取相对完善的复工复产措施

应急管理部制定了推进复工复产的八项措施，从到期证件自动顺延、行政审批网上办理、简化复工复产手续等方面支持各类企业复工复产。同时还坚持正向激励和负向惩戒“两手抓”，对安全管理好的企业积极提供便利，鼓励企业尽快恢复正常生产秩序；对不放心的企业严格把关，主动帮扶整改，坚决防止简单化和“一刀切”，守牢安全生产的红线，创造条件、统筹推进和保障企业复工复产。

27.4.1.4 发挥无接触配送的巨大作用

在中国的防疫战中，大数据、人工智能等技术发挥的作用尤为突出，包括在线医疗及生活用品的无接触配送、疫苗的研发、密切接触者的检测、体温检测等。无接触配送在疫情期间让更多人心安。例如，一些外卖平台利用机器人将食物从餐厅送到外卖配送员和顾客手中，医院等高危区域还使用机器人将所需用品运送到医务人员手中。

27.4.2 特殊群体应急保障存在的不足

27.4.2.1 物资调配效率低

随着各部门陆续开展工作，全国企业复工复产在即，对物资的需求也越来越大，供需矛盾日益凸显，急需把有限的资源用到最关键、最需要的地方去。然而在此次疫情中，各项物资调配却呈现出一些问题，如部分地区实施交通管控，导致应急物资物流网络运行不通畅；应急物资生产、采购、供应等物流环节不能实现信息的有效共享和对接，导致疫情初期应急物资调度混乱、低效等。

27.4.2.2 不同地区的支持程度存在差异

社区人员收集特殊群体需求信息的渠道及途径不一，容易漏掉一些特别困难人员。社会基层志愿者是临时召集的，没有经过专业的培训及训练。每个社区、福利院、养老院提供的服务不一致，没有统一的标准。

27.4.2.3 特殊群体应急物资管理法律与体制不够完善

湖北特别是武汉等地各类医用物资，如医用防护服告急，而医用防护服是医护人员的生命线。根据《中华人民共和国突发事件应对法》第四十九条，合理优化启用本级人民政府设置的财政预备费和储备的应急救援物资，必要时调用其他急需物资、设备、设施、工具，为特殊群体特别是具有重大使命的群体提供物资保障。

27.5 特殊群体应急保障体系优化建议

公共卫生事件不仅会造成普通群众的大规模传染，更有可能造成一线人员与管理者的传染，造成国家与个人财产的严重损失。同时，在公共卫生事件中也会消耗大量公共资源用以抑制疫情在学校、监狱等地的大规模传染。针对特殊群体的应急物资保障呈现出情报认知较少、构建力度较低、持续保障缺失、信息共享较差等特点。

27.5.1 构建针对特殊群体的职能体系

按照习近平总书记在中央全面深化改革委员会第十三次会议中做出的重要指示，应急管理部应积极配合中央编办明确对特殊群体的资源规划，第一，加强顶层设计、优化部门协同，明确与各级政府、自然资源部、卫健委等部门在疫情资源方面的职责分工，明确与国家粮食和物资储备局在中央救灾物资储备方面的职责分工。第二，打造医疗防治、物资储备、产能动员“三位一体”的物资保障体系，这样既能有效发挥应急管理部的综合优势和协调职能，又能充分发挥相关部门领域的专业优势作用，形成疫情期间特殊群体应急合力保障系统。第三，健全公共卫生应急物资保障工作机制，确保重要应急物资关键时刻调得出、用

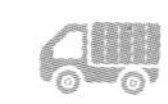

得上。

27.5.1.1 整合完善统一的应急物资信息平台

针对目前我国特殊群体应急保障体系存在多部门交叉管理，中央及地方权力划分不明确、责任关系不清晰、信息管理效率低下等现象，党中央及政府要将特殊群体应急物资供应链各环节产生的数据集中、统一地进行采集汇总、存储处理及传递操作，将散布在各部门及地方政府的有关特殊群体应急保障物资的存储、流通及市场信息整合到中央统一的信息平台上，实现平台与党中央各部委特别是应急管理部门的互联互通，为突发事件中特殊群体的服务提供物资保障。

27.5.1.2 健全快速的应急物资储备物流体系

针对特殊群体现有的应急物流体系储备不完善、运力不发达、响应不及时等现象，整合现有物流资源，构建由国家战略物资储备库、社会商品物流中心系统和多式联运系统构成的多区多仓调度、多运单整合的应急物资储备物流体系，进行物资联合储备和应急运输能力储备，确保储备物资与物流能够及时有效地帮助特殊群体应对突发公共卫生事件。

27.5.1.3 健全应急物资保障法案和工作机制

根据国家治理体系和治理能力现代化总框架，坚持以预防为主的方针政策，建成信息化、智能化、高效化的应急物资保障预案体系。同时，按照习近平指出的，在党中央集中统一领导下，从立法、执法、司法、守法各环节发力，完善重大疫情防控体制机制，坚持运用法治思维方式开展疫情防控工作。在国家公共卫生应急指挥中心部门的统一指导下，建立应急物资保障相关部门联席会议工作机制，明确相关部门对应的工作职责，针对特殊群体应急物资储备、流通及保障相关工作进行深入交流。同时定期开展特殊群体应急物资需求预测研讨，为公共卫生应急物资保障体系提供理论与决策支持。

27.5.2 充分发挥社会保障职能

27.5.2.1 完善地方应急物资管理体制建设

全国包括省、市、区、县等在内的应急管理部门应明确相关部门的主要职责。各个省份相关指挥部门的物资协调工作应由各级应急管理部门共同负责，同时完善特殊群体物资协调机制。部分省份可以结合实际情况成立省级应急管理总指挥部或委员会，并针对特殊群体的实际情况设立若干个专项应急指挥部。确保特殊群体相关保障体系的同步建立，配合大数据与智能化持续推进应急管理机构与机制改革，逐渐形成具备新时代要求的应急管理职能体系。

27.5.2.2　完善政府采购信息公开机制

目前来说，针对特殊群体没有完善统一的采购系统及公示。从政府层面来看，应从中央到地方建立统一的管理系统，合理明确各省市的采购分工，同时通过网络系统对外进行公示，以便使信息透明化。由政府建立针对特殊人群的物资数据库，相关人员将所负责区域的特殊群体物资需求汇总后进行上报，由地方到中央进行政府采购，并将采购物资数量明细完全公开，最终普及到地方，全程实现数据透明化。

27.5.3　做好物资管理与服务建设

社区不仅是居民的自治组织，也是群众治理的基础组织。社区离普通百姓最近，也与当地特殊群体的接触最为密切，最了解其个人情况。更重要的是，国家层面的政策和措施几乎都需要通过社区来宣传和落实。在应急防范阶段，社区要全力配合上级政府组织进行防控工作，积极建设应对特殊群体的救助服务管理组织，为老幼、残障人士及隔离人员等提供基本生活服务，保障基本的物资供给。

27.5.3.1　完善系统化的应急物资领用发放流程

因提供给特殊群体的应急物资数量有限，各社区需及时成立应急物资管理组，完善领用流程，根据特殊群体数量进行物资的管控发放，物资需由本人或监护人开具相关证明后领取或由社区工作人员上门发放。同时需加强对医用物资的统一管理，严格落实医疗防护用品及药品相关管理规定，加强入库、出库管理，领用时需由相关医疗负责人签字。领用流程的实施可以有效保障防护物资的领用秩序。

27.5.3.2　加强培养基层工作人员服务时的专业性

社区服务者是基层工作者，是工作在一线的重要人员。为了更有效地落实政策以及为其提供优质服务，政府管理部门应该对这些工作人员进行统一培训管理。在照顾特殊群体中的儿童，对患有疾病的特殊群体实施急救，以及满足其他孤寡老人生活上的物资需求上能有效提供服务。

27.5.4　特殊群体加强学习应急自救手段

特殊群体是疫情中的首要受害群体之一，学习防疫知识可以很大程度地降低其受害风险。必要时可在日常生活中囤积医护用品及药品，以备不时之需。在疫情中出现身体不适或物资匮乏等现象时，一定要第一时间主动与当地社区或卫生所取得联系，条件允许时监护人员要尽量陪同，以减少不必要的损失。

 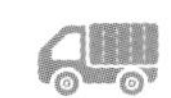

参考文献

[1] 李阳，孙建军．面向智慧应急的情报资源保障能力建构［J］．情报学报，2019，38（12）：131-132.

[2] 鲁全．公共卫生应急管理中的多主体合作机制研究：以新冠肺炎疫情防控为例［J］．学术研究，2020（04）：14-20.

[3] 李旭东，王耀球，王芳．突发公共卫生事件下基于区块链应用的应急物流完善研究［J］．当代经济管理，2020，42（04）：57-63.

[4] 刘明，曹杰，章定．数据驱动的疫情应急物流网络动态调整优化［J］．系统工程理论与实践，2020，40（02）：437-448.

[5] 郭骅，屈芳，战培志．城市应急管理情报平台构建研究［J］．图书情报工作，2018，62（06）：93-104.

28　感染患者转运机制

28.1　感染患者转运机制现状分析

28.1.1　感染患者转运概述

2020 年 1 月，由新型冠状病毒引起的肺炎疫情在全国范围内暴发，该病毒具有传染性强、传播速度快等特点，感染患者病情发展迅速、死亡率高，疫情严重地区出现医疗防护物资短缺、患者不能及时就诊等问题。为使患者接受高效救治，减少各医疗机构中普通病患与传染病患者的交叉感染，需将传染病患者转运至定点医院。

欧洲传染病网络（European Network of Infectious Disease，EUNID）将高度传染性疾病定义为人与人之间可传播感染疾病的，有可能危及生命，对医疗环境和社区造成严重危害，需要特定的控制措施，如高水平的隔离。

2003 年“非典”疫情期间，北京急救中心组成 24 人的 SARS 危重转运车组，承担了全市危重病患的转运工作，共转运重症患者 173 例；2009 年 5 月 7 日，为指导和规范甲型 H1N1 流感病例的转运工作，国家卫生部拟订用于指导 H1N1 疾病预防控制的工作方案，在甲型 H1N1 流感疫情期间患者转运工作中起到了指导作用；2013 年 4 月，上海、江苏、浙江等地先后出现感染 H7N9 禽流感的患者，浙江省湖州市定点医院对该市确诊和疑似的 14 名病例进行转运，转运工作包括接收县区级医院转诊病人和将危重病人转运至省级定点医院。

2020 年年初新冠肺炎疫情暴发，患者转运问题涉及全国各省（自治区、直辖市），转运工作开展后各地区定点医院陆续接收转运患者，受疫情影响严重的武汉市形势尤为严峻。2020 年 2 月 3 日，可容纳 1 000 张床位的武汉市火神山医院交付使用，大量病患急需转运，军队抽组 1 400 名医护人员承担武汉火神山专科医院医疗救治任务，同时各省均抽调医护人员驰援一线。

综上所述，本次新冠肺炎疫情具有影响范围广、蔓延速度快、感染程度强、

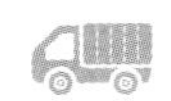

对各类资源需求大和救治时间紧迫等特点。与非疫情时期相比，此次患者转运工作难度加大，因此需要一套高效联动的感染患者转运机制，通过运行这套转运机制，避免出现交叉感染、患者病情恶化等问题，还可以通过合理调度提高转运工作效率，保障传染病患者得到及时救治。

28.1.2 感染患者转运事件分析

2020年1月28日，国家卫健委办公厅发布了患者转运工作方案，全国各级政府的防控相关部门根据国家卫健委的要求，结合各省（自治区、直辖市）的实际情况，积极应对并做好感染患者转运工作。

武汉市贯彻落实“应收尽收，不漏一人”政策，全市各个区、街道、社区全面落实确诊患者、疑似患者、发热患者、密切接触者“四类人员”分类集中管理。然而在2020年2月9日当晚，在某医院重症患者转院集中收治的任务执行过程中，发现患者转运这一控制事件的关键举措，在执行层面上问题迭出。回顾“2020年2月9日武汉患者转运事件”，可以总结患者转运流程及存在的问题，如图28.1所示。

问题一，由于该卫生事件发展迅速，转运人员数量临时激增，现行转运机制未对此做出及时响应。

问题二，由问题一引发转运车辆可容纳病患空间不足，转运工作未能给病患提供良好的转运环境，部分患者甚至不能及时转运。

问题三，公交车成为临时转运车辆，参与转运人员（如公交车司机）与病人之间没有有效的隔离措施。

问题四，由于现行转运机制调度不当，公交车在行进过程中多次遭遇道路拥堵问题，致使车内患者情绪焦躁。

问题五，转运工作人员素质不过关，司机接到的指令反复出错，并且没有相关责任人员前来协调，使患者消极情绪进一步加重。

问题六，跟车的监督人员未主动协助，出现指挥人员指令不明确，监督人员不在现场指挥调度的现象。

问题七，病患到达指定医院时没有相关医护人员与其对接，患者长时间停留在医院停车场，加大病情恶化的概率。

通过对“2020年2月9日武汉患者转运事件”的分析，发现该事件中暴露出诸多问题。首先，在整个转运过程中，转运工作组织混乱且缺乏统一的调度指挥，应对突发事件的现行转运机制没有及时做出响应。其次，参与转运的相关人员素质

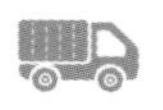

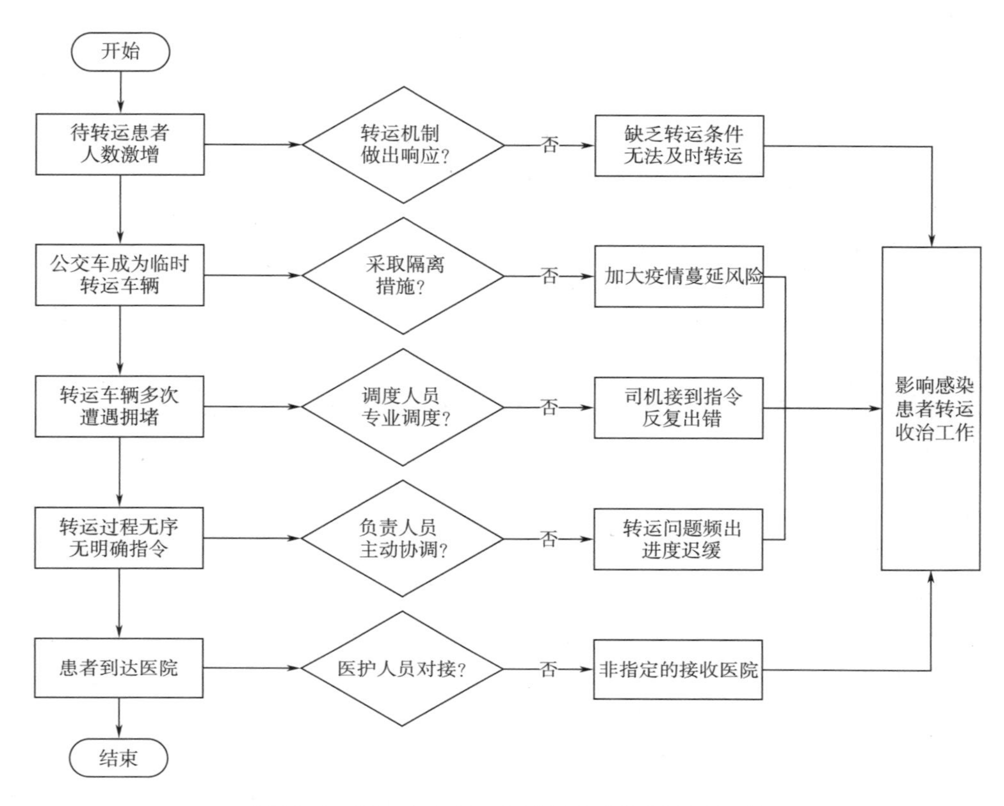

图 28.1　2020 年 2 月 9 日武汉患者转运事件流程

不过关，在转运过程中责任不明确，导致事态不断升级。最后，一件突发事件处置不好，有可能导致多次突发事件发生，进而使事态不断恶化，最终影响患者的转运收治。此次事件引发社会舆论关注，患者转运工作优化问题亟待解决。而在整个疫情防控期间，此类转运工作过程中出现的突发性群体事件并非个例，因此，如何对患者转运流程进行优化，建立高效联动的患者转运机制极具现实意义。

28.2　多方举措保障感染患者转运

为确保感染患者病例转运工作顺利开展，有效控制疫情扩散和蔓延，2020 年 1 月 28 日，国家卫健委办公厅组织制定《新型冠状病毒感染的肺炎病例转运工作方案（试行）》（以下简称《方案》）。

《方案》对新冠肺炎感染患者的转运工作提出了基本要求，如指挥调度工作由各级卫生健康行政部门统筹负责，具体的患者转运工作由市级卫生健康行政部

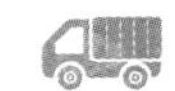

门组织的急救中心负责实施，为患者转运配备专门的区域、设施、人员，以及医疗机构和急救中心，做好患者交接等工作。

28.2.1 地方政府因地制宜规范转运工作

根据国家卫健委制订的纲领性方案，各级地方政府因地制宜地调整和规范本地的转运工作。

2020 年 2 月 2 日，青海省卫生健康有关部门结合省内实际情况印发《做好新型冠状病毒感染的肺炎患者分级转运工作的通知》（以下简称《通知》）。《通知》明确了负责转运指挥调度工作的部门，同时要求青海省各级医疗机构建立分层分级救治和转运网络，并且根据疫情的实时变化进行动态调整。《通知》在国家卫健委制订的方案基础上，制定了青海省内从基层医疗机构向县级定点医院、县级定点医院向市州级定点医院、市州级定点医院向省级定点医院进行患者转运的具体流程。

2020 年 2 月 7 日，贵州省应对疫情防控领导小组办公室对患者转运工作做出进一步安排，如成立新冠肺炎感染患者会诊转治小组，对各自片区的转运工作负责，规范转运转治制度和流程。对于需要转运转治的患者，由调度专家提出转治意见，确定转运接收医院，省会诊转治小组统一调度跨市转运工作。不同级别患者转运，需要由相应级别的专家陪送，确保转运过程中患者的安全。会诊转治工作遵循分级负责、上下联动的原则，具体流程如图 28.2 所示。

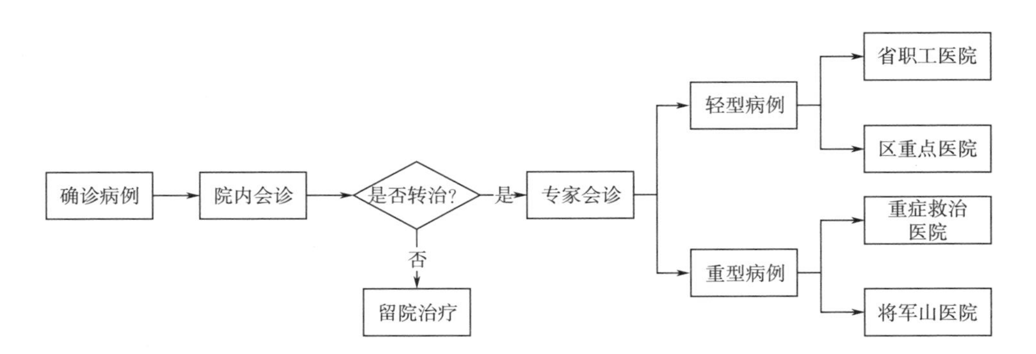

图 28.2 贵州省感染患者会诊转治流程

28.2.2 武汉市政府投入建设大量方舱医院

武汉市作为此次抗击疫情的主战场，对疫情防控工作及时响应。武汉市新冠肺炎疫情防控指挥部提出，在 2020 年 2 月 2 日 12 时前，对全市“四类人员”（确诊患者、疑似患者、可能的发热患者、确诊患者的密切接触者）做到应收尽收，对确诊患者进行集中收治。

疫情暴发初期，负责接收感染患者的主要为武汉市 61 家定点医院和发热门诊。为缓解定点医院和发热门诊的接收压力，武汉市连续投入使用 16 所方舱医院，对不同类型的患者转运接收机构做出详细的划分，危重型患者转运接收工作主要由定点医院和发热门诊负责，而轻型患者或者疑似患者的接收机构主要为多家方舱医院。

2020 年 2 月 5 日，由武汉国际会展中心改造的汉江方舱医院正式收治转运病例，汉江方舱医院主要收治轻微症状患者，患者多来自武汉市红十字会医院、硚口区和江汉区的部分社区医院。2020 年 2 月 5 日晚，患者由大巴车负责转运并从专用通道进入医院，工作人员逐一核对身份信息并安排指定区域的床位，后续若有患者症状加重则会及时进行转院治疗。当晚 8 个小时内，汉江方舱医院收治 684 名患者，方舱医院运行到第 10 天，转运接收人数达到 1 529 人。截至 2020 年 3 月 9 日汉江方舱医院休舱，累计收治转运患者 1 848 人。

2020 年 2 月 5 日至 5 月 1 日，武汉市政府为确保转运工作的顺利进行，累计投入 700 多辆负压救护车和大量医护人员，确保各个时间节点患者转运对车辆和人员的需求，为打赢“应收尽收”患者转运攻坚战发挥了重要保障作用。

28.2.3 生产企业保障转运车辆供应

负压救护车在感染患者转运工作中发挥着强大的支撑作用。为满足各省市对负压救护车的需要，保障感染患者转运工作的顺利进行，负压救护车生产企业责任重大且需要采取有效措施保证负压救护车的生产供给。

上汽大通汽车有限公司将工厂内的成品车进行拆卸改装，将所有可利用资源都提供给负压救护车的生产。北京北铃专用汽车有限公司采取各种方法从其他经销商处收购库存产品，以保证生产。面对零部件供给不足的难题，江铃汽车集团有限公司组织专门团队与几十家供应商点对点确认，协调各方资源，确保物料及时到货，保证负压救护车生产任务的完成。

需求的及时响应及实现离不开生产企业夜以继日的生产，同时也得益于整条汽车产业链的无缝对接，更得益于整个过程毫无懈怠的合理监督。在抗疫之初，面对负压救护车产业链长，生产量小，短期内难以重新组织的难题，各个汽车企业攻坚克难，建立供需对接机制，打通产业链各个环节，确保了生产任务的迅速

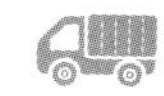

响应和稳妥应对。

28.2.4 社会捐赠转运车队

社会力量在患者转运工作中的贡献不可忽视。例如，个人和红十字会向湖北捐赠医疗物资和负压救护车，减轻转运工作面临的车辆和物资压力。中国红十字会不仅为湖北及武汉地区捐赠救护车，还通过多省红十字会为捐赠的救护车征召并配备了驾驶员、医生和护士，“一省包一市”的操作方式更是为对口支援城市分担了患者转运工作所面临的人员压力。

28.2.5 美国对转运流程进行标准化

在应对重大公共卫生事件时，美国有一套成熟的应急转运机制，例如，对于已确诊埃博拉病毒感染患者的转运有一套针对性的运输指南。指南规定，州/地方公共卫生部门应该与应急管理部门和医疗机构之间进行协调，部门之间的计划、组织、协调与控制贯穿于患者转运前、转运中以及转运后的全过程，如图 28.3所示。

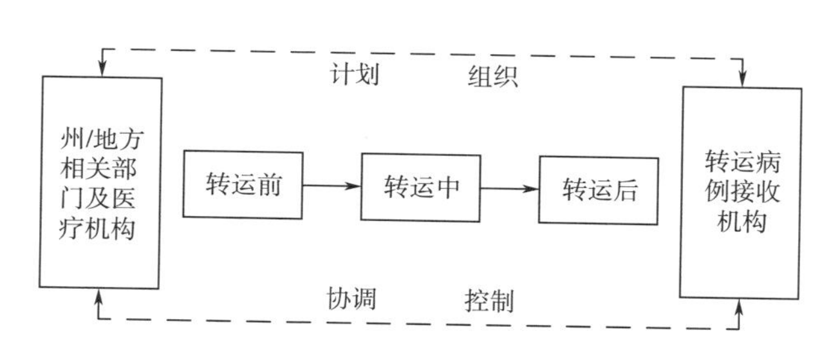

图 28.3 美国埃博拉感染患者转运过程

指南中嵌入两部关于转运工作要求的标准操作程序，即为州内和州际的转运工作制定的标准操作程序以及转运过程中控制感染的标准操作程序，指南规定需要定期检查所有的程序并且根据实际需要进行更新。为州内和州际转运工作制定的标准操作程序对患者转运过程中可能出现的一系列问题进行了详细的规定，如航空运输时的空对地患者交接标准操作程序，医疗废弃物的处理，医疗设备的去污和消毒处理等。转运过程中控制感染的标准操作程序要求注意医疗防护设备库存问题，确保有足够的个人防护设备供应，根据患者的症状、运输路线长度等，确定所需的医疗设备、药物和运输时间，以及必要的个人防护设备。美国埃博拉病毒感染患者的转运阶段以及相应措施如表 28.1 所示。

表 28.1 美国埃博拉病毒感染患者转运阶段及相应措施

转运阶段	采取措施
转运前	①确定州/地方各部门以及部门负责人之间权责关系，确定感染患者所在区域的转运计划由哪些机构负责 ②制订沟通计划，主要包括运输车辆和整个运输过程中所有相关部门及接收机构之间的通信 ③选拔转运医护人员时需要考虑其教育水平，对医护人员进行持续性的培训，确保医护人员有足够的能力参与患者转运工作并有效应对突发状况 ④为每位转运医护人员确定合适的个人防护等级，并且记录个人防护设备穿脱情况 ⑤制订救护车准备计划，按照州公共卫生部门对救护车的最低要求携带所有医用设备，尽可能将其他设备放入密闭空间以减少暴露和污染风险 ⑥州/地方应急管理部门应该为转运车队确定最佳的运输路线，确定最有效的运输方式，制订合适的应急计划
转运中	①在转运期间安排专业人员对患者护理进行医学监督，确保在整个转运过程中患者的护理工作不出现安全问题 ②转运过程中，医护人员可采取任何受控措施以最大程度减少感染风险
转运后	①根据消毒及净化程序和标准，对救护车、医疗设备和医护人员进行消毒处理 ②在完成运输任务之后需要对相关人员进行实时健康监控

28.2.6 欧洲传染病网络重视专家评估

欧洲各国的法律和政策不同，但是对于传染病患者的转运工作、欧洲传染病网络机制达成一定共识，更加强调专家风险评估在患者转运工作中的重要作用。欧洲传染病患者转运阶段及相应措施如表 28.2 所示。

表 28.2 欧洲传染病患者转运阶段及相应措施

转运阶段	采取措施	转运工作基础
转运前	①救护人员必须接受专业培训 ②选择合适的运输方式和运输车辆，救护人员穿戴恰当级别的防护设备 ③设置安全的救护车停放区域，规定标准的消毒程序 ④设置救护车区域到病房入口的通道 ⑤对是否将患者运送至隔离点进行判断	专家风险评估
转运后	①对救护人员进行健康监测 ②按照标准消毒程序对救护车及所有固定设备进行消毒	

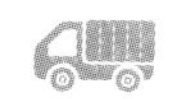

28.3 疫情下转运机制运行效果

28.3.1 多方举措下转运工作成效显著

患者转运工作属于端到端密闭性病例运输工作，一端在家庭或者社区，另一端在病例收治机构。提高患者转运的效率，意味着大幅降低家庭或社区人员的感染概率。提高患者转运过程中的规范性，能够大幅降低医护人员的感染风险，从而保证转运工作的流畅性。

疫情发生之初，国家卫健委认识到患者转运工作在收治病例过程中发挥着重要衔接作用，因而及时发布了患者转运方案，对感染患者的转运工作提出了详细严格的要求。部分省份如青海省、贵州省立足于本省实际情况，将方案进行适当扩展和调整以满足本省的需求，如对转运过程中各机构之间的对接工作做出更加明确的规定，促进了转运活动的顺利开展以及转运流程的规范化。

针对转运人员和救护车辆不足的问题，国家借鉴以往对口支援经验，向湖北省尤其是武汉地区输送 4.2 万名医务人员，保证转运工作的顺利进行。与此同时，政府在恢复救护车辆供应链方面积极发挥协调作用，将具备供应和生产能力的企业重新组合，打破生产阻滞，保证供应链运行的畅通性，车辆生产企业同样采取各种方法保证负压救护车的生产供给。

在各方努力下，转运工作的各个环节之间衔接得更加紧密，转运流程更加合理、流畅，保证了转运患者和转运医护人员的安全，为打赢“应收尽收”转运攻坚战提供了重要保障。

但是从欧美等一些国家的患者转运机制来看，我国感染患者转运机制还存在很多不足，在构建权责分明、体制合理的感染患者转运管理体系方面仍需加强，补齐我国感染患者转运机制的短板是应对重大突发公共卫生事件的关键。

28.3.2 转运相关体系亟待全面完善

首先，在此次疫情期间，一些基层部门在转运过程中对部门的定位、分工与职责不够明确，导致转运工作受到一定影响。我国对于传染病患者转运工作还没有给予足够重视，现行法中缺少和患者转运相关的法规政策。

其次，在此次疫情期间，转运医护人员并非专业转运人员，而是临时培训选拔的普通医护人员，导致现行的转运体系缺乏应急反应能力。

最后，我国的转运资源保障体系还需进一步完善，保障转运资源的供给是患者转运工作顺利开展的前提。由于缺少负压救护车，疫情发生后的一段时间，转运医护人员只能使用普通救护车进行患者转运，有些社区甚至只能使用毫无防护能力的普通大巴车转运患者。

28.4　患者转运机制优化建议

2020 年 3 月 10 日，习近平赴湖北省武汉市考察新冠肺炎疫情防控工作，在听取中央指导组、湖北省委和省政府关于疫情防控工作汇报后发表重要讲话。习近平指出，要把医疗救治工作摆在第一位。国家卫健委要指导地方进一步落实“四集中”措施，发挥好重症专业救治力量，集中优势医疗资源和技术力量救治患者，及时总结推广行之有效的诊疗方案。要补齐治理体系和治理能力短板，着力完善公共卫生应急管理体系，强化公共卫生法治保障，改革完善疾病预防控制体系、重大疫情防控救治体系，健全重大疾病医疗保险和救助制度，健全统一的应急物资保障体系，提高应对突发重大公共卫生事件的能力和水平。

针对应急管理体系中的患者转运问题，提出以下几点优化建议。

28.4.1　患者转运相关法规政策方面

基于国家层面出台公共卫生事件中感染患者转运机制的相关文件，明确各部门在该机制中的定位、分工与职责，形成完善的法规政策体系。在应对突发事件时，中央政府应发挥指挥和统筹作用，地方各级政府应及时响应并起到协调作用，引导社会各界采取积极的配合行动。例如，优化患者转运流程体系，根据转运患者类型以及转运流程的前、中、后三个层次，提出传染病患者多级多层转运流程，基于多级多层转运流程制定并出台相关政策，便于各部门针对流程的各个环节采取行动应对突发事件。

28.4.2　转运组织管理体系方面

设置专门的患者转运组织机构，建立健全相关运行制度，完善相关的组织管理体系，保证该体系在突发卫生事件时能够快速启动并有效运行。

28.4.2.1　做好转运人员选拔培训工作

选拔和培训转运人员是转运工作的重要组成部分，相关转运人员的教育背景、经验等是选拔时的考虑因素，选拔出的转运人员要定期参加训练和模拟实战

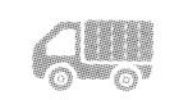

以提高应急反应能力。

28.4.2.2 明确指挥人员与监督人员的职责

指挥人员基于患者转运机制发出及时准确的指令，并具备根据突发事件做出动态有效决策的能力；监督人员全程跟车并做好监督协助工作，对应急突发事件担负临时调度指挥任务并及时与相关指挥人员沟通协调。

28.4.3 转运物资保障方面

建立健全患者转运物资保障体系，保证患者转运物资储备充足，包括转运中的医疗医护物资以及转运患者专用的负压救护车；在重大公共卫生事件暴发后，保证转运物资及时供应。例如，充分发挥我国高速公路、铁路、民航、港口等基础设施的社会性功能，提高防控救助时期多方物资供给及运输效率。可利用大数据、云计算和人工智能等技术，精准定位防控物资的使用及其运输供给情况，高效传递防控信息，实现防控物资信息共享，提高快速整合线上线下资源的能力。

28.4.4 转运机制高效联动方面

为优化患者转运体系，提出转运各方高效联动机制，切实提高转运工作的响应效率。

28.4.4.1 提出动态响应机制

通过合理规划和调度转运工作的参与人员、负压救护车和相关医护物资，从容应对转运工作中的突发事件，并形成动态响应机制以提高应急响应能力。

28.4.4.2 开发区域运输网络

设计并完善病患转运路线，地方指挥部门和应急管理人员制定出患者运输路线，并确定各区域的运输网络和实时的交通信息，以防道路拥堵等问题出现。

28.4.4.3 考虑航空转运

在完善陆路转运交接工作的基础上，考虑规划空中救护机构和地面救护机构之间的患者移交工作。建立空中和地面救护机构在患者抵达前、抵达时的规范操作程序，提升转运交接工作能力。

28.4.5 患者转运流程优化方面

应建立患者转运流程优化模型，如图28.4所示。

28.4.5.1 转运前

转运开始前的准备工作是转运的重点，也是转运工作顺利进行的保障，因而

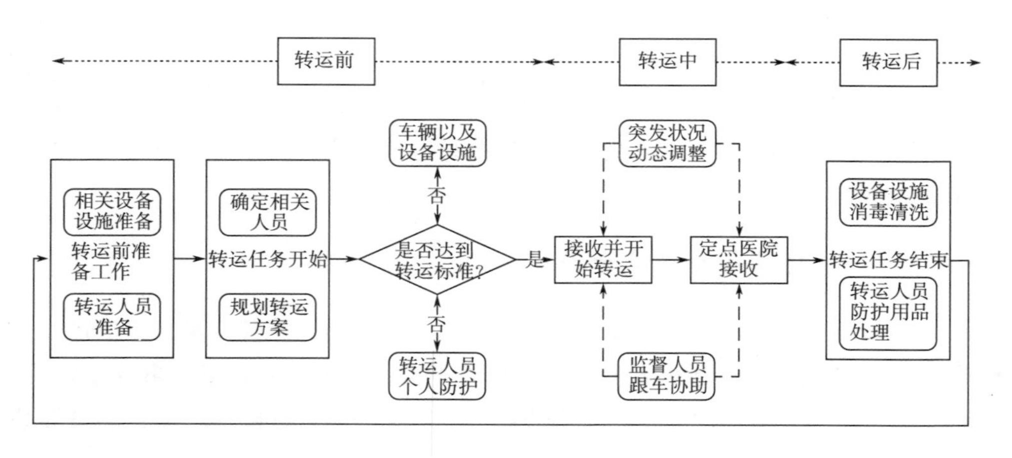

图 28.4　患者转运流程优化模型

在转运正式开始前，应该做好相关准备工作，主要包括转运相关设备设施准备和转运人员准备，具体准备工作如表 28.3 所示。

表 28.3　转运前准备工作

相关设备设施	转运车辆	①转运车辆应该至少包含两类，即驾驶室和车厢严格密闭隔离的负压救护车和具备转运呼吸道传染病患者条件的普通救护车 ②根据传染程度选择负压救护车或普通救护车，尽可能选择负压救护车并对转运车辆做到专车专用 ③依据患者病情及生命状态选择车载医疗设备，并尽可能将设备放入密闭空间以减少感染风险。转运重症患者时车辆应配备必要的生命支持设备，防止患者转运过程中病情恶化 ④车厢内设置专门的污染物放置区域，降低污染物暴露程度	《新型冠状病毒感染的肺炎病例转运工作方案（试行）》 《医院感染管理办法》 《消毒技术规范》 《新型冠状病毒感染的肺炎防控中常见医用防护用品使用范围指引（试行）》
	其他设备设施	①划分专门区域停放转运车辆，并且配备专门的消毒清洗设备设施 ②由专业消洗人员对配套设备设施负责，包括消洗、使用监督、检查维护	

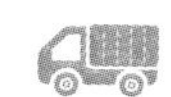

续表

<table>
<tr><td rowspan="2">转运人员</td><td>医护人员与驾驶人员</td><td>①经过专业培训，确保其具备参与转运工作的能力
②满足二级防护等级，包括工作服、防护口罩、医用手术帽、防护服等
③严格按照规定穿戴防护用品，佩戴好一层 N95 口罩后还需要佩戴一层医用外科口罩，依次戴上第一层手套（手套腕部须在防护服衣袖内部）、护目镜以及鞋套。内层防护用品穿戴完毕后穿防护服，确认防护服严格密封后，戴上第二层防护手套（手套腕部须在防护服之外），最后戴上面具防护屏</td><td rowspan="2">《新型冠状病毒感染的肺炎病例转运工作方案（试行）》
《医院感染管理办法》
《消毒技术规范》
《新型冠状病毒感染的肺炎防控中常见医用防护用品使用范围指引（试行）》</td></tr>
<tr><td>监督及检查人员</td><td>①对医护人员和驾驶人员个人防护设备的穿脱情况进行监督、检查和记录
②对转运车辆封闭性、车载医疗设备密闭情况以及车厢污染区情况进行检查</td></tr>
</table>

转运任务开始前，医院应严格按照各项规定规范所有准备工作。转运任务下达即转运工作开始，启动患者转运机制，对任务及时响应。在接到任务后，迅速成立转运工作小组，确定指挥人员、监督人员和转运人员，确定待转运人数、患者病情以及生命状态等信息；转运工作小组快速规划转运方案，确定转运车辆类型、车载医疗设备及相关配套设施设备，转运人员做好个人防护准备，监督人员全程跟踪人员车辆的准备情况，检查准备工作是否达到出车转运的标准，做好转运准备记录。

28.4.5.2　转运中

转运车队按规划的转运路线接收患者，全程做到实时跟踪、实时反馈，如遇突发状况，指挥人员应迅速响应，对调度方案进行动态调整；按规划路线运送患者至定点医院，指挥者与转运人员保持联系；监督人员需要全程跟车，做好监督协助工作，联动执行。

28.4.5.3　转运后

将患者转运至定点医院，相关医护人员与病患做好交接工作，保证全部病患被收治入院。参与转运工作的车辆、设备以及相关医护人员按照规定进行严格的清洁消毒。例如，首先，消洗人员利用车载消毒设备对车辆内部进行消毒，随后在专用消毒间进行深度消毒，包括对急救舱和医疗设备进行喷洒、擦拭，密闭车厢半小时后对车厢进行开窗通风，随后使用清水再次清洗。在下一次转运任务开始之前，应该再次做好转运前的准备工作，等待转运任务。

参考文献

[1] 肖笛，何荣鑫，张军，等．比利时传染病防控应急体系与应急措施[J]．社会保障研究，2020（02）：58-67.

[2] SCHILLING S，MALTEZOU H C，FUSCO F M，et al. Transportation capacity for patients with highly infectious diseases in Europe：a survey in 16 nations [J]. Clinical Microbiology and Infection：2019（21）：1-5.

[3] Chinese Center for Disease Control and Prevention. Technologies and requirements of protection and disinfection in key places during COVID-19 outbreak [J]. Chinese Journal of Preventive Medicine，2020，54（04）：340-341.

[4] Chinese Center for Disease Control and Prevention. Health protection guideline of passenger transport stations and transportation facilities during COVID-19 outbreak [J] Chinese Journal of Preventive Medicine. 2020，54（04）：359-361.

[5] ALBRECHT R，KNAPP J，THEILER L，et al. Transport of COVID-19 and other highly contagious patients by helicopter and fixed-wing air ambulance：a narrative review and experience of the Swiss air rescue Rega [J]. Scandinavian Journal of Trauma，Resuscitation and Emergency Medicine，2020，28（01）：40.

29 疫情下特殊群体住宿安排

29.1 特殊群体住宿问题描述及界定

29.1.1 特殊群体住宿问题描述

2020年伊始，新冠肺炎疫情来袭，突如其来的疫情牵动着全国人民的心。抗击疫情期间，三类特殊群体（援鄂医护人员、滞留外地的湖北籍人员、入境我国隔离人员）的住宿管理及安全保障，是疫情防控的重要环节。疫情初期，在党中央的号召下，各省市派出的援鄂医疗队陆续抵达武汉及湖北其他地区。鉴于新型冠状病毒具有“人传人”的性质，且相关管理部门没有完全掌握市场房源信息，无法在短时间内对援助医护人员提供充足且达到疫情防护标准的房源，一定程度上阻碍了疫情救援工作的顺利开展，造成了紧张局面。为切断传染源，在1月26日，湖北已有13座城市采取封城措施，使得封城前夕已经离城的一批湖北籍旅客陷入了“进退两难”的局面，一方面，入城通道关闭，返家受阻；另一方面，滞留地部分宾馆和酒店拒绝为来自武汉甚至湖北的旅客提供入住。疫情中期，在党中央的坚强领导下，国内的疫情得到有效控制，为防范新冠肺炎疫情海外输入风险，各地需对入境人员进行隔离，然而每天入境的人员达到数十万人次，需要大量的隔离场所，因此隔离场所的选定也成为各地尤其是各大国际化程度较高的城市急需考虑的问题。

29.1.2 特殊群体的界定

本部分将以援鄂医护队员、滞留外地的湖北籍人员、入境我国隔离人员这三类人员的住宿问题为研究重点，通过对在此次疫情中上述三类人员的住宿管理暴露出来的问题进行梳理，借鉴国外相关经验，并结合我国实际情况，对解决上述三类人员住宿需求问题提出相关建议，以期为今后应对此类公共卫生事件提供借鉴与思路。

29.1.2.1　援鄂医护人员

湖北是此次疫情最严重的省份，为打赢这场疫情防控阻击战，在党中央的号召下，各省市派出高水平医疗队对湖北展开“一省包一市”的疫情救援工作。援鄂医护人员作为疫情防控的主力军，奋战在疫情第一线。因此，政府需为其提供符合疫情防控标准的住宿场所，防止医护人员感染。

29.1.2.2　滞留外地的湖北籍人员

滞留外地的湖北籍人员主要是指湖北封城前夕已离鄂的湖北籍旅客，在各省市启动应急一级响应之后，各地交通受到严格的管制，导致旅行在外的湖北籍人员陷入“进退两难”的尴尬境地：一是返家受阻；二是滞留地部分酒店和宾馆拒绝为来自武汉甚至湖北的旅客提供住宿服务。

29.1.2.3　入境我国隔离人员

入境我国隔离人员，是指我国为有效防控疫情输入，对进入中华人民共和国境内的中国公民（含港澳台地区人员）、外国人和无国籍人员全部进行核酸检测，并进行集中统一隔离或者居家隔离的人员。我国入境口岸和机场众多，单日入境人员数量庞大，人员流动性强。为有效防止疫情输入扩张，需对入境人员采取隔离措施，为其提供符合疫情防护标准的隔离住房。

29.2　三类特殊群体的住宿安排

29.2.1　援鄂医护人员的住宿安排

湖北省为保障援鄂医疗队医护人员住宿，为其提供以宾馆及酒店的房源为主，其余场所为辅的住宿条件，即主力征收医院附近的酒店及宾馆作为救援医护人员的住宿场地。在援助医疗队抵汉前，武汉市政府要求相关部门对武汉住宿资源进行统计上报，首次筹措1 887间住所，为外省援鄂医疗队医护人员的住宿提供了有力保障。随着支援武汉医疗队员数量的陆续增加，医护人员的住宿资源紧缺问题越来越凸显，为缓解房源供给不足现状，2 月 21 日下午交通运输部紧急调集内河 7 艘游轮驰援武汉，游轮作为“水上宾馆”，提供了2 400多张床位，为抗疫一线的医护人员提供了食宿保障。

随着全国医疗支援队的陆续抵达，武汉市政府短期内为援汉的医疗队员提供的符合疫情防护标准的住宿场所有限。酒店、宾馆、民宿等住宿业经营者出于社会责任感和为树立企业形象自发成立“爱心酒店联盟”，与援汉医疗队员积极对

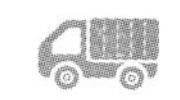

接，为其免费提供餐饮及住宿场所。1 月 24 日下午 5 点 45 分左右，在武汉经营 4 家酒店的肖雅星在微信上建起了“武汉医护酒店支援群”，当地酒店连锁品牌和当地的单体酒店迅速参与其中，为医护人员提供免费住宿，为疫情贡献自己的一份力量。截至 4 月 3 日，由肖雅星建立起的“武汉医护酒店支援群”在疫情期间为医护人员提供了 4 万间夜间免费客房。援鄂医护人员入住的酒店及宾馆（部分）如表 29.1 所示。

表 29.1 援鄂医护人员入住酒店明细（部分）

<table>
<tr><th>人员类别</th><th colspan="2">住宿名称</th><th>开始时间</th><th>房源数量</th></tr>
<tr><td rowspan="12">援鄂医护人员</td><td>东呈酒店集团</td><td>宜尚酒店
柏曼酒店
城市便捷酒店</td><td>2020. 1. 23</td><td>提供 1 万间公益客房，累计接待 68 家医院一线医护人员 2 万人次</td></tr>
<tr><td>铂涛酒店集团</td><td>丽枫酒店
喆啡酒店
希岸酒店
7 天连锁酒店
非繁城品酒店</td><td>2020. 1. 25</td><td>旗下 44 家门店提供3 000间客房</td></tr>
<tr><td>华住酒店集团</td><td>全季酒店
汉庭酒店
禧玥酒店</td><td>2020. 1. 26</td><td>征用旗下 781 家酒店，累计接待各地医护人员35 000人</td></tr>
<tr><td rowspan="9">爱心联盟酒店
（部分）</td><td>布丁酒店</td><td>2020. 1. 24</td><td rowspan="9">已达 27 家</td></tr>
<tr><td>开元曼居酒店</td><td>2020. 1. 24</td></tr>
<tr><td>天鹅恋主题酒店</td><td>2020. 1. 24</td></tr>
<tr><td>M 酒店</td><td>2020. 1. 24</td></tr>
<tr><td>柏林酒店</td><td>2020. 1. 24</td></tr>
<tr><td>中英假日酒店</td><td>2020. 1. 27</td></tr>
<tr><td>南油迎宾馆</td><td>2020. 1. 27</td></tr>
<tr><td>华侨假日酒店</td><td>2020. 1. 27</td></tr>
<tr><td>徐闻县华通酒店</td><td>2020. 1. 27</td></tr>
</table>

29.2.2 滞留外地的湖北籍人员的住宿安排

对于滞留在外地的湖北籍人员，多地政府出台的举措是安排指定的酒店或者宾馆为其提供住宿。由于各省启动一级卫生事件响应措施以及武汉封城，各地交通受到严格的管控，部分滞留在外地的湖北旅客无法正常回家。为解决这一问题，各省市为滞留当地的湖北籍旅客提供指定酒店的住宿。对于入住人员，部分酒店要求进行为期 14 天的隔离，在这 14 天内隔离人员需要服从酒店的统一管理，不能擅自外出。以广东省为例，滞留广东省的湖北籍人员入住的酒店及宾馆（部分）如表 29.2 所示。

表 29.2 滞留广东省的湖北籍人员入住的场地明细（部分）

人员类别	住宿名称		开始时间	住宿要求
滞留外地的湖北籍人员	广东省湛江市	燕岭新园酒店	2020.1.27	直接入住，正常收费
		中英假日酒店	2020.1.27	由政府安排入住，免费
		南油迎宾馆	2020.1.27	由政府安排入住
		华侨假日酒店	2020.1.27	由政府安排入住
		螺岗小镇	2020.1.27	由政府安排入住
		徐闻县华通酒店	2020.1.27	直接办理入住
	广东省茂名市	茂南区特殊学校	2020.1.27	直接入住，食宿免费
		信宜市玛利亚医院旧址（备选）		
	广东省珠海市	丽枫酒店	2020.1.27	需要注满 14 天
		金乐斯商务酒店	2020.1.27	由政府安排入住
		泰莱度假庄园	2020.1.27	直接入住，标/双 350 元每晚
		7 天连锁酒店	2020.1.27	由政府安排入住

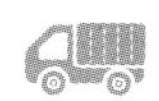

续表

人员类别	住宿名称		开始时间	住宿要求
滞留外地的湖北籍人员	广东省深圳市	城市便捷（深圳龙华观澜大道吉盛店）	2020. 1. 27	需向社区报备
		城市便捷（深圳机场北国际会展中心店）	2020. 1. 27	不接受有过武汉旅行史的人员
		城市便捷（深圳南山科技园马家龙店）	2020. 1. 27	需提供未感染证明
	广东省汕头市	汕头嘉达大酒店	2020. 1. 27	当地派出所安排入住，免费

29. 2. 3 入境隔离人员的住宿安排

新冠肺炎疫情在境外呈快速扩张态势，疫情跨境流动传播的风险加大。为及时有效应对境外疫情输入风险，响应习近平的明确指示，切实保障人民群众生命安全，各地出台多种举措。对于入境我国的人员需采取两种隔离措施，一种是集中隔离，一种是居家隔离。无明显症状人员申请居家隔离的，需要向街道、社区核实有关居家隔离的条件，评估符合后才可以进行居家隔离。出现发热、咳嗽等明显症状的人员将由专门人员送往当地的发热门诊进行诊治。非上述两类且需进行集中隔离的人员则主要被安排在当地的大型建筑场地（如展览馆等），以及通风较好的宾馆或者饭店。例如，北京为防止疫情的输入，从 3 月 16 日开始，对所有境外返京人员采取为期 14 天的集中隔离或者是居家隔离的措施，入境人员下飞机之后需要进行相关的检测，没有出现发热、咳嗽等症状的人员将被统一送往北京中国国际展览中心新馆（简称“新国展”）进行临时集散，同时各省在新国展都设立了自己工作区，工作人员接洽本省人员并登记相关信息，之后再安排送回目的地进行隔离。在北京没有自己独立居住条件的人员将会被送到宾馆集中观察 14 天。居家隔离需要向街道、社区核实有关居家隔离的条件，评估符合居家隔离标准后才可以进行居家隔离。

29.3 三类特殊群体的住宿安排凸显问题分析

通过前面对三类特殊群体的住宿安排分析可以发现，用于提供住宿的房源主要来自酒店、宾馆、民宿等传统住宿场所，展馆等大型公共基础设施只能起到临时的集散作用。对邮轮以及部分国企及事业单位的宿舍进行改造后，以其作为临时救援医疗队员的住宿场所，在一定程度上缓解了房源紧缺状况，缓和了住宿供需矛盾。但疫情防控工作仅依靠政府单方面努力是不够的，需要发挥我国的制度优势，坚持全国一盘棋，依靠人民群众的力量，协调推进防控疫情相关工作。一批又一批住宿行业的经营者，秉持与医疗队员共抗疫情的初心，为打赢这场疫情防控阻击战，将营利性酒店免费提供给救援医疗队员居住，很大程度上解决了医疗队员住宿房源紧缺问题，为救援工作的顺利开展奠定了坚实的基础。与此同时，在疫情防控过程中对于三类特殊群体的住宿安排也暴露出一些明显的短板。

29.3.1 房源信息散乱导致政府统计困难

由于政府和住宿服务业没有建立专门的沟通渠道或者专业的房源信息监管平台，房源信息处于散乱状态，导致房源信息的传递具有滞后性。因此，政府想要完全获取市场上能够提供的房源信息存在较大的困难。例如，武汉市政府首次筹措的房间数量仅为 1 887 间，而市场能够提供的房源数量远不止这些，这就直接导致援鄂医护人员的住宿需求无法快速得到满足。而且从此次疫情中我们可以发现，一些规模较小的宾馆房源没有被利用上。民间住宿服务业业主自发免费为援鄂医护人员提供住宿，给政府减轻了很大的负担。但是由于援助医疗队需要自己去联系当地的房源，消耗了大量的时间和精力，给救援工作带来极大的不便。

29.3.2 房源不符合疫情防护标准

通过分析我们可以得知，对于上述三类人员住宿安排的房源主要来自酒店、宾馆等住宿场所，但是酒店和宾馆房间的空调是中央空调（中央空调有加速病毒传播的风险），不满足疫情防护标准而无法使用，这也是造成房源紧缺的一个重要原因。医护人员的住宿场所需要通风良好，防护标准较高，因此不满足疫情防护标准的房源需要经过改造达到相关要求才能使用。例如，东航武汉公司在 2 月 20 日下午开始对员工的宿舍按照防护标准进行改造，经过 10 多名工作人员两天

 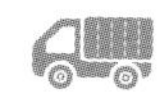

两夜平均睡眠不足 5 个小时的工作，顺利完成了改造任务。这可以为 2 月 24 日上午抵达的来自甘肃和云南的援鄂医疗队 300 多名医护人员提供住宿。

29.3.3 免费提供住宿给企业带来资金压力

因为是酒店业主自愿免费为援鄂医护人员提供住宿服务，酒店需要自己承担水电气等相关的高额成本，这在一定程度上给企业带来了资金压力，严重者甚至倒闭破产。以一个 50 间房间的酒店为例，一天的水电费就近 1 000 元。春节期间酒店服务员大都已经回家，而且医护人员住宿的房间需要专业的消毒杀菌工作人员。出于以上原因，武汉市有 159 家酒店被迫从 1 月 31 日起，停止接待医护人员。

29.3.4 隔离收费标准不统一

由于各地对于入境需要隔离的人员没有制定统一的收费标准，导致“天价隔离费”现象的发生。例如 3 月 8 日，吴先生从泰国回国探亲，在和当地社区沟通协调后被安排到安徽省铜陵市枞阳县指定宾馆进行 14 天的集中隔离观察。宾馆对其收取了 9 800 元的隔离费用，吴先生的家人就此事向当地有关部门反映，随后隔离费用被退回。隔离费用的收取各地标准不统一，如一天的收费标准有昆山 300 元、丽水 40 元、温州 800 元、龙游 1 000 元。通过对各地入境人员隔离费用的相关政策进行分析可知，各地隔离费用的收取呈现出以下几种情况：①政府全额买单；②在遵守当地疫情防范有关规定的前提下，政府免费提供食宿；③政府和个人共同承担，且政府承担大部分；④全部由个人承担。

29.4 三类特殊群体住宿安排的优化建议

29.4.1 建立各类房源信息监管平台

这次疫情暴露出我们在城市公共环境治理方面还存在短板和死角，需进行彻底整治，补齐公共卫生短板。援鄂医护人员、滞留外地的湖北籍人员、入境我国需要隔离人员三类人员的住宿安排暴露出我国应急治理体系中的短板。从前面的分析中我们可以看出，支援武汉的医护人员住宿房源紧缺问题，在很大程度上是依靠当地住宿业业主主动提供免费的住宿服务才得以解决的。由于政府没能完全掌握市场房源信息，紧急情况下很难在短时间内筹措到充足且满足疫情防护标准的房源。因此，政府有关部门（国家统计局）可以建立专门对市场房源进行有效监管的信息平台，对市场上现有的房源信息进行统计和分类，并做好定期的信息更新和维护。基于此平台，中央和地方政府都可以准确地掌握全国或者某个地区的各类房源信息。对于援鄂医护人员以及入境我国隔离人员，政府可以根据掌握的房源信息，直接安排他们入住。滞留在外地的湖北籍人员，也可以通过该平台准确地搜索出自己所处区域对自己开放的宾馆或者酒店。该房源信息平台的建立，有利于各地政府对疫情中上述三类特殊群体的住宿安排做出迅速、合理的决策。

29.4.2 统一住宿业房源疫情防护标准

疫情期间，医护人员的住宿场所需要达到一定的防护标准方可入住。据统计，部分宾馆和酒店提供的房间因为本身设计和配置的原因，不能满足医护人员住宿的要求。例如，有的房间是带有中央空调的（中央空调有加速病毒传播的风险），有的是通风效果不好的，这使得房间资源不能被充分地利用，导致房源紧缺。基于此，本书建议在之后的酒店、宾馆等住宿业的开发或者改造过程中，将医护人员的住宿以及疑似人员隔离的防护要求纳入其考虑范围，同时储备一定量的疫情防护物资（如洗手液、消毒液、医用口罩等）。满足疫情期间医护人员住宿和疑似人员隔离的住宿企业可以上报政府部门备案，通过卫健委检验合格之后，政府可以给予适当的奖励。酒店、宾馆等住宿场所应提前按照防疫标准来设计和配置，便于在发生类似公共卫生事件时，医护人员或者需要隔离的人员可以直接入住，不需要对房源做任何的改进，节省了时间，又提高了救援工作的效率。

29.4.3 完善参与疫情防控各类主体补偿机制

打赢疫情防控战争要紧紧依靠人民，要做好深入细致的群众工作，把群众发动起来，构筑起群防群控的人民防线。虽然在疫情防控中涌现出很多感人事迹，如踊跃的志愿者，宾馆、酒店自发的无偿援助等，但常态化的危机应对机制更需要完善相关的参与补偿机制，以调动各种社会资源（如医疗物资、隔离用房和物资配送等）参与疫情防控的积极性。针对完善参与补偿机制，建议建立协作成本社会分担机制，对参与应急处置的利益相关方的成本支出及额外损失进行合理补偿，以利于整合社会中多渠道救援力量，妥善化解公共安全危机。例如，企业主动提供或统一安排给救援医护人员的酒店房间、配送的餐饮、提供的隔离设施等

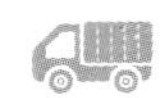

发生的相关成本，都应该由财政及社会来承担，这样既给企业提供了贡献的机会，也减少了它们的损失。与此同时，要坚持完善法治、依法监管，要对各地政府在此次疫情中依法征用的酒店、宾馆等给予的补偿进行监管，保障被征用人的合法权益。

29.4.4 制定合理的隔离住宿费用标准

疫情防控期间，指导居家隔离医学观察的人员做好个人防护，是预防和控制感染、遏制疫情蔓延的重要措施，居家隔离医学观察人员应按照国家相关要求做好防护。但随着新冠肺炎疫情在多国持续蔓延，为防范境外输入风险，部分省（自治区、直辖市）（湖北、北京、天津、内蒙古、安徽、云南）要求来自疫情严重地的入境者集中为期 14 天医学观察。入境者集中隔离以酒店住宿为主，以展馆类为辅，对其统一安排，但由于缺乏隔离费用收取的相关标准，导致“天价隔离费”现象的发生。因此，政府应制定隔离费用的相关标准，确保隔离费用透明化、标准化、合理化，细化收费范围，针对性开展补贴措施。可以借鉴在这方面做得比较好的省份的经验。例如，山东省对于境外入鲁人员隔离相关费用的规定是，集中隔离和居家隔离产生的费用由个人支付，对于集中隔离发生的住宿费，按照不高于去年同期费用的原则，制定具体的收费标准。对确有困难的人员，经政府部门确认后给予适当补助。细化收费措施，有利于维护社会公平。

参考文献

[1] 李维安，陈春花，张新民，等．面对重大突发公共卫生事件的治理机制建设与危机管理：“应对新冠肺炎疫情”专家笔谈［J］．经济管理，2020，42（03）：20.

[2] 何雪松，李佳薇．数据化时代社区信息治理体系的重构：基于新冠肺炎疫情社区防控的反思［J］．湖北大学学报（哲学社会科学版），2020，47（03）：172.

[3] 董幼鸿．精细化治理与特大城市社区疫情防控机制建设：以上海基层社区疫情防控为例［J］．社会科学辑刊，2020（03）：192-200.

[4] 翁士洪，林晨晖，库地热提．突发事件政府数据开放质量评估研究：新冠病毒疫情的全国样本实证分析［J］．电子政务，2020（05）：2-13.

后　　记

2020年春节前夕，突如其来的新冠肺炎疫情阻碍了全国人民回家的步伐，疫情来袭，全民抗疫的大幕得以拉开。受时代感召，2020年2月11日，何明珂教授和赵琨副教授向北京物资学院物流学院、信息学院2019级物流工程专业硕士研究生第一次讲授“物流系统论”这一课程，当时我国抗击新冠肺炎疫情正处于最紧张的时期，近200名师生隔离在家中，第一次在腾讯会议室见面，一个学期的在线教学由此开启。师生们都渴望利用专业知识解决抗击疫情中遇到的物流与供应链管理方面的突出问题。“物流系统论”是北京物资学院物流工程专业硕士研究生的专业限选课，由北京物资学院副院长何明珂教授和物流学院物流工程教研室原主任赵琨副教授分两个班级执教授课。为了适应疫情下“物流系统论”在线授课的现实需求，培养学生的科研能力和解决现实问题的能力，两位老师调整了网络教学方案，重新规划了教学方式、课堂组织和教学安排，将平时成绩比重从30%提高到50%，组织学生以小组方式进行本课题研究。课程结束时每个小组须提交一篇科研论文，要求以此次抗疫过程中出现的物流与供应链管理方面的问题为出发点，跟踪问题，分析原因，归纳我国采取的解决措施，并对这些措施进行评价，提出更好地解决问题的建议。

从1月23日武汉封城到6月6日全国各地降为低风险地区，经过近半年的努力，我国取得了抗击疫情的决定性胜利。过去的这段时间，师生们见证了全国军民齐心协力抗击疫情的壮举，也以一边在线完成课程学习任务，一边密切关注疫情发展并进行科学研究这种独特方式，参与到这场伟大的战斗中。经过三个半月的研究，我们取得了丰硕成果，围绕抗击疫情中物流与供应链管理方面的100个专题完成了100篇科研论文。为了记录研究团队在这三个半月时间内的研究轨迹，帮助读者理解我们针对这一特定事件开展的专题研究，也为读者今后组织此类大型研究提供经验，下面对我们的研究组织及研究过程做简要回顾。

本次研究工作分为四个阶段：项目策划、事件跟踪、论文写作和论文修改。

第一，项目策划。为了锻炼学生的科研组织能力，并充分发挥近200人的研究团队的研究潜能，何明珂教授设计了一个“老师指导学生+学生带领学生”的自组织科研模式，决定在“自愿报名、择优录取”的基础上选定10名优秀学生组成策划组，进行项目策划和研究管理。赵琨副教授对自愿报名的学生进行面试，选定了10名策划组学生，协助老师带领全体学生进行课题研究。两位老师带领学生确定100个热点问题作为项目研究课题，10名策划组学生通过权衡自己对课题的理解，各自认领其中10个课题。同时，196名学生自由组成33个小组，每组5~7人，每组选出自己的小组长，负责本组研究活动的组织协调。每名策划组学生分别带领3~4个小组，从而将196名学生分为10个团队，分别由10名策划组学生直接负责，各小组组长与策划组学生协同工作，保证每个小组的研究符合老师的总体策划要求。

选择确定100个热点问题是本课题研究的关键。两位老师首先让10名策划组学生利用8天时间做三件事：一是研究美国国家应急管理体系，研究物流与供应链管理在其中的作用；二是收集归纳新闻热点问题，找到其中和物流与供应链管理相关的问题，并找出具体事例，对事件的发展进行跟踪；三是以“物流系统论”中的“多维三层概念模型”为指导，按照“横向到边”和“纵向到底”的原则，广泛收集选题，初选200个题目，再从中精选100个题目进行研究。初选题目的8天时间里，两位老师线上会议指导策划组学生共8次，共计用时超20小时。结合老师的建议和资料收集，最终策划组学生初步提出了100个课题，这100个课题被分为12个板块，涉及政策、企业、社区、个人、医院、公共设施、慈善捐赠、废弃物处理、信息平台与新技术应用等多个方面。各个板块包含若干问题，均围绕相应的主题展开，虽然课题板块涉及各个方面，但各个课题主要对其中物流与供应链相关的问题展开研究。两位老师在此期间对策划组学生进行了大量指导。表1是老师所做的选题设计指导会议安排的内容。

表1　选题设计指导会议安排

时　间	会议目的	会　议　内　容
2月11日	全体动员大会	当确定要对疫情影响的物流、供应链进行研究后，首先，在将近200人参加的腾讯会议在线课堂内进行动员；其次，鼓励学生自发报名参与10名策划组学生选拔；最后，就写作的内容和学术规范提出要求

续表

时　间	会议目的	会　议　内　容
2月16日	召开第一次策划组成员会议	两位老师带领策划组学生指导其他学生进行选题设计，将策划组学生分成“横向到边”和“纵向到底”两个小组，划分每个小组负责提出选题的数量任务，并以C919客机为例展开讨论，直到学生能科学分析抗击疫情中的物流与供应链管理的特点
2月17日	讨论研究报告的“横向到边”和“纵向到底”的界定范围	负责“横向到边”和“纵向到底”的学生各自汇报提出的选题，由老师进行点评并给出建议
2月18日	就负责“横向到边”同学提出的两种划分方式进行讨论	对按体系划分、按主体划分选题的方式进行点评。学生通过思维导图汇报美国、日本等发达国家应急管理体系构成。指导学生如何查阅文献
2月19日	美国和日本应急管理体系交流	对资料收集及分析思考当前抗疫问题的方法进行指导，进一步交流对美国和日本应急管理体系的看法
2月20日	确定“横向到边”和“纵向到底”的边界	将研究划分为200个模块，纵向研究不同功能，横向研究整个供应链环节，以事件为线索，形成研究问题的二维矩阵。查阅相关资料，分析国外应急事件的组织架构，与我国进行对比分析
2月21日	初步提出200个研究课题	通过对我国行政体系结构的研究，对标美国，分析在此次疫情中不同部门承担的不同工作。以此为突破点，进一步细化、优化研究问题，初步确定200个研究课题，制订任务计划书
2月22日	对200个研究课题做进一步推敲	对选定的200个研究课题做进一步推敲，确定每一个题目的主要研究内容及其合理性
2月23日	精选出100个课题进行研究	将策划组学生列出的200个问题进行整合，凝练为100个研究课题，确定研究内容和分工，每一位策划组成员负责10个研究课题的组织落实和全程跟踪

至此，课题组确定了100个研究课题，由10名策划组学生组织近200名学生进行研究。为了有效发挥团队的研究力量，项目组定期召开会议。在三个半月时间内，两位老师亲自主持召开了26次在线研讨会，进行集中指导。累计会议时长为122.5小时，累计参会人次为2 396人次。通过此次课题研究，学生获得了比“物流系统论”课程更多的知识和更全面的科研能力锻炼。这是一次令人难忘的科研经历。课题研究会议时间节点与会议主题见表2。

表 2　会议时间节点与会议主题

序号	会议时间	会议时长（小时）	会议主题	会议主体	参会人次（人次）	会议方式
1	2020. 2. 11 8：00—12：00	4	动员大会	老师与全体学生	198	腾讯会议
2	2020. 2. 16 21：00—22：30	1. 5	引出研究主题 分析策划方向	老师与策划组	12	腾讯会议
3	2020. 2. 17 21：00—22：30	1. 5	讨论研究的深度与宽度	老师与策划组	12	腾讯会议
4	2020. 2. 18 21：00—22：30	1. 5	讨论如何切分研究问题	老师与策划组	12	腾讯会议
5	2020. 2. 19 21：00—23：30	2. 5	讨论国外优秀经验 讨论论文行文思路	老师与策划组	12	腾讯会议
6	2020. 2. 20 21：00—23：30	2. 5	确定研究模块 根据模块切分问题	老师与策划组	12	腾讯会议
7	2020. 2. 21 21：00—22：30	1. 5	安排 200 个划分任务 制定详细的写作要求	老师与策划组	12	腾讯会议
8	2020. 2. 22 21：00—24：00	3	讨论及筛选 200 个问题	老师与策划组	12	腾讯会议
9	2020. 2. 23 21：00—23：30	2. 5	敲定 99 个问题 开学任务安排	老师与策划组	12	腾讯会议
10	2020. 2. 25 21：00—22：00	1	讨论论文撰写初步计划	老师与策划组	12	腾讯会议
11	2020. 2. 28 21：00—22：00	1	近期工作汇报与指导	老师与策划组	12	腾讯会议
12	2020. 3. 7 21：00—23：00	2	近期工作汇报与指导	老师与策划组	12	腾讯会议

续表

序号	会议时间	会议时长（小时）	会议主题	会议主体	参会人次（人次）	会议方式
13	2020. 3. 22 21：00—22：30	1. 5	近期工作汇报与指导	老师与策划组	12	腾讯会议
14	2020. 3. 28 21：00—22：30	1. 5	汇报初稿撰写情况	老师与策划组	12	腾讯会议
15	2020. 4. 4 21：00—1：00	4	初稿汇报与指导	老师与策划组	12	腾讯会议
16	2020. 4. 11 21：00—23：00	2	用论文范本进行针对性指导	老师与策划组	12	腾讯会议
17	2020. 4. 19 21：00—23：00	2	用论文范本进行针对性指导	老师与策划组	12	腾讯会议
18	2020. 4. 20 21：00—23：00	2	用论文范本进行针对性指导	老师与策划组	12	腾讯会议
19	2020. 4. 25 21：00—24：00	3	文章修改及规范	老师与策划组	12	腾讯会议
20	2020. 5. 5 20：00—23：30	3. 5	一批初稿指导	老师与部分学生	150	腾讯会议
21	2020. 5. 6 20：00—24：00	4	一批初稿指导	老师与部分学生	150	腾讯会议
22	2020. 5. 7 20：00—23：30	3. 5	一批初稿指导	老师与部分学生	150	腾讯会议
23	2020. 5. 8 20：00—24：00	4	二批初稿指导	老师与部分学生	100	腾讯会议
24	2020. 5. 9 20：00—24：00	4	二批初稿指导	老师与部分学生	100	腾讯会议

续表

序号	会议时间	会议时长（小时）	会议主题	会议主体	参会人次（人次）	会议方式
25	2020. 5. 24 20：00—23：00	3	二稿指导修改	老师与部分学生	100	腾讯会议
26	2020. 5. 31 21：00—23：30	2. 5	三稿指导及定稿	老师与部分学生	100	腾讯会议

在深入分析问题和进行选题论证后，项目组成员便开始了紧锣密鼓的论文撰写工作。自 2 月 25 日起，何老师和赵老师与策划组学生每周进行学术研讨，规定撰写时间与内容上的要求，对策划组学生指导其各自领导的小组成员撰写论文进行部署。在指导形式上采取与 10 名策划组学生对接的方式，以点带面地对学生的研究内容进行指导，跟踪学生的研究状态，在这段时间内帮助学生充分消化理解题目，让他们对所研究的问题有明确、清晰的认识，找准切入点。在内容上明确基本写作要求，贯彻从问题出发的研究思想，做真正能解决社会问题的研究。通过指导各组长进行课上专题研究汇报，加强学生研究问题的深度，开拓学生的研究思路，提高学生的科研能力。在与学生进行学术讨论时，老师对题目进行仔细的推敲与研究，对内容进行全方位的指导，对各组反馈的研究情况及时进行探讨，分别针对问题剖析不深入、内容归纳不准确、资料搜集不全面等问题给出指导性意见。经过老师与学生将近一个月的深入交流，所有学生最终都完成了论文初稿。在老师的指导下，学生分析和归纳问题的能力和独立研究水平均得到有效提高，社会责任感也得到加强。

第二，事件跟踪。确定好选题后，所有学生都按老师要求天天跟踪涉及本选题的当天发生的重大事件，查阅大量的国内外文献资料，通过多种途径了解现状和问题，同时了解发达国家对同样问题的处理方式，结合我国国情，了解我国与国外存在的差异，借鉴国外经验，对我国抗击疫情提出科学建议。扎实的文献研究工作为接下来的论文写作打下了坚实基础。

第三，论文写作。首先，确定文章前期的开题、资料的搜集与总结以及文章撰写与修改的各个时间节点，要求策划组学生掌握好负责组员的研究进度，发挥策划人和小组长的作用，组员根据时间要求提交论文，并由策划组学生先行修改。其次，统一在每周六晚召开研讨会议，由策划组学生向老师进行过去一周的工作汇报。

第四，论文修改。论文修改分为两个步骤。首先，学生之间互相修改。由策划组学生牵头，采取与小组组长对接的方式，以点带面地对学生的研究内容进行指导，跟踪学生的研究状态，帮助学生充分理解题目，使他们对所研究问题有明确、清晰的认识，找准切入点。策划组学生和其带领的各小组成员每周进行一次论文修改与讨论，贯彻老师的要求，收集学生查找的资料，找出学生的思路偏差，通过开小组会的方式，集思广益、取长补短，共同分享与疫情有关的最新进展与新闻要点。当撰写文章的过程中存在一些共性及组长难以解决的问题时，由策划组学生汇报给指导老师，由老师亲自指导并提出修改意见。其次，由两位教师召开在线会议，集中进行一对一的指导修改。2020 年 4 月 4 日，学生的初稿已全部上交，自此，每周的会议内容也由汇报进度转为单篇评审。每周会议的主要内容是，由 10 名策划组学生挑选出自己组内最好的或者问题最多的文章由老师进行点评，并给出修改建议以及提出共性问题，每次会议时间大约为三个半小时，每篇文章点评时间在 20 分钟以上。在 4 月的第一次会议上，也就是初稿上交后的第一次点评中，学生都积极发言，各自说明了在这一个月内如何去给其他同学做工作，交流并引导其他同学完成自己的科研成果，提出自己在审查初稿时所遇见的问题（例如，案例缺乏实质性的分析，文章题目还需要进行推敲，文章格式不规范等）。会后，老师给出指导建议，并告诉学生要明确写作目标，以科学的方法对组员进行指导与沟通。每次点评完，学生都修改得非常认真，下一次拿出来的稿子会明显比上一次进步许多。在随后的三次会议上，策划组学生都会拿出组内需要点评的文章，由老师进行一一点评。老师总计详细点评了 30 多篇论文。无论是不是自己负责的部分，策划组学生都会认真聆听两位老师的宝贵意见和建议。在审稿的过程中，学生学习到了很多东西，我们能明显感觉到学生的进步。

在 2020 年 5 月 5 日到 5 月 9 日，两位老师每天晚上拿出约四个小时的时间进行一对一的论文点评指导。论文点评指导分为三个批次：第一批次是比较好的论文，第二批次是修改之后再决定是否采用的论文，第三批次是需要大改的论文。两位老师对第一批次和第二批次论文的所有作者都进行了一对一在线指导，提出了修改意见。对于筛选出的论文从结构、论点、规范、资料等方面进行深入指导，强调要以问题为导向，提出的建议要切实可行。两位老师对学生的论文提出的指导意见针对性强，对学生的科研能力提升帮助很大。

经过老师和学生为期三个半月的辛苦工作，优中选优，从 100 篇论文中确定了最后43篇可用的论文，老师们对这43篇论文进行了多次一对一修改指导。43篇论文分为两部分。第一部分形成专著《突发公共卫生事件下的物流与供应链管理》，选择29个热点问题并分两个专题进行研究：应急物资供应链管理、应急物流管理。第二部分形成专著《突发公共卫生事件下的新技术应用与应急管理》，选择14个热点问题并分两个专题进行研究：新技术在突发公共卫生事件中的应用、国内外应急管理体系。

经过这次难得的科研历练，196名学生真正体会到了科研工作的不易，提升了发现问题、分析问题和解决问题的能力，增强了文献研究的技能，这是他们成长中获得的一笔宝贵财富。在研究过程中，学生克服了重重困难，互相帮助，互相激励，互相学习，体现了团队的力量；学生勤奋刻苦，精益求精，按时完成了科研任务；很多学生思维敏捷，研究方法和手段创新，能很好地应用“物流系统论”中提供的物流与供应链管理专业知识解决实际问题，展现了良好的科研潜质。

由于本专著汇集的是北京物资学院一年级研究生的作品，研究水平有限，分析难免疏漏，建议难免稚嫩，敬请读者理解。写作过程中学生参考了大量文献，但限于篇幅，只列出了少量文献。尽管老师们对每位学生的学术道德和学术规范都提出了最高要求，且对每篇文章进行了严格的学术道德和学术规范审查，但难免存在问题，一旦出现版权纠纷或侵权问题，作为老师，我们愿意承担全部责任，并请相关权利人与我们联系。

本研究得到北京物资学院党委书记王文举教授、物流工程专硕点负责人张旭凤教授、物流学院院长姜旭教授、信息学院院长周丽教授和各位研究生同学的导师的大力支持和悉心指导，在此全体作者向王文举书记、张旭凤教授、姜旭教授、周丽教授和各位研究生导师表示衷心感谢！本专著出版得到北京物资学院物流学院与信息学院共建的物流工程专硕点师生的大力支持，得到北京物资学院与北京交通大学合作共建的北京市高精尖学科“管理科学与工程”学科建设经费、北京物资学院物流学院国家一流专业“物流管理”专业建设经费资助，在此向相关单位和人员一并表示感谢！

本研究由北京物资学院何明珂教授、赵琨副教授联合策划、组织，并指导北京物资学院物流工程专硕点196名一年级研究生共同完成。本专著遴选29个热点问题进行研究，研究成果分成两个专题。参与完成专题一的作者有：张宇翔、王天赐、霍迪、慕艳雪、朱晓溶、王美萍、沈书剑、郭祺昌、户佩、张雪、王晓禹、唐滋芳、郑晨阳、董邦正、陈敏、许慧、钱颖萍、李明旭、曾旺、梁强、黎雨青、张珊、毕飞、李海芬、雒瑞瑛、耿文叶、凡皓、吕超、陈雪、区钰贤、杨瑾、崔振亮、文玲、金永兰、王琳、苏雪玥、朴敬梓。参与完成专题二的作者有：梁振浩、寇明雪、谢紫桐、何源、杨潇、朱涛、宫伊涵、李彤彤、郝燕茹、杨柳、魏玮、张子宣、黄传强、徐平、刘嘉傲、潘正桐、焦鹏博、刘璐、杨斌、冯杰。

感谢同学们三个半月以来的努力与付出，作为老师，我们很高兴与大家共享这段美好的科研经历。特别感谢策划组的10名学生，他们是老师的助手，同学的帮手，他们是：张晓岚、唐滋芳、董邦正、姜佳明、马鹏磊、文玲、辛东鹏、杨瑾、张子宣、朱晓溶。特别感谢全体196名学生（名单附后），大家都是幸运的，能够一同参加“突发公共应急事件下的物流与供应链管理”项目研究！我们都是2020年参与国家抗击新冠肺炎疫情的战士！

附：“突发公共应急事件下的物流与供应链管理”项目研究小组成员名单：

安　琪	白宇飞	柏雨晨	包　强	毕　飞	曹　凡	曹金荣
曹昕宇	陈　港	陈佳慧	陈　丽	陈　敏	陈茜茜	陈　雪
陈　颖	陈卓林	成沛璇	崔振亮	丁田田	丁五犇	董邦正
凡　皓	樊在军	范佳辉	方小萌	冯　杰	付建超	傅逸潇
高铎栩	高琦琦	高　天	葛春悦	耿文叶	宫伊涵	郭萌萌
郭祺昌	海洋祎峰	韩　洋	郝冰洁	郝燕茹	何　源	侯东苏
侯耀平	胡慧婷	户　佩	花照婷	黄传强	霍　迪	贾聪聪
贾天琦	贾旭文	姜佳明	姜西雅	焦德颖	焦鹏博	金永兰
寇明雪	雷　宇	黎雨青	李　帆	李海芬	李　晗	李明旭
李彤彤	李文妍	李　雪	李艳欣	李元一	梁昌毅	梁凯博
梁　强	梁　一	梁振浩	刘嘉傲	刘　璐	刘梦越	刘　强
刘思瑶	刘倚玮	罗　芸	雒瑞瑛	吕　超	吕露露	马春辉
马海艳	马皓宇	马鹏磊	马　维	慕艳雪	潘正桐	庞　朔
朴敬梓	齐美茹	钱颖萍	区钰贤	任禹臣	任志强	山孟丹
商敬荷	沈　洁	沈书剑	施　莹	石飞洋	史浩然	史稳健
苏静静	苏雪玥	孙凯栋	孙鹏飞	孙晓博	唐航天	唐　佳
唐滋芳	田慧好	田梦宸	汪禹治	王丹丹	王　婕	王俊腾
王　琳	王美萍	王　萌	王孟媛	王瑞涛	王天赐	王文秀
王晓禹	王　欣	王　怡	王煜松	王铸统	王子溪	魏　玮
魏　霞	文　玲	邬赫楠	吴　琳	吴玉瑕	武　霞	郗　悦

肖君儒	谢紫桐	辛东鹏	邢　娜	徐恒港	徐　平	徐　祎
许　慧	闫志富	杨　斌	杨荷芬	杨　瑾	杨　静	杨　柳
杨朔雨	杨汐桥	杨　潇	杨晓艳	杨　洋	杨正凡	袁改利
曾　旺	张　晨	张　浩	张晶晶	张婧琪	张九萍	张　凯
张　苗	张茜娟	张钦红	张青松	张睿宁	张　珊	张晓岚
张　雪	张　雪	张雪茹	张艳萍	张　瑶	张宇翔	张子宣
赵冰蒂	赵　娣	赵欢欢	赵宁宁	赵朋原	赵　谭	赵志港
郑晨阳	朱　涛	朱晓溶	朱雪彤	朱媛媛	朱梓榕	卓　越

北京物资学院副院长、教授、博士生导师
教育部高等学校物流管理与工程类专业教学指导委员会副主任委员

北京物资学院物流学院副教授

2020年6月6日